高等职业学校"十四五"规划护理类专业书证融通特色教材

数字案例版

▶ 供护理、助产等专业使用

健康评估

（数字案例版）

U0279212

主　编　常金兰　常秀春

副主编　杨　娟　尤学平　张丽华　李　萍　田京京

编　者　（以姓氏笔画为序）

王　颖　宁波卫生职业技术学院

王金霞　甘肃中医药大学

尤学平　镇江市高等专科学校

叶　明　宁波市医疗中心李惠利医院

田京京　肇庆医学高等专科学校

宁香香　宁波卫生职业技术学院

刘洪洲　长治医学院附属和平医院

李　萍　长治医学院附属和平医院

李　霞　长治医学院附属和平医院

杨　娟　黄河科技学院

张丽华　宁波卫生职业技术学院

张前法　复旦大学附属中山医院吴淞医院

陈　燕　宁波卫生职业技术学院

徐　霞　宁波卫生职业技术学院

曹雪楠　上海中侨职业技术大学

常秀春　宁波卫生职业技术学院

常金兰　宁波卫生职业技术学院

董燕艳　宁波卫生职业技术学院

华中科技大学出版社

http://www.hustp.com

中国·武汉

内 容 提 要

本教材是高等职业学校"十四五"规划护理类专业书证融通特色教材（数字案例版）。

本教材共设有十个项目，包括绪论、健康史评估、常见症状评估、身体评估、实验室检查的评估、心电图检查的评估、影像学检查的评估、心理社会状况评估、护理诊断和护理病历书写。另外，还有两个附录，功能性健康型态主观资料与护理诊断对照和身体评估实训指导。

本教材适用于高职高专护理专业学生，也可作为临床护士的参考用书，满足护理教学与护理工作的实际需要。

图书在版编目(CIP)数据

健康评估：数字案例版/常金兰，常秀春主编.—武汉：华中科技大学出版社，2021.8(2024.3重印)
ISBN 978-7-5680-7391-2

Ⅰ.①健⋯　Ⅱ.①常⋯　②常⋯　Ⅲ.①健康-评估-高等职业教育-教材　Ⅳ.①R471

中国版本图书馆 CIP 数据核字(2021)第 163094 号

健康评估(数字案例版)　　　　　　　　　　　　　　　　常金兰　常秀春　主编
Jiankang Pinggu(Shuzi Anli Ban)

策划编辑：周　琳
责任编辑：丁　平
封面设计：原色设计
责任校对：李　弋
责任监印：周治超
出版发行：华中科技大学出版社(中国·武汉)　　　　电话：(027)81321913
　　　　　武汉市东湖新技术开发区华工科技园　　　　邮编：430223
录　　排：华中科技大学惠友文印中心
印　　刷：武汉开心印印刷有限公司
开　　本：889mm×1194mm　1/16
印　　张：19.25
字　　数：484 千字
版　　次：2024 年 3 月第 1 版第 5 次印刷
定　　价：52.00 元

高等职业学校"十四五"规划护理类专业书证融通特色教材（数字案例版）

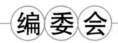 编委会

丛书学术顾问　文历阳　胡　野

委员（以姓氏笔画为序）

王　兵	湖南交通工程学院
王高峰	贵州工程职业学院
卢　兵	镇江市高等专科学校
朱　红	山西同文职业技术学院
刘义成	汉中职业技术学院
孙凯华	广东岭南职业技术学院
杨美玲	宁夏医科大学
邹金梅	四川卫生康复职业学院
张　捷	上海中侨职业技术大学
陈小红	铜仁职业技术学院
陈丽霞	泉州医学高等专科学校
陈国富	泰州职业技术学院
陈晓霞	肇庆医学高等专科学校
武　江	镇江市高等专科学校
林爱琴	郑州铁路职业技术学院
金庆跃	上海济光职业技术学院
郑纪宁	承德医学院
费素定	宁波卫生职业技术学院
唐忠辉	漳州卫生职业学院
桑未心	上海东海职业技术学院
黄　涛	黄河科技学院
黄岩松	长沙民政职业技术学院
黄绪山	安康职业技术学院
曹新妹	上海交通大学医学院附属精神卫生中心
程红萍	长治医学院
雷良蓉	随州职业技术学院
戴　波	聊城职业技术学院

网络增值服务使用说明

欢迎使用华中科技大学出版社医学资源网yixue.hustp.com

1.教师使用流程

（1）登录网址：**http://yixue.hustp.com** （注册时请选择教师用户）

注册   登录   完善个人信息   等待审核

（2）审核通过后，您可以在网站使用以下功能：

2.学员使用流程

建议学员在PC端完成注册、登录、完善个人信息的操作。

（1）PC端学员操作步骤

①登录网址：**http://yixue.hustp.com** （注册时请选择普通用户）

注册   登录   完善个人信息

②查看课程资源

如有学习码，请在个人中心-学习码验证中先验证，再进行操作。

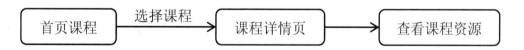

首页课程 → 选择课程 → 课程详情页 → 查看课程资源

（2）手机端扫码操作步骤

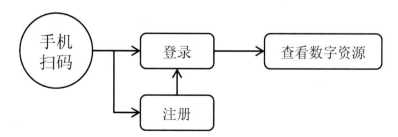

总 序

2019 年国务院正式印发《国家职业教育改革实施方案》(下文简称《方案》),对职业教育改革提出了全方位设想。《方案》明确指出,职业教育与普通教育是两种不同教育类型,具有同等重要地位,要将职业教育摆在教育改革创新和经济社会发展中更加突出的位置。职业教育被提高到了"没有职业教育现代化就没有教育现代化"的地位,作为高等职业教育重要组成部分的高等卫生职业教育,同样受到关注。

高等卫生职业教育既具有职业教育的普遍特性,又具有医学教育的特殊性。其中,护理专业的专科人才培养要求以职业技能的培养为根本,以促进就业和适应产业发展需求为导向,与护士执业资格考试紧密结合,突出职业教育的特色,着力培养高素质复合型技术技能人才,力求满足学科、教学和社会三方面的需求。

为了进一步贯彻落实文件精神,适应护理专业高职教育改革发展的需要,满足"健康中国"对高素质复合型技术技能人才培养的需求,充分发挥教材建设在提高人才培养质量中的基础性作用,经调研后,在全国卫生职业教育教学指导委员会专家和部分高职高专示范院校领导的指导下,华中科技大学出版社组织了全国近 50 所高职高专医药院校的 200 多位老师编写了这套高等职业学校"十四五"规划护理类专业书证融通特色教材(数字案例版)。

本套教材强调以就业为导向、以能力为本位、以岗位需求为标准的原则。按照人才培养目标,遵循"三基"(基本理论、基本知识、基本技能)、"五性"(思想性、科学性、先进性、启发性、适用性)、"三特定"(特定目标、特定对象、特定限制)的编写原则,充分反映各院校的教学改革成果和研究成果,教材编写体系和内容均有所创新,在编写过程中重点突出以下特点。

(1)紧跟教改,接轨"1+X"证书制度。紧跟高等卫生职业教育的改革步伐,引领职业教育教材发展趋势,注重体现"学历证书

＋若干职业技能等级证书"制度(即"1＋X"证书制度),提升学生的就业竞争力。

(2)坚持知行合一、工学结合。教材融传授知识、培养能力、提高技能、提高素质为一体,注重职业教育人才德能并重、知行合一和崇高职业精神的培养。

(3)创新模式,提高效用。教材大量应用问题导入、案例教学、探究教学等编写理念,将"案例"作为基础与临床课程改革的逻辑起点,引导课程内容的优化与传授,适应当下短学制医学生的学习特点,提高教材的趣味性、可读性、简约性。

(4)纸质数字,融合发展。教材对接科技发展趋势和市场需求,将新的教学技术融入教材建设中,开发多媒体教材、数字教材等新媒体教材形式,推进教材的数字化建设。

(5)紧扣大纲,直通护考。紧扣教育部制定的高等卫生职业教育教学大纲和最新护士执业资格考试要求,随章节配套习题,全面覆盖知识点和考点,有效提高护士执业资格考试通过率。

本套教材得到了专家和领导的大力支持与高度关注,我们衷心希望这套教材能在相关课程的教学中发挥积极作用,并得到读者的青睐。我们也相信这套教材在使用过程中,通过教学实践的检验和实际问题的解决,能不断得到改进、完善和提高。

高等职业学校"十四五"规划护理类专业
书证融通特色教材(数字案例版)编写委员会

为了贯彻落实《"健康中国 2030"规划纲要》,顺应我国高职高专护理类专业教育的改革和需求,培养能够满足人民群众多样化、多层次健康需求的护理人才,华中科技大学出版社组织成立了"健康评估"教材编写组。教材内容力求结合学校发展与护理专业课程体系改革,符合护理教学的实际需要,满足现代化、网络化的优质数字资源的需求,与本门学科发展相适应,突出护理特色、体现科技成就、反映研究成果。教材的深度和广度力求符合教学标准的要求,适应相应层次的培养目标,避免教材内容与课程内容之间相互脱节。

本教材在编写过程中坚持贯彻"三基"(基本理论、基本知识和基本技能)和"五性"(思想性、科学性、先进性、启发性和适用性)的原则,坚持体现"新、特、深、精"的特点。以岗位胜任力为基础,设置项目和任务,每一项目中列出规范的学习目标,在具体的内容旁附有重难点标注,便于教师和学生掌握教与学的重点和难点,在每一个任务前一般有案例引导,在任务后还附有案例分析,通过案例引导和案例分析,学生能够分析问题、解决问题,为临床工作打下基础。为了更好地结合临床实际工作,在每一个任务后一般有配套习题,可以帮助学生巩固所学,也可以作为复习的参考。

本教材采取新型编写模式,借助扫描二维码形式,把课堂应用的课件、护考相关习题融入教材的二维码中,使教材使用者在移动终端共享与教学配套的优质数字资源,实现纸质教材与数字资源的融合。

本教材共有十个项目,包括绪论、健康史评估、常见症状评估、身体评估、实验室检查的评估、心电图检查的评估、影像学检查的评估、心理社会状况评估、护理诊断和护理病历书写,内容精简,且结合最新的行业标准(附有知识链接),凸显了人文素质的培养。

本教材中插入了大量视频,视频的制作分工如下:

视频名称	视频制作者
健康史采集	常秀春
浅表淋巴结评估	董燕艳
甲状腺评估	董燕艳
瞳孔评估	胡苏珍
胸部体表标志	宁香香
肺部评估之视诊与正常呼吸音听诊	宁香香
肺部听诊之异常呼吸音	宁香香
心脏评估-视诊	杨萍
心脏评估-触诊	杨萍
心脏评估-叩诊	杨萍
心脏评估-听诊	杨萍
腹部外形的评估	胡苏珍
腹部紧张度评估	胡苏珍
肝硬化常见体征	陈燕
阑尾的评估	胡苏珍
肠鸣音听诊	董燕艳
肝功能之胆红素代谢评估	陈燕
肝功能之肝炎病毒标志物评估	陈燕
心电图检查基础知识	叶明
心电图检查基础知识-十二导联	叶明
心电图的命名原则	徐霞
心率的测算方法	徐霞
异常心电图-期前收缩	徐霞
异常心电图-房室传导阻滞	徐霞
心电图操作	宁波市医疗中心 李惠利医院
X线基础知识	常秀春
X线临床应用	常秀春

《健康评估》全体编者在编写教材过程中付出了大量的心血。本教材在编写过程中参考了大量参考文献,在此向各类参考文献的作者表示感谢,是他们为本教材的编写奠定了基础。本教材虽经过多次修改和审校,但编者水平有限,书中错误和疏漏之处在所难免,敬请广大师生和临床护理工作者不吝赐教,以期再版修订。

常金兰

目　录

MULU

项目一 绪 论

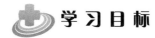

学习目标

知识目标	• 掌握健康评估的概念。 • 熟悉健康评估课程的内容及课程的学习方法。
能力目标	• 能说出健康评估的概念。 • 能理解健康评估在护理实践中的重要性。 • 能认识到健康评估在护理工作中的地位。

重点：
健康评估的概念

　　健康评估是一门有计划、系统地动态收集和分析有关护理对象的主观和客观健康资料，以发现自身健康问题在患者生理、心理、社会和精神等方面的反应，确定为其提供护理需要的基本理论、基本技能和临床思维方法的学科，是护理专业的重要课程之一，也是学习临床护理课程的基础。

任务一　健康评估的内容

　　健康评估的内容广泛，问诊、身体评估和诊断性检查是采集健康资料最常用和最基本的方法，运用诊断性推理分析、综合资料，对资料进行分组，以发现其中的意义并得出合乎逻辑的结论，其最终结果是形成护理诊断。健康评估课程从护理的角度出发，以护理程序的方法思考临床问题和锻炼护理评估的能力，体现护理专业的特点。健康评估具有连续性，既要收集患者基础健康资料，也要收集专科健康资料，这就要求护士具有评判性思维。评判性思维是一种科学的、自我指导的、用于逻辑推理的智力活动，是做出决定、解决问题的基础，是护士能够成功运用护理程序必备的思维技巧。健康评估课程是临床护理基础课程和专业课程的桥梁，实践性强，只有反复实践，才能为后续临床各科的学习打下坚实的基础。

　　健康评估课程的学习，要从护理角度出发，评估护理对象的健康状况，树立临床护理和护理教育需要不断改革创新的理念。健康评估内容以护理程序为框架，以确定护理诊断为核心，以护理评估为重点，以医疗技术检查为辅助。要想成为高等"实用型"护理人才，我们必须树立"以人的健康为中心"的理念，提高运用护理程序知识进行整体护理的能力。因此，健康评估是现代护士必须具备的核心能力之一。

情景描述

患者,女,39 岁,4 周前咽部不适,轻度咳嗽,低热。近 1 周感双腿发胀,双眼睑水肿,晨起时明显,同时尿量减少,尿色较红。发病以来精神、食欲可,轻度腰酸、乏力,体重近 3 周来增加 6 kg。

思考问题:

作为责任护士,你如何为该患者进行健康状况的评估?

序号	任务内容
1	正确接待该患者
2	思考对该患者进行健康评估的内容

一、常见症状评估

重点:

健康评估的内容

症状是指患者主观感受到的不适、痛苦等异常感觉或某些客观病态改变,如头痛、乏力、恶心等。症状作为评估对象健康状况的主观资料,是健康史的重要组成部分。分析症状的发生、发展和演变以及由此发生的患者生理、心理和社会适应等方面的反应,对做出护理诊断、实施护理程序起着重要的作用。

二、身体评估

身体评估是获取护理诊断依据重要的方法之一,是护士应用自己的感官或借助简单的检查工具(如听诊器、血压计、体温表等)对个体进行细致观察与系统检查,以了解其身体状况的一种最基本的检查方法,身体评估的基本方法包括视诊、触诊、叩诊、听诊、嗅诊五种。身体评估的目的是全面了解被评估者的健康状况,结合采集的健康史等资料,及时发现被评估者存在的或潜在的健康问题,确立护理诊断,为采取何种护理措施提供依据。

三、实验室检查的评估

实验室检查是通过物理学、化学、生物化学等实验手段,对人体的血液、体液、骨髓、排泄物、分泌物以及组织细胞等标本进行检测,以获得病原体、病理变化及脏器功能状态等方面的资料,其结果可直接或间接反映机体功能状态或病理变化,对协助护士观察、判断病情,做出护理诊断等均有重要意义。护士在临床护理工作中,必须熟悉常用实验室检查的目的,标本采集方法、要求,以及结果的临床意义。

四、影像学检查的评估

影像学检查是一种特殊的检查方法,现代医学影像诊断技术发展迅速,已经成为各个疾病诊断中不可缺少的重要手段。主要影像学检查包括常规 X 线检查、X 线计算机体层成像(CT)、超声检查、磁共振成像(MRI)、计算机 X 线摄影(CR)、数字化成像(DR)及核素诊断等。

五、心电图检查的评估

心电图(ECG)检查是诊断心血管疾病的重要方法,也是监测危重患者心率、心律,及评估患者有无心律失常和判断病情变化的常用手段。护士应熟悉和掌握心电图的操作技术、正常心电图和常见异常心电图及其临床意义。

六、心理社会状况评估

心理社会状况评估包括对被评估者的心理状况和社会经历的信息资料的收集,这些信息可以帮助护士更好地理解被评估者对周围环境及事物的反应及被评估者的反应对其行为能力的影响。从心理、社会的角度对被评估者进行评估时,由于心理、社会资料的主观因素较多,在收集、分析与判断时比较复杂,其评估结果切不可简单用正常或异常来划分。

七、护理病历书写

护理病历是问诊、查体所获得的资料经过医学的思维加工后形成的书面记录,它既是护理活动的重要文件,又是患者病情的法律文件,其格式和内容均有具体的要求,学生应按要求认真学习和实践。

1-1-2
知识链接

任务二 健康评估的学习方法和要求

健康评估的学习与医学基础课程的学习有所不同,健康评估是一门操作性、技术性很强的学科,学生除接受课堂教学,掌握必要的基本理论外,还要注重和强化技能训练,加强临床实践。通过本教材的学习,学生应达到以下基本标准。

(1)掌握健康评估的基本概念、基本知识和基本技能。

(2)会很好地与患者沟通,能独立通过交谈收集患者健康史。

(3)能以规范化的方法进行系统、全面、有侧重点、有序的身体评估。

(4)掌握实验室检查的标本采集方法与要求,会判断检验结果及其临床意义。

(5)熟悉影像学检查前的患者准备、检查结果的临床意义。

(6)掌握心电图检查的操作方法,熟悉正常心电图及常见异常心电图与临床疾病的关系。

(7)能根据采集的病史、身体评估及各项辅助检查的结果,通过科学的临床分析做出相应的护理诊断,并提出护理措施。

思考与练习

一、填空题

1. 护理程序的首要环节是_____。

2. 健康评估是现代护士必须具备的_____能力之一。

二、名词解释

1. 健康评估 2. 症状

三、简答题

简述健康评估的具体内容。

思考与练习
参考答案

(李 霞)

项目二　健康史评估

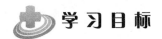 **学习目标**

知识目标	• 明确采集健康史的目的,以及影响健康史采集的主要因素与注意事项。 • 掌握与健康史采集相关的会谈方法与技巧,问诊的目的、注意事项和内容。 • 掌握采集健康史的临床意义。 • 了解 Gordon 的功能性健康型态系统、Maslow 的人类需要层次论。
能力目标	• 能够独立运用交谈方法与技巧,准确、全面采集健康史。 • 能够利用交谈、身体评估获得健康资料,为护理诊断提供科学依据。

重点:
健康评估概念

　　健康评估是收集评估对象目前及既往的健康状况及相关影响因素的资料,并对资料的价值进行分析判读的过程。按照资料收集的方法分为主观资料和客观资料,按照资料提供时间分为目前资料和既往资料,也可按照 Maslow 的人类需要层次论、Gordon 的功能性健康型态系统等分类。主观资料是评估对象自我感知的一些症状,通过与评估对象交谈获得,如恶心、腹痛、关节疼痛等。客观资料是评估者经问、听、触、叩、视、嗅或实验室检查、辅助检查等获得的有关评估对象健康状况的一些体征,如肝脾肿大等。主观资料和客观资料均是组成护理诊断依据的重要来源,对护理诊断工作有着重要的作用。目前资料是评估对象目前发生的有关健康问题的资料,既往资料是评估对象此次患病前发生的有关健康问题的资料。健康资料首先来源于评估对象本人,其次也可以来源于评估对象的家庭成员、关系密切者、事件目击者,社区卫生保健人员记录的评估对象的健康档案或以往的就诊病历等。

任务一　健康史采集的方法

2-1-1
健康史采集的
方法教学课件

　　健康史采集是指通过交谈、身体评估、阅读、量表测定等方法,收集患者目前和以往健康状况的相关资料。
　　健康评估从健康史采集开始,也是护患之间发生互动的开始,收集健康资料从评估对象入院时开始,并贯穿于护理与诊治的整个过程,此互动过程可以帮助护士与患者之间建立良好的关系,从而使护士取得患者的信任,推动护理工作顺利进行。随着患者健康状况的发展、变化,护士应及时收集资料、补充资料,以利于做出正确的护理诊断、制订合理的护理计划,并采取相应的护理措施。交谈又称为会谈、问诊,是采集健康史最主要的手段,通过交谈而获得的健康资料是护理诊断的重要依据,同时也为身体评估和辅助检查奠定了基础,成功的交谈是确保健康史完整性和准确性的关键,是正确评估的第一步,护士应给予足够重视。

情 景 描 述

患者,女,42岁,主诉晨起双手关节僵硬6个月,每次持续1 h左右,活动开后可自行缓解,至医院就诊后,实验室检查:类风湿因子(RF)1280 IU/mL,抗环瓜氨酸抗体(抗 CCP)136.57 RU/mL。诊断:类风湿关节炎。医生嘱患者住院治疗。护士于患者入院后对其进行评估。

思考问题:

1. 护士应收集哪些方面的健康资料?

2. 护士如何获得资料?

3. 如何确保资料的准确性和全面性?

序号	任务内容
1	正确收集患者的健康资料
2	对所收集的资料进行核对与整理

一、交谈

交谈是护患沟通的一种方式,护士应掌握交谈的原则、方法、技巧及注意事项。

(一) 交谈的原则

交谈时应注意时间合理、目的明确、态度亲和、仪表端庄。

1. 交谈的目的 通过交谈,护士完成病史采集。交谈的目的是获取被评估者主观资料(被评估者主诉感觉的异常或不适,其发生、发展过程,既往史、现病史,以及生理、心理及社会等方面的问题),也为下一步体格检查的重点提供线索,如被评估者主诉关节疼痛、发热等症状,身体评估时就要重点检查风湿免疫系统。

重点:
问诊目的、时间、技巧

2. 合理安排交谈时间 整个交谈的时间根据被评估者的身体状况确定。身体不适者,交谈时间不应过长,以免使被评估者出现疲劳感;病情复杂者,评估者可以将交谈分为几个阶段,分次收集资料,也可与被评估者协商决定交谈的时间。

3. 交谈态度 以礼相待,以诚相待。评估者注意语音、语态、语气、语速,不要粗声大气,被评估者能听清楚即可,语速不要过快,以免被评估者听不清楚,要平等待人、语气热情友好,尊重被评估者,称呼恰当,避免以床号称呼对方,注意保护被评估者隐私,使被评估者有一种被尊重的感觉,与其建立亲和感,使被评估者主动、顺利地表达自己的身体状况,评估者不应强迫被评估者回答问题,如果是非常重要的资料,须向被评估者仔细解释问题的必要性,使其诚实告知身体状况,促进与被评估者建立相互信任的良好人际关系。

重点:
问诊时评估者的态度

（二）交谈的方法和技巧

1. 环境选择　交谈环境安静、舒适、有一定的私密性，温度、湿度适宜。

2. 时机选择　一般在被评估者入院后、床单元安排就绪、情绪稳定的情况下进行交谈，或根据具体情况选择合适的交谈时机，避免不必要的干扰，特别要注意的是被评估者的体位、姿势是否最佳，能否坚持较长时间的交谈；是否有当时就要予以解决的问题，必要时可与被评估者商量决定。

3. 自我介绍　评估者应简单地介绍自己，包括姓名、职务及在护理该对象时的角色等。

4. 内容选择　事先考虑好重点内容，如被评估者目前症状、既往史、对疾病的认识及心理反应、对医疗和护理的需求等。按照主次资料及顺序写成提纲，集中交谈，避免遗漏。并向被评估者简要介绍交谈的有关事项，说明交谈的目的，大约所需要的时间，并表明愿意为其提供帮助，希望其在交谈的过程中随时提问和澄清需要加深理解的问题，同时承诺对其隐私保密。

5. 交谈过程

1）先进行一般性交谈　如询问被评估者的姓名、年龄、职业、民族、宗教等，营造融洽的氛围，缓解被评估者的紧张情绪。

2）循序渐进　一般由主诉开始，由浅入深，可由简单的问题开始，逐步深入地进行有目的、有顺序、有层次的询问。如：首先询问对方"请问您哪里不舒服？"，然后逐步深入了解被评估者本次疾病的原因、经过、有关症状的特点等。如果询问涉及隐私，则应安排在与对方已经建立充分的信任关系后。

3）提问方式的选择　一般情况下，提问的方式分为闭合式提问、开放式提问和引导式提问等，根据具体情况采取适当的提问方式。

（1）闭合式提问：闭合式提问是一种将被评估者的回答限制在特定范围内的提问，问题较为直接，被评估者回答问题的选择性较少，甚至有时用简单的一两个词，如"是""否"就能回答，如"您关节疼吗？""您现在心情好吗？"等，对于处于紧张或焦虑状态、语言受限或身体不适的情况下的被评估者，使用闭合式提问比较容易获得所需要的资料，但是此种提问方式常具有较强的暗示性。在提问的过程中要注意，如不应问"您是不是下午发热？""您便秘吗？"，而应该问"您发热一般是在什么时间？""您今天大便了几次？"，否则，被评估者受到暗示，随口称"是"，会影响评估资料的真实性。在交谈的过程中，为确保获得的信息的准确性，必须对含糊不清、存在疑问的内容进行核实。

常用的核实方法：①澄清，即要求被评估者对模棱两可或模糊不清的内容做进一步的解释和说明。②复述，即以不同的表达方式重复被评估者所说的内容，如"您的发热总是在午后，是这样吗？"。③反问，即以询问的口气重复被评估者所说的话，但不加自己的观点，鼓励被评估者提供更多的信息，如被评估者说"我昨天夜里关节痛"，评估者可以问"您是说您昨天夜里关节痛了吗？"，反问也可以用于描述被评估者的非语言信息，以引导对方，探询原因，如"我看您总是悄悄流泪，能告诉我是什么原因吗？"。④质疑，即在评估者所看见的情况与被评估者所陈述的情况不一致，或被评估者前后所说的情况不一致时，使用质疑探究原因。⑤解析，即对被评估者所提供的信息进行分析和推论，并与其交流，如"您父母也生病了，您一定觉得非常伤心"，被评估者可以对评估的解析加以确认、否认或提供另外的解释等。⑥归纳，即交谈至一个阶段，将交谈内容归纳一下，整理出逻辑关系后重述给被评估者听，从而有助于对被评估者健康史的了解，澄清彼此间的误会。

（2）开放式提问:问题范围广泛、笼统,不要求有固定局限的回答,被评估者可自由地描述其感受、想法,这种提问的方式,被评估者不能用"是"或"否"来回答提问,只有根据自己的具体情况才能回答。注意避免不愉快的问题,不可借提问强迫被评估者同意自己的观点,这样才可以获得较多的资料,且提问不应具有暗示性,如"每次出现疼痛时,您是如何护理的?""请您谈谈您对这次生病的感受,好吗?"。对于急症病情患者不宜采用。

（3）引导式提问:问题带有暗示性,希望被评估者确切回答所提出的问题,如"您今天感觉好点吗?""您今天吃东西了吗?",这种提问方式有可能引起错误判断或答非所问。

采取哪种提问方式由评估者根据具体情况选择,一般来说,为了获得和掌握更多的健康史资料,调动被评估者自己解决问题的主动性和积极性,交谈中宜多采取开放式提问方式。

6. 结束交谈　获得病史采集的必要资料后,会谈进入结束阶段。准备结束交谈时,交谈者应有所暗示,应有礼貌地将会谈话题转入结束,为往后的交谈及建立良好的护患关系打下坚实的基础,利用小结和核对技巧结束本次会谈,感谢被评估者的合作,为下一次交谈做好准备,必要时约定下次交谈的时间、内容和地点等。

7. 住院患者健康史资料的动态采集　在住院过程中,对患者健康资料随时进行动态的补充,以完善入院时采集的资料,可以动态地了解患者情况,为适时地进行护理评价,修正和补充护理诊断,修改护理计划,及时针对患者变化的情况采取有效护理措施提供依据。

（三）交谈的注意事项

（1）在交谈过程中,评估者要专注,严禁接打手机,不随意打断被评估者的谈话,不急于下结论,采取适当的表情与身体姿势予以回应,了解其所要表达的真正意思。鼓励被评估者表达自己的情绪,对关键内容进行复述,澄清不够清楚的陈述,运用适当的触摸以表达理解、关心和支持。

（2）评估者取得被评估者的信任,交谈之前必须做好准备,列好交谈提纲,同时交谈中应注意以下几个方面:①评估者应先向被评估者做自我介绍,说明交谈的目的,并注意态度和蔼,有良好的语言修养。②灵活运用沟通技巧,提问简单明了,避免使用难懂的医学术语,如潜血、谵妄、里急后重等,更不要诱问和逼问,如"您的痰是铁锈色的吗?""您发热是在下午吗?"。③克服影响沟通进行的不良行为,如语无伦次,对患者流露出惊讶、厌恶或厌烦的表情。④评估者在整个交谈过程中应把握好谈话的内容和时间,防止偏离主题。⑤注意年龄的差异,不同年龄阶段的被评估者,由于其所处的生理、心理发展阶段不同,参与交谈的能力也不同。⑥注意文化背景的不同,不同文化背景的人在人际沟通的方式及对疾病的反应方面存在着文化差异。⑦若是病情危重,在做扼要的询问和重点检查后,应立即实施抢救,详细病史稍后补充或从其亲属处获得。

二、身体评估

身体评估是评估者运用自己的感官或借助检查器具(如听诊器、叩诊锤、体温计等)对被评估者进行细致的观察和检查,来客观地了解和评价被评估者身体状况的一系列最基本的评估方法。包括以下几个方面。

1. 一般健康状态　是否有不适、疲乏无力、盗汗或发热,体重有无增加或减轻,睡眠情况如何,精神状态、发育、营养、面容、步态、皮肤、淋巴结、食欲等情况。

2. 呼吸系统　是否有呼吸困难、咳嗽、咳痰、咯血、气喘及胸痛等症状。注意下述内容：咳嗽发生的时间、频率、性质、程度及其与气候变化或体位的关系；痰液的颜色、性状、量和气味；咯血的颜色和量；胸痛的部位、性质及其与呼吸、咳嗽和体位的关系；呼吸困难发生的时间、性质和程度；有无可能引起喘鸣的因素，包括食物、药物等过敏原。既往有无呼吸系统疾病等。

3. 循环系统 是否有心悸、活动后气促、心前区疼痛、胸闷、呼吸困难、端坐呼吸、血压升高、尿少及下肢水肿等。注意下述内容：心悸发生的时间与诱因；心前区疼痛的部位、性质、程度、放射部位、持续时间、发作的诱因和缓解方式；呼吸困难的程度，有无夜间阵发性呼吸困难，呼吸困难与体力活动、体位的关系；是否伴有咳嗽、咯血或咯粉红色泡沫样痰；既往有无高血压、风湿热等心血管疾病或相关疾病病史。

4. 消化系统 是否有吞咽困难、食欲不振、泛酸、嗳气、恶心、呕吐、厌油腻、腹胀、腹痛、腹泻、便秘、呕血与黑便、黄疸等，注意上述症状发生的缓急及其演变，与食物种类、性质的关系和有无精神因素的影响。注意呕吐的方式、次数、发生的时间，以及呕吐物量、性状、颜色和气味；腹痛的部位、性质、程度，有无转移痛、放射痛或规律性；腹泻的次数、量，粪便性状，有无里急后重感，是否伴有脱水，粪便中有无未消化食物、黏液及脓血；黑便的次数、数量，黑便前是否吃过动物肝脏或动物血。

5. 泌尿生殖系统 是否有尿频、尿急、尿痛、排尿困难、尿潴留和尿失禁、腹痛，有无尿量、尿色异常及夜尿增多、眼睑水肿等症状，有无尿道或阴道异常分泌物，有无长期使用对肾脏有损害作用的药物史，如镇痛药、氨基糖苷类抗生素等。

6. 内分泌及代谢系统 是否有智力、体格及性器官发育异常，有无烦渴、食欲改变、多饮、多尿、多食、畏寒、怕热、多汗、乏力、体重变化、甲状腺肿大、色素沉着、月经失调等。既往有无精神创伤、过度紧张、产后大出血史，有无肿瘤及自身免疫性疾病病史。

7. 血液系统 是否有面色苍白、头晕眼花、乏力、皮肤出血点、瘀斑、肝大、脾大和淋巴结肿大，有无输血史。

8. 肌肉与骨关节系统 是否有肢体麻木、疼痛、痉挛、萎缩，有无运动障碍、肢体乏力、外伤、骨折等；有无关节肿痛、畸形、脱位等。

9. 神经精神系统 是否有头痛、晕厥、意识障碍、呕吐、抽搐、瘫痪、感觉障碍、视力障碍、失眠、精神异常等。

三、阅读

阅读必要资料，包括患者门诊、急诊和住院病历，护理病历记录，临床辅助检查资料，查阅有关参考书籍。进一步明确患者所患疾病生理病理特征、治疗护理措施；并依获得的资料，初步确定评估资料的采集方法。

四、量表测定

在入院评估时可按照入院评估表收集资料，心理和社会评估时亦经常采用量表测定法。常用的有 Pieer-Harries 儿童自我概念量表、Tennessee 针对有中级以上阅读能力的人设计的自我概念量表、Sears 自我概念 48 项量表等。每个量表有其特定的适用范围，应用时应仔细斟酌。

任务二　一般健康史评估

健康史是关于被评估者目前和既往的健康状况、影响健康状况的有关因素及被评估者对自己健康状况的认知与反应等,是评估者掌握被评估者目前存在的护理问题,提出护理诊断,制订合理的护理计划,从而实施有效的护理措施的依据。它与医疗病史不同,医生关注的是患者的症状、体征、治疗及疾病的进展情况,护士更关注被评估者的健康观念、健康的影响因素、患者的心理及社会状态等。

情 景 描 述

患者王先生,38岁,间断腰骶部疼痛10年,为困痛,久坐后明显,活动后减轻,严重时伴有翻身困难,近3个月腰骶部困痛发作频繁,伴有夜间翻身困难,为明确诊治入我院,查体:T 36.5 ℃,P 80次/分,R 18次/分,BP 116/82 mmHg。实验室检查:HBL 27(+)。骶髂关节CT汇报:双侧骶髂关节炎性改变。诊断为强直性脊柱炎。

思考问题:

根据本案例,健康史采集的主要内容有哪些?

序号	任务内容
1	正确接诊该患者
2	采集该患者的主观资料与客观资料
3	对该患者的健康史内容进行采集

健康史包括以下内容。

一、一般资料

一般资料包括患者的姓名、性别、年龄、职业、民族、文化程度、婚姻状况、籍贯、工作单位、家庭地址、联系电话、联系人及联系电话、医疗费支付方式、入院日期、入院诊断、资料收集日期、资料来源及可靠程度等。年龄、性别、职业等可为某些疾病提供关联信息,记录年龄时应以实际年龄为准。

二、主诉

主诉是患者本次发病感觉最主要、最明显的症状或体征及其性质和持续时间,也是本次就诊最主要的原因。记录要简明扼要,概况精准,记录发病症状及持续时间,同时注明主诉发生到就诊的时间,如"发热2天,面部红斑1个月"。主要症状特点尽可能用患者自己描述的症状,不用诊断用语,如"呼吸困难"应记述为"气不够用"。

三、现病史

现病史是健康史的重要组成部分,以主诉为中心,详细描述患者自患病以来健康问题发生、发展、演变和诊治、护理的全过程，主要内容如下。

1. 发病情况　包括发病时间、原因、诱因及发病缓急、就诊或入院的时间。缓慢发病者，患病时间可按数年、数月或数日计算；急骤发病者，患病时间可按小时、分钟计算；发病时间描述不清者，需仔细询问、分析后再做判断，但现病史的时间应与主诉保持一致。

2. 发病症状和性质　包括主要症状出现的部位、性质、发作频率和持续时间、严重程度及加剧或缓解的因素。

3. 病情的发展及演变　包括患病过程中主要症状的变化及有无新的症状出现。如针对腹泻、腹痛的被评估者，记录大便颜色、形状、次数等。

4. 伴随症状　与主要症状同时或随后出现的其他症状。伴随症状与确定病因或并发症有重要关联。

5. 诊断、治疗和护理经过　了解患者曾做过的检查、医疗诊断、用药情况、护理措施及疗效，以缩短评估和处理的时间。

6. 健康状况对被评估者的影响　目前健康状况对被评估者生理、心理、社会等方面的影响，患者对自己目前健康状况的认识及给家庭带来的人力和经济负担等。

四、既往健康史

既往健康史又称既往健康状况，即被评估者过去健康状况及患病情况，包括寻医治疗、疗效、寻医经验、康复情况及其对自身健康的观念，可为本次护理方案的制订提供参考和建议。内容包括以下方面。

1. 既往一般健康状况　是否有慢性病史如甲状腺功能减退、高血压、冠状动脉粥样硬化性心脏病、糖尿病史等，是患者对自身既往健康状况的评价。

2. 既往病史　患病史、住院史、手术史等，尤其是与现病有关的患病史，包括患病时间、诊断、治疗、护理和预后等。

3. 预防接种史　包括预防接种时间和类型，如乙型肝炎、脊髓灰质炎、麻疹、白喉、破伤风、腮腺炎等疫苗的接种。

4. 过敏史　是否对药物、环境因素中某些已知物质过敏，若有，则应记录过敏原、过敏反应情况及脱敏方法。

5. 居住或生活区的主要传染病或地方流行病情况　如地方性甲状腺肿、血吸虫病等。

6. 冶游史　患者有无与性病患者接触史，自己是否患过性病。

五、个人史

1. 生长发育情况　根据被评估者年龄，判断其身体发育是否正常。对儿童来说，由家长如实告知，了解出生时的情况及生长发育的情况。根据其身高、体重、智力、性征等情况，判断其生长发育是否正常。

2. 月经史　女性要询问月经史，月经初潮年龄、月经周期、经期天数、月经量及颜色、有无痛经及白带情况，末次月经的日期，对于已经绝经的妇女还应询问其闭经年龄、日期。月经史的记录格式如下：

$$初潮年龄\frac{行经天数（天）}{月经周期（天）}末次月经时间或绝经年龄$$

3. 婚姻史　记录婚姻状态（未婚或已婚），对于已婚者，记录结婚年龄、配偶健康情况、性生活情况、夫妻关系等。

4. 生育史　包括妊娠与生育次数及生育年龄,人工或自然流产的次数,有无死胎或难产、剖宫产,现存孩子数及年龄与性别,计划生育情况等。对男性患者应询问是否患过影响生育的疾病。

5. 生活习惯与方式　饮食是否规律,口味轻重,卫生习惯,有无烟酒茶嗜好及摄入量,有无吸麻醉药品史及吸入量,有无婚外或不洁性生活史等。

六、家庭健康史

对于家庭健康史,应询问包括祖父母、外祖父母、父母、兄弟姐妹及子女的健康状况。特别应询问家族中是否患有与患者同样疾病的成员,有无遗传性疾病或与遗传有关的疾病,如糖尿病、白化病、血友病、高血压等。注意是否患有传染病。对已死亡的直系亲属要问明死因与年龄。

七、用药史

询问目前用药情况,包括药物名称、剂量、用法、时间、效果、不良反应等。

八、系统回顾

系统回顾(review of system)是通过询问患者各系统或各功能性健康型态有关症状的有无及其特点,全面系统地评估患者以往已发生的健康问题及其与本次健康问题的关系。通过系统回顾可使收集的资料更加系统、完整,可避免遗漏重要的信息。系统回顾的组织与安排可根据需要采用不同的模式,如戈登(Gordon)的 11 种功能性健康型态模式或身体-心理-社会模式等。

1. 功能性健康型态　系统回顾评估模式评估健康状况以 11 种功能性健康型态为构架,分别探寻被评估者各项功能性健康型态,以了解健康行为,评估健康情形。这种评估模式是戈登(Gordon)于 1982 年提出的,以收集被评估者资料、判断健康问题和确立护理诊断为构架。

(1)健康感知-健康管理型态:自认为一般健康状况如何;为保持健康所做的最重要的事情有哪些及其对健康的影响;有无烟、酒、毒品嗜好;有无药物成瘾或药物依赖,其剂量及持续时间;是否经常做乳房自我检查;是否知道所患疾病的原因,出现症状时采取的措施及其结果;平日能否服从医护人员的指导。

(2)营养-代谢型态:食欲,日常食物和水分摄入种类、性质、量,包含营养、水平衡、组织完整性和体温调节四个方面。有无饮食限制;有无咀嚼或吞咽困难及其程度、原因和进展情况;近期体重变化情况及其原因;有无水肿或脱水征,每天的液体摄入量是否足够;有无皮肤、黏膜的损害;有无体温高于或低于正常范围,周围环境温度、湿度和空气流通情况对维持体温的影响;牙齿有无问题等。

(3)排泄型态:每日排便与排尿的次数、量、颜色、性状有无异常改变及其类型、诱发或影响因素,是否应用药物;是否多汗,有无异味;在咳嗽、打喷嚏或大笑时,有无小便滴出等。

(4)活动-运动型态:进食、转位、洗漱、洗澡、穿衣、如厕、走动、上下楼梯、购物、备餐等日常生活的自理能力及其功能水平;是否需借助手杖、拐杖、轮椅、义肢等辅助用具,日常活动与运动的形式、活动量、活动耐力,有无医疗或疾病限制。

(5)睡眠-休息型态:日常睡眠与休息情况,睡觉或休息后精力是否充沛,有无睡眠异常及其原因或影响因素,如入睡困难、多梦、早醒、失眠;睡觉后是否自觉精神饱满;是否借助药物或其他方式辅助入睡等。

（6）认知-感知型态：有无听觉、视觉、味觉、嗅觉、记忆力、思维过程、语言能力和定向力的改变，有无感觉异常，视觉、听觉是否借助辅助工具；有无疼痛，其部位、性质、程度、持续时间；以往对新鲜事物的学习速度如何，学习方式及学习中有何困难等。

（7）自我感知-自我概念型态：自我感觉如何，自我感觉良好或不良；如何看待自己，有无导致愤怒、烦恼、恐惧、抑郁、焦虑及绝望等情绪的因素；是否感到患病后自己与以前有不同；对自我的消极态度是否已成为长期问题等。

（8）角色-关系型态：就业情况、社会交往情况；角色适应及有无角色适应不良等问题；独居或与家人同住；家庭结构与功能，有无处理家庭问题方面的困难，家庭对被评估者患病或住院持何种看法；是否参加社会团体；与朋友关系是否密切、有无孤独感；工作是否顺利；经济收入是否能满足个人生活所需。

（9）性-生殖型态：第一性征及第二性征的发育情况；性生活满意程度，有无性功能改变或障碍；女性月经史、生育史、家庭生育计划；如何采取避孕措施等。

（10）压力-应对型态：是否常感到紧张及其解决办法（如药物、酗酒或其他）；近期生活中有无重大改变或危机，如有，怎样处理，能否成功，此时对其帮助最大者是谁；情绪及人格是否稳定，是否容易生气或沮丧等。

（11）价值-信仰型态：生活中能否得到自己所要的；自觉生命中最重要的东西是什么；有无宗教信仰；对未来有无计划等。

2. 身体-心理-社会模式

1）身体方面

（1）一般健康状况：有无乏力、发热、多汗、睡眠障碍及体重改变等。

（2）头颅、五官：有无晕厥、视力障碍、耳聋、耳鸣、眩晕、鼻出血、牙痛、牙龈出血、咽喉痛及声音嘶哑等。

（3）呼吸系统：有无咳嗽、咳痰、咯血、胸痛、气喘及呼吸困难等。

（4）循环系统：有无心悸、发绀、活动后气促、心前区疼痛、端坐呼吸及血压增高等。

（5）消化系统：有无食欲减退、嗳气、反酸、腹痛、腹胀、腹泻、恶心、呕吐、呕血、便血、便秘及黄疸等。

（6）泌尿系统：有无尿频、尿急、尿痛、血尿、排尿困难、夜尿增多、颜面水肿、尿潴留、尿失禁及尿量改变、尿道或阴道异常分泌物等。

（7）内分泌系统与代谢：有无畏寒、怕热、多汗、多饮、多食、多尿，有无性格、体重、毛发和第二性征改变，有无色素沉着及月经失调等。

（8）血液系统：有无皮肤或黏膜苍白、头晕、乏力、皮肤出血点、淤斑、淋巴结肿大及肝脾肿大等。

（9）肌肉与骨关节系统：有无肢体肌肉麻木、无力、肌痛、萎缩、关节肿痛、畸形及运动障碍等。

（10）神经系统：有无头痛、眩晕、失眠、记忆力减退、语言障碍、视力障碍、意识障碍、抽搐及瘫痪等。

（11）精神状态：有无幻觉、妄想、定向力障碍、情绪异常等。

2）心理方面

（1）情绪状态：有无情绪波动、易怒、焦虑、失望、沮丧及恐惧等。

（2）自我概念及自我满意程度：对自己充满信心、有价值感、自我感觉满意，还是感觉自己无能为力、无助或毫无希望。

（3）对健康和疾病的理解与反应：可询问被评估者"你认为自己目前的健康状况如何？""发现自己生病了以后，你是怎样做的？""这次住院希望达到什么目的？解决什么问题？"等，以了解被评估者对健康和所患疾病的理解与反应。

（4）压力反应及应对方法：了解被评估者在日常生活中遭遇压力时出现的行为反应及其采取的应对方法，如遇挫折或困难时的情绪反应，如何控制自己的情绪，如何面对挫折和困难以及如何处理等。

3）社会方面

（1）受教育程度：曾接受过的基础教育、专业教育、培训所取得的学历、成绩、成果等。

（2）职业及工作环境：过去和现在从事的工种、工作强度是否影响正常的生活规律，工作环境的卫生状况、有无噪声或工业毒物接触史等。

（3）生活与居住环境：住处、社区周边的卫生状况、居民素质，有无饮食、饮水、空气污染等影响健康的因素。

（4）家庭：家庭人口的构成、家庭关系是否融洽、被评估者的家庭地位、患病后对家庭的影响及家人对被评估者的态度、家庭经济状况如何。

（5）社交状况：在单位所任职务，社交层面及社交范围，平时是否与人交往，与朋友、同事、领导等的关系如何，喜欢参加何种社交活动。

（6）宗教信仰：有无宗教信仰，日常生活习性及禁忌。

2-2-2
健康史评估

任务三　心理社会健康史评估

情景描述

患者，女，38岁，主因"胃部不适疼痛5天，多于进餐时出现，加重1天"入院。入院查体：T 36.7 ℃，P 80次/分，R 20次/分，BP 118/76 mmHg。神志清楚，患者焦虑，担心疾病影响自己今后工作、生活。诊断：胃窦部溃疡。

思考问题：

根据本案例，护士如何对患者进行心理社会健康史评估？

2-3-1
心理社会
健康史评估
教学课件

世界卫生组织（WHO）认为健康不仅是没有躯体的疾病，还要有良好的生理、心理和社会功能状态。随着医学模式的发展，传统的生物医学模式已被生物-心理-社会医学模式所替代，1990年WHO对健康的阐述是躯体健康、心理健康、社会适应良好和道德健康四个方面皆健全。整体护理观点也认为，人是一个统一的整体，具有生物和社会的双重属性。人的整体性包含生理、心理、精神和社会文化等方面，任何一方面的失调都会对整体的健康造成影响。社会环境的变化、竞争的激烈、食品安全的隐患、生活的压力等因素对人的健康有很大的影响，甚至成为一些疾病的主要原因，因此，心理、社会评估也是健康评估的重要组成部分，它可以帮助评估者更好地理解被评估者对周围环境及事物的反应，以便评估者更好地发现护理问题。临床护士除了需具有医学基础知识外，还必须具备一定的心理和社会评估方面的知识和技能，这样才能对被评估者的心理活动和个性心

Note

2-3-2
护考相关
在线答题

理特征及心理健康状况做出正确的评估,为其提供生理、心理和社会等方面精准的整体护理。

一、心理评估

心理评估是应用心理学的理论和方法对人的心理品质及其水平做出综合评定,通过对人的各种心理现象做出客观量化的评价,了解个体的心理健康水平。针对个体的心理评估主要包括人的自我概念、认知水平、情绪与情感状态、个性、压力及压力应对等方面。

1. 自我概念　是否对自己充满信心、有价值感,还是担心自己成为别人的负担或者无能为力、毫无生活希望等。

2. 感知与认知能力　它是一个人思维的能力和过程,通过语言和行为表现出来。评估内容包括是否有定向力、记忆力、注意力、语言能力等障碍,是否有视、听、触、嗅等感觉功能异常,有无错觉、幻觉等感知现象异常。

3. 情绪与情感状态　情绪是指与生理需要满足相联系的较初级的心理体验;情感则是指与社会性需求满足相联系的较高级的心理体验,是人特有的心理体验。评估内容包括被评估者是否有焦虑、抑郁、沮丧、恐惧、愤怒等情绪,是否有绝望、满意、厌恶、自卑、喜悦等情感。

二、社会评估

人具有社会性,社会因素可以通过多种方式作用于人体,对人体的健康造成影响,其影响具有广泛性、持久性、复杂性。影响健康的主要社会因素有政治制度、经济制度、文化教育、社会生活条件、医疗卫生服务、家庭结构、社会地位、经济收入等。良好的社会因素有促进机体健康的作用;反之,不良的社会因素对个体的精神和躯体起到损害作用。社会评估时应重点对患者的角色、文化、家庭、环境、人际关系进行评估。

1. 价值观与信仰　有无宗教信仰。可询问被评估者"什么对您最重要?""遇到困难时,您是如何解决的?""一般从哪方面寻求力量和帮助?""您参加什么团队了吗?"等。通过了解被评估者的价值观与信仰,来判断被评估者可能出现的行为取向及其与健康状况的关系。

2. 文化教育　文化教育包括被评估者曾接受过的各种专业教育、培训或函授等及所取得的成绩或成果。根据受教育程度可判断被评估者对事物的认识和判断能力及可能的行为反应,进而了解被评估者对各种诊疗及护理服务的态度、接受能力等,为选择适宜的健康教育方式提供参考和依据。

3. 环境评估　环境评估包括生活、居住环境和职业、工作环境,被评估者的卫生状况、饮食状况等,是否有饮食、饮水、空气污染及各种噪声等威胁健康的因素。所从事的工作是否影响正常的生活规律,工作环境中的噪声及工业毒物接触情况等。

4. 家庭评估　家庭评估包括家庭人口组成、家庭人员素质、家庭关系是否融洽、被评估者在家庭中的地位、病后对家庭的影响、家人对其的态度。

5. 社交评估　家庭以外的人际关系状况,如与同事、邻里、领导的交往、关系如何,是否经常参加社交活动等。

6. 经济评估　家庭的经济来源,是否有因检查、治疗等经济支出负担而给被评估者带来困难和心理压力等。

思考与练习

思考与练习
参考答案

一、单选题

1. 护理对象最重要的主观资料应是( )。

A. 症状　　　　B. 实验室检查　　C. 超声检查　　　D. 身体评估　　　E. 体格检查

2. 主观资料是指( )。

A. 被评估者的诉说　　　　　　　　　B. 医生的判断

C. 护士的主观判断　　　　　　　　　D. 陪同者的诉说

E. 家属的猜测

3. 收集主观资料最重要的是( )。

A. 查阅记录　　B. 护理体检　　　C. 观察　　　　D. 交谈　　　　E. 辅助检查

二、多选题

1. 交谈的原则包括( )。

A. 交谈的目的　　　　　　　　　　　B. 合理安排交谈的时间

C. 尊重被评估者,建立相互信任的人际关系　　D. 沟通方法

E. 交谈方法

2. 在交谈中必须对含糊不清、存有疑问或矛盾的内容进行核实,常用的核实方法有( )。

A. 澄清　　　　　　　B. 复述　　　　　　　　C. 反问

D. 质疑　　　　　　　E. 解析　　　　　　　　F. 归纳

三、填空题

1. 身体评估包括 _____ 、_____ 、_____ 、_____ 、_____ 、_____ 和 _____ 。

2. 健康史包括 _____ 、_____ 、_____ 、_____ 、_____ 、_____ 和 _____ 。

四、名词解释

1. 健康评估　2. 主观资料　3. 开放式问题

五、简答题

1. 简述交谈的方法与技巧。

2. 简述既往史的内容。

六、案例分析题

患者张某,女,42岁,多关节肿痛2年,加重半个月,间断发热1周。门诊检查:类风湿因子1:120,双膝及双手关节X片符合类风湿关节炎表现。诊断为类风湿关节炎。

请问:

1. 现病史的评估包括哪些内容?

2. 简述健康资料的分类及来源。

(李　萍)

项目三 常见症状评估

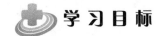
学习目标

知识目标	• 掌握发热的定义、临床表现和护理评估要求。 • 熟悉发热的发生机制、常见病因及相关护理诊断。 • 熟悉各类疼痛的临床表现特点及护理评估要点。 • 熟悉水肿的分类与临床表现。 • 掌握水肿的定义，心源性、肾源性和肝源性水肿的临床表现，水肿的护理评估要点以及相关护理诊断。 • 掌握咳嗽与咳痰的定义、临床表现及护理评估要点；熟悉与咳嗽及咳痰相关的护理诊断。 • 掌握咯血前、大咯血和咯血常见并发症的临床表现及咯血护理评估要点。 • 掌握发绀的病因与临床表现，以及发绀的护理评估要点。 • 掌握呼吸困难的定义、临床表现及护理评估要点。 • 掌握心悸的定义和护理评估要点。 • 掌握恶心、呕吐的概念。 • 掌握呕血与黑便的临床特点。 • 掌握腹泻的发生机制、临床表现。 • 熟悉便秘的概念。 • 掌握黄疸的概念、发生机制并能判断黄疸类型。 • 掌握意识障碍的概念、病因。
能力目标	• 能识别异常体温，区分发热的临床分度。 • 能根据发热的临床表现特点确认其所处阶段，列出相应的护理诊断，并找出相关因素或危险因素。 • 能根据疼痛的临床表现特点确认疼痛部位及疼痛程度，列出与之相关的护理诊断，并找出相关因素或危险因素。 • 能对不同病因和临床表现的水肿患者做出护理评估，并提出相应的护理诊断，列出相关因素。 • 能正确评估咳嗽与咳痰的性质，咳出的痰的性质、量、颜色、气味。 • 能根据咳嗽与咳痰的临床表现特点，做出相应护理诊断，找出相关因素和危险因素。 • 能正确评估咯血的临床表现及并发症，并区分咯血与呕血。

16

能力目标	● 能正确区分与识别血液中还原血红蛋白增多所致的各类发绀;提出相关的护理诊断并列出相关因素。 ● 能根据不同类型呼吸困难的临床特点,识别各种原因引起的呼吸困难;提出有关护理诊断并列出相关因素。 ● 能根据心悸的临床表现做出护理诊断。 ● 能掌握恶心、呕吐的病因和护理诊断。 ● 能掌握呕血与黑便的并发症及护理诊断。 ● 能掌握腹泻的并发症及相关护理诊断。 ● 能掌握便秘的发生机制、并发症、护理诊断。 ● 能掌握胆红素的正常代谢。 ● 能掌握意识障碍轻重、分期及护理要点。

　　症状是指患者在疾病状态下的主观不适感、异常的感觉或客观病态改变。症状的表现形式有多种,有些只有主观感觉,如头晕、乏力、恶心、呕吐、腹泻等;有些既有主观感觉,客观检查也能发现,如发热、水肿、发绀、呼吸困难等;有些是主观无异常感觉,通过客观检查才发现,如肝大、脾大、黏膜充血等;还有些要通过客观评定来确定,如消瘦、肥胖、少尿等。从广义上讲,症状也包括部分体征。临床症状有很多,本章只介绍一些常见症状。

任务一　发　　热

　　机体在致热源作用下,或各种原因引起体温调节中枢功能紊乱,产热增多,散热减少,体温升高超过正常范围上限,称为发热。

情 景 描 述

3-1-1
发热教学课件

　　患者,男,25 岁,因反复咽痛 4 个月,畏寒,高热 2 天入院,最高体温时达 39.8 ℃。急诊以"发热待诊"收入院。入院时,T 39.5 ℃,P 126 次/分,R 25 次/分,BP 120/70 mmHg。患者发育正常,营养中等,意识清楚,面色潮红,全身浅表淋巴结未触及,咽红,两肺未闻及啰音,心脏未闻及病理性杂音,患者自患病以来焦虑不安,睡眠差,希望了解病情,得到治疗。

　　思考问题:

　　1. 对该患者的评估要点有哪些?

　　2. 请提出主要的护理诊断。

序号	任 务 内 容
1	正确接待该患者
2	采集该患者的健康资料
3	评估其功能性健康型态

一、正常体温

正常人体温相对恒定，一般为 36～37 ℃。正常体温在不同的个体间稍有差异，并受昼夜、年龄、性别、运动、药物、情绪、环境等内外因素的影响，但波动范围不超过 1 ℃。体温因测量部位不同略有差异，一般口腔温度（舌下）为 36.3～37.2 ℃，腋窝温度为 36～37 ℃，直肠温度较口腔温度高，为 36.5～37.7 ℃。

二、病因

1. 感染性发热 感染性发热占发热原因的 50%～60%。各种病原体如细菌、病毒、真菌、支原体、寄生虫、立克次体等引起的急性、慢性、局限性、全身性感染，均可引起发热。

2. 非感染性发热 非感染性发热指非病原体感染引起的发热。

（1）无菌性坏死物质吸收：因无菌性坏死物质被吸收引起的吸收热，见于大面积烧伤、大手术后组织损伤、内脏梗死（如心肌梗死、肺梗死）、白血病等引起的组织坏死与细胞破坏等。

（2）抗原抗体反应：变态反应时形成抗原-抗体复合物可致发热，常见的有风湿热、药物热、红斑狼疮、输血输液反应等引起的发热。

（3）内分泌与代谢疾病：如甲状腺功能亢进时产热增多和严重脱水患者散热减少等都可以引起发热。

（4）皮肤散热障碍：慢性心力衰竭时，由于尿量和皮肤散热减少，可以使体温升高而发热。一些皮肤病，如广泛性皮炎、鱼鳞病等，也使皮肤散热减少，引起发热，多为低热。

（5）体温调节中枢功能紊乱：因体温调节中枢功能紊乱引起的中枢性发热，如中暑、重度安眠药中毒、颅脑出血等。发热的特点是高热无汗。

（6）自主神经功能紊乱：属功能性发热，多为低热，常见的有原发性低热、感染性低热、夏季低热、生理性低热。

三、发生机制

1. 致热源性发热 致热源是导致发热的最常见因素。可分为内源性和外源性两大类。

（1）外源性致热源：如病原体（细菌、病毒、衣原体、真菌等微生物）及其产物、抗原-抗体复合物、无菌性坏死组织、炎性渗出物等，这些物质不能通过血脑屏障直接作用于体温调节中枢，而是通过内源性致热源发挥作用。能激活中性粒细胞、嗜酸性粒细胞和单核巨噬细胞释放内源性致热源（EP）。

（2）内源性致热源：简称内热源，由中性粒细胞、嗜酸性粒细胞和单核巨噬细胞所释放，又称为白细胞致热源，如白细胞介素-1（IL-1）、肿瘤坏死因子（TNF）、干扰素（IFN）和白细胞介素-6（IL-6）等细胞因子，这是目前已明确的四种主要内源性致热源，其特点为可通过血脑屏障直接作用于体温调节中枢，使体温调定点上移，导致产热增加，散热减少，体温上升。

2. 非致热源性发热 常见于以下情况：①体温调节中枢直接受损；②引起产热过多的疾病，如癫痫持续状态、甲状腺功能亢进等；③引起散热减少的疾病，如广泛性皮肤病、心力衰竭等。

四、临床表现

（一）发热的临床分度

以口腔温度为标准，按发热高低分为以下几类。

（1）低热：37.3～38 ℃。

（2）中等度热：38.1～39 ℃。

（3）高热：39.1～41 ℃。

（4）超高热：41 ℃以上。

（二）发热的临床过程及特点

发热的临床过程一般经过三个阶段，各阶段临床表现如下。

1. 体温上升期　此期特点为产热大于散热。临床表现主要为疲惫、肌肉酸痛、皮肤苍白、无汗、畏寒或寒战等，继而体温骤升或缓升。

（1）体温骤升：多于几小时内体温升至高峰，可达39～40 ℃或40 ℃以上，伴寒战，常见于疟疾、败血症、大叶性肺炎、输液或输血反应等。

（2）体温缓升：体温逐渐上升，需数日内达到高峰，常见于伤寒、结核病、布鲁菌病等。

2. 高热期　此期特点是产热和散热过程在较高水平上保持相对平衡。主要表现为皮肤潮红、灼热、呼吸深快、开始出汗并逐渐增多。此期可持续数小时或数天，前者如疟疾，后者如肺炎、伤寒、流行性出血热、乙型脑炎、败血症等。

3. 体温下降期　此期特点是散热大于产热，体温随病因消除而降至正常水平。主要表现为多汗、皮肤潮湿。由于出汗及皮肤和呼吸道水分蒸发增多，如饮水不足，可引起脱水，重者可发生休克。体温下降时可呈骤降或渐降。骤降是指患者的体温于数小时内骤退至正常水平，常见于疟疾、大叶性肺炎、急性肾盂肾炎、输液反应等；渐降是指体温于数天内才降至正常水平，如风湿热、结核病、隐球菌性脑膜炎、伤寒等。

知识拓展

发热的利弊

发热是机体的保护性反应。体温在一定范围时，发热对人体是有利的，如白细胞吞噬作用增强、抗体生成增多、肝脏解毒功能增强、组织物质交换加速等，这些变化有利于机体清除病原体。但体温过高或持续时间过长，可给机体带来不良影响，如大脑皮质过度兴奋，引起惊厥或谵妄；心跳加快使心脏的负担加重；氧的消耗量增加；消化功能紊乱等。

（三）热型及临床意义

1. 稽留热　体温持续在39～40 ℃或40 ℃以上高水平，达数天或数周，24 h内波动范围不超过1 ℃。常见于伤寒、大叶性肺炎（图3-1）。

2. 弛张热　弛张热又称败血症热型。体温在39 ℃以上，24 h波动范围超过2 ℃，但都在正常水平以上（图3-2）。常见于败血症、风湿热、重症肺结核及化脓性肺炎等。

3. 间歇热　体温骤升达高峰（39 ℃以上）后持续数小时，又迅速降至正常水平，无热期可持续1天至数天，体温又突然升高，高热期与无热期反复交替出现（图3-3）。常见于疟疾、急性肾盂肾炎等。

重点：
发热的热型及临床意义

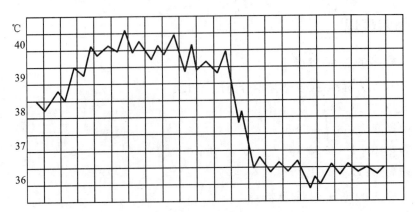

图 3-1　稽留热

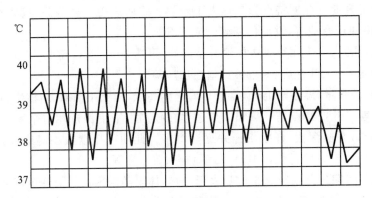

图 3-2　弛张热

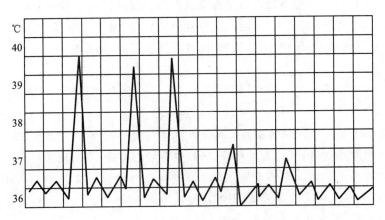

图 3-3　间歇热

4. 回归热　体温急骤上升达 39 ℃或以上,持续数天后又骤然降至正常水平,数天后体温又骤升,高热期与无热期如此规律性交替出现(图 3-4)。常见于霍奇金病等。

5. 波状热　体温逐渐上升达 39 ℃或以上,持续数天后又逐渐降至正常水平,数天后体温又渐升,如此反复多次(图 3-5)。常见于布鲁菌病。

6. 不规则热　发热的体温曲线无一定规律(图 3-6)。可见于结核病、风湿热、支气管肺炎、渗出性胸膜炎、癌症等。

五、护理评估要点

1. 起病缓急、发热程度与热型　起病的季节、时间、缓急,发热的程度、热期及热型。

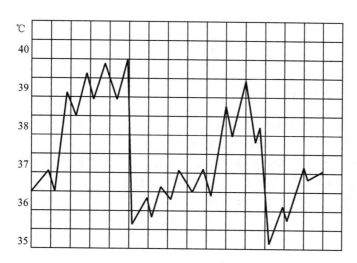

图 3-4 回归热

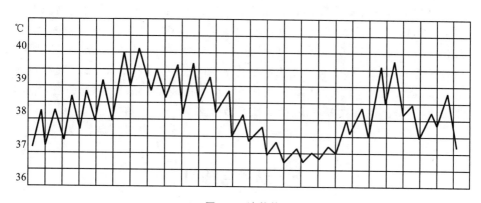

图 3-5 波状热

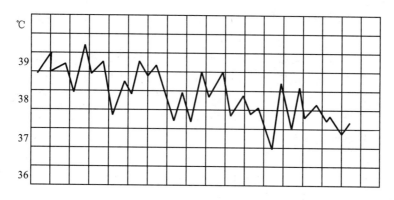

图 3-6 不规则热

2. 病史及诱因 有无受凉、疲劳,有无传染病接触史、手术史、流产史、分娩史等。

3. 伴随症状 发热伴寒战见于败血症、急性胆囊炎、流行性脑脊髓膜炎、疟疾、药物热、输血反应或输液反应等;发热伴结膜充血见于麻疹、流行性出血热等;发热伴单纯疱疹见于流行性感冒、大叶性肺炎等;发热伴肝、脾、淋巴结肿大见于白血病、淋巴瘤等;发热伴出血见于流行性出血热、败血症、急性白血病等;发热伴关节肿痛见于败血症、风湿性疾病等;发热伴皮疹见于麻疹、猩红热、水痘、风疹、风湿性疾病等;发热伴昏迷见于流行性乙型脑炎、流行性脑脊髓膜炎、中毒性细菌性痢疾、中暑等。

4. 发热对人体功能性健康型态的影响 有无意识障碍等认知-感知型态的改变,是

重点:
发热的护理评估要点

21

否存在食欲和体重下降、脱水等营养-代谢型态的改变等。

5. 诊断、治疗与护理情况　患者做过何种检查,结果怎样;诊断为何种疾病;其治疗护理措施如何;是否进行过物理降温;是否使有过抗生素、激素、解热药,药物的剂量及疗效。

六、相关护理诊断

重点：

发热的相关护理诊断

1. 体温过高　与病原体感染导致体温调节中枢功能紊乱有关。

2. 体液不足　与体温下降期出汗过多或液体摄入不足有关。

3. 营养失调:低于机体需要量　与长期发热代谢率增高及营养物质摄入不足有关。

4. 口腔黏膜改变　与发热所致口腔黏膜干燥有关。

5. 潜在并发症　惊厥、意识障碍。

知识拓展

> **长期不明原因发热**
>
> 　　长期不明原因发热(fever of undetermined origin,FUO)是指发热在38 ℃以上、持续2周或更长,以发热为主诉,在住院1周内经病史询问、体格检查与常规化验而病因不明者。主要病因:①感染,以伤寒、粟粒性结核、败血症、感染性心内膜炎、肝脓肿、胆道与泌尿生殖道感染为多见;②恶性肿瘤,如原发性肝癌、淋巴瘤、恶性组织细胞病、白血病,及各种实质性肿瘤如肺癌、肾癌、结肠癌等;③风湿性疾病,如系统性红斑狼疮、结节性多动脉炎。

思考与练习

思考与练习

参考答案

一、单选题

1. 体温持续在39～40 ℃或40 ℃以上,数天或数周,24 h以内波动范围不超过1 ℃,称为(　　)。

　　A. 稽留热　　　B. 间歇热　　　C. 回归热　　　D. 弛张热　　　E. 波状热

2. 某发热患者出现寒战时,护士应考虑该患者的体温处于(　　)。

　　A. 体温上升期　　　　　　B. 高热持续期　　　　　　C. 体温下降期

　　D. 间歇无热期　　　　　　E. 用药物后期

3. 下列哪项体温是高热?(　　)

　　A. 38.1～39 ℃　　　　　　B. 38.5～40 ℃　　　　　　C. 39.1～40 ℃

　　D. 39.1～41 ℃　　　　　　E. 41 ℃以上

4. 大叶性肺炎的典型热型为(　　)。

　　A. 稽留热　　　B. 弛张热　　　C. 间歇热　　　D. 回归热　　　E. 波状热

5. 患者体温在39 ℃以上,24 h内波动范围超过2 ℃,但都在正常水平以上,该患者的热型为(　　)。

　　A. 波状热　　　B. 间歇热　　　C. 不规则热　　　D. 弛张热　　　E. 回归热

6. 某男性患者畏寒发热1周,每天体温最高达40 ℃左右,最低温度在37.8 ℃左右,该热型属于(　　)。

　　A. 稽留热　　　B. 间歇热　　　C. 弛张热　　　D. 回归热　　　E. 波状热

7. 患者,女,30岁。体温持续升高达39～40 ℃,持续数日,24 h波动不超过1 ℃,属于(　　)。

A.弛张热　　　B.稽留热　　　C.间歇热　　　　D.不规则热　　E.超高热

8. 患者,男,28岁。伤寒,持续高热5天,每天晨8时体温39.0 ℃左右,下午4时体温39.6 ℃左右,此热型符合(　　　)。

A.弛张热　　　B.稽留热　　　C.间歇热　　　　D.不规则热　　E.波状热

9. 患者,男,37岁,出差感染了疟疾,发作时明显寒战,全身发抖,面色苍白,口唇发绀,寒战持续约10 min,体温骤升至40 ℃,面色潮红,皮肤干热,烦躁不安,持续约3 h,体温又骤降至正常。经过几天的间歇期后,再次发作,此患者发热的热型是(　　　)。

A.弛张热　　　B.稽留热　　　C.间歇热　　　　D.不规则热　　E.波状热

10. 患者,男,30岁。体温持续升高达39 ℃以上,护理体检时,患者通常表现为(　　　)。

A.血压下降　　B.四肢湿冷　　C.大量出汗　　　D.颜面潮红　　E.尿量增多

11. 患者,男,28岁。诊断为"疟疾"。发热时体温骤然升高到39 ℃以上,然后很快降至正常,2天后再次发作,属于(　　　)。

A.弛张热　　　B.稽留热　　　C.间歇热　　　　D.不规则热　　E.波状热

12. 以下哪种疾病发热最常见?(　　　)

A.肺炎　　　　B.心肌梗死　　C.风湿热　　　　D.脑出血　　　E.肠梗阻

13. 感染性发热最常见的病原体是(　　　)。

A.细菌　　　　B.病毒　　　　C.真菌　　　　　D.立克次体　　E.支原体

二、填空题

1. 正常人腋窝温度为_____;口腔温度为_____;直肠温度为_____。任何原因导致体温升高超过正常范围称为_____。

2. 临床上常见的热型有_____、_____、_____、_____、_____、_____。

3. 多数患者的发热由致热源所致,致热源包括_____和_____两大类。

4. 发热的分度如下:低热_____;中等度热_____;高热_____;超高热_____。

5. 非致热源性发热见于_____、_____、_____。

6. 根据病因,发热可分为_____发热和_____发热两大类。

7. 发热的临床经过一般分为以下三个阶段:_____;_____;_____。

8. 体温升高1 ℃,脉搏每分钟增加_____次左右,呼吸每分钟增加_____次。

9. 稽留热常见于_____、_____、_____。

三、名词解释

1. 症状　2. 体征　3. 稽留热　4. 弛张热　5. 间歇热　6. 波状型　7. 回归热

四、简答题

1. 试述发热的原因。

2. 简述临床上常见的热型及其对诊断的意义。

(杨　娟)

任务二　疼　痛

3-2-1
疼痛教学课件

疼痛是指机体受到伤害性刺激所引起的痛觉反应,是临床上常见的症状之一。它是机体受到伤害的一种警告,可引起机体一系列防御性保护反应,但也有其局限性(如因癌症等出现疼痛时,已为时太晚)。强烈而持久的疼痛又会造成生理功能紊乱甚至休克。因此,镇痛(analgesia)是医务工作者面临的重要任务。

疼痛反应有个体差异,影响疼痛的生理因素包括生物性因素(如性别、年龄、身体受伤)、心理因素(如人格、焦虑、无力感)、社会文化因素(如文化、教育、社会背景、宗教信仰)等。个体对疼痛忍受程度不尽相同。

疼痛发病机制如下。

疼痛感受器位于皮肤和其他组织内的游离神经末梢,各种物理或化学刺激均可造成组织损伤,受损组织释放致痛物质,如乙酰胆碱、5-羟色胺、组织胺、缓激肽、钾离子、氢离子、酸性产物等。痛觉感受器受到致痛物质的刺激而发出冲动,经脊髓后根神经细胞并沿脊髓丘脑侧束进入内囊,传至大脑皮层痛觉感受区,引起疼痛。

按发生的部位及传导途径不同,疼痛可分为以下几类。

1. 皮肤痛　疼痛来自体表。皮肤受到一定强度刺激后,产生两种不同性质的痛觉,称为"双重痛感"。首先出现定位明确的尖锐刺痛,称快痛;刺激去除后,痛感很快消失,1~2 s后出现定位不明确的烧灼样疼痛,称慢痛。

2. 躯体痛　躯体痛是指肌肉、肌腱、筋膜、关节等深部组织的疼痛。这些组织的痛阈因神经分布疏密而有差异,其中骨膜最敏感。各种机械与化学刺激均可引起躯体痛,肌肉缺血是引起疼痛的主要原因。

3. 内脏痛　因内脏器官受到牵拉、平滑肌痉挛或强烈收缩、化学刺激和机械刺激、炎症等引起的疼痛,称为真性内脏痛,其特点为定位不确切,慢而持久,对刺激的分辨率差,表现为钝痛、酸痛、烧灼痛或绞痛等;由于体腔壁层受到刺激而产生的疼痛,称为体腔壁痛,如胸膜、腹膜受到炎症、压力、摩擦力或牵拉等刺激时产生的疼痛。

4. 牵涉痛　内脏痛常伴有牵涉痛,即内脏疾病引起疼痛的同时在体表某一部位亦发生痛觉或痛觉过敏区。牵涉痛的出现部位与患病部位有一定的解剖关系,它们都受同一神经节段的后根神经元支配。如心绞痛可牵涉至左上肢内侧或上腹部;胆囊疾病可牵涉至右肩;肾绞痛可牵涉至会阴部;胰腺疾病可牵涉至左腰背部。

5. 假性痛　假性痛指患者在病变部位已经去除后,仍感到相应部位疼痛,其发生可能与病变部位去除前的疼痛刺激在大脑皮层形成强兴奋灶的后遗症有关。如截肢患者仍感到患肢疼痛。

6. 神经痛　神经痛为神经受损所致,可表现为剧烈灼痛或酸痛。

 情景描述

患者,男,45岁,因转移性右下腹部痛1天来院就诊。患者于1天前无明显诱因突然出现脐周部疼痛,间歇性发作,疼痛位置不定,后转移至右下腹部,疼

 Note

痛持续时间延长,为胀痛,疼痛部位固定,无放射痛,伴恶心、呕吐。既往身体健康,无溃疡、胆道结石病史。查体:T 38.5 ℃,发育正常,营养中等;神志清楚,应答切题,步入病房,强迫体位;面色苍白,大汗淋漓;全身皮肤无黄染,浅表淋巴结未触及;心肺无异常;腹平软,右下腹麦氏点压痛、反跳痛明显,未触及包块。

思考问题:

1. 护士应该如何正确指导患者准确评估疼痛的程度?

2. 如果你是他的首诊护士,你需要做哪些工作?

序号	任 务 内 容
1	正确接待该患者
2	采集该患者的健康资料
3	根据本次课所学内容,对该患者拟订一个简要的评估提纲,并选择合适的评估工具

一、头痛

头痛是指额、顶、颞及枕部的疼痛,可由多种疾病引起,一般无特异性。但反复发作的、持续性的或渐进性加重的头痛,可能是某些器质性疾病的信号。

(一) 病因

1. 颅内病变 由脑膜受刺激、颅内压增高、颅内血管扩张或受到牵拉等机械刺激所致。①颅内感染:如脑膜炎、脑膜脑炎、脑炎、脑脓肿等。②脑血管病变:如脑出血、脑血栓、脑栓塞、高血压脑病、脑供血不足、脑血管畸形等。③颅内占位性病变:如颅内肿瘤、寄生虫病等。④颅脑外伤:如脑震荡、脑挫伤、硬膜下血肿、颅内血肿、脑外伤后遗症等。⑤其他:如偏头痛、丛集性头痛等。

2. 颅外病变 ①神经痛:如三叉神经痛、舌咽神经痛及枕神经痛等。②颈椎病及其他颈部疾病。③眼、耳、鼻和牙疾病所致的头痛。④颅骨疾病:如颅骨肿瘤等。

3. 全身性疾病 ①急性感染:如流感、伤寒、肺炎等。②心血管疾病:如高血压、慢性心功能不全等。③中毒:如铅、酒精、CO、有机磷、颠茄等中毒。④其他:如中暑、尿毒症、低血糖、贫血、红斑狼疮、经行头痛等。

(二) 临床表现

头痛的特点如下。

(1)发病情况:不同疾病所致头痛发生的急缓、部位、性质、程度、病程长短、伴随症状等不同。头痛突然发生伴有发热考虑感染性疾病;头痛突然发生伴有意识障碍提示颅内血管性病变(如蛛网膜下腔出血);慢性进行性的头痛伴有颅内压升高,多见于颅内占位性病变;长期反复发作的头痛无颅内高压表现者,多为血管性头痛或神经官能症。

(2)头痛部位:原发病不同,头痛的部位亦不同。急性感染性疾病多为弥漫性头胀痛,高血压所致头痛常位于额部,偏头痛和颅神经痛多为一侧头痛,蛛网膜下腔出血引起的头痛多在枕部,眼、耳、鼻源性头痛为浅表性头痛,脑炎、脑肿瘤所致的头痛较深而弥散。

(3)头痛的程度与性质:头痛轻重与病情无平行关系。高血压、偏头痛、脑供血不足、急性感染所致头痛为搏动性痛或跳痛;三叉神经痛、舌咽神经痛所致头痛为阵发性电击样或撕裂样痛;肌肉紧张性头痛为紧张感、戴帽感的疼痛;蛛网膜下腔出血所致头痛为爆

重点:
头痛的临床表现

25

裂样或斧劈样疼痛;神经官能症性头痛的性质多不定。

（4）头痛出现的时间与持续时间:如颅内占位性病变的头痛往往清晨加剧;鼻窦炎的头痛也常发生在清晨或上午;丛集性头痛常发生在晚上;女性偏头痛常与月经期有关;脑肿瘤的头痛多为持续性,可有长短不等的缓解期。

（5）加重、减轻或激发头痛的因素:脑肿瘤、脑膜炎所致头痛在转头、低头、咳嗽时加剧;偏头痛、高血压性头痛在压迫颈总动脉时减轻;偏头痛在服用麦角胺后迅速减轻;丛集性头痛在直立时可减轻。

（三）问诊要点

1. 有无与头痛有关的疾病史　如感染、高血压、动脉硬化、颅脑外伤、肿瘤等疾病。

2. 头痛的特点　了解发病情况、头痛部位、头痛的程度与性质、影响头痛的因素等。

3. 伴随症状　是否伴剧烈呕吐、眩晕、发热、视力障碍、脑膜刺激征、癫痫发作、神经功能紊乱等。如头痛伴剧烈呕吐常见于颅内压增高;头痛伴眩晕常见于小脑肿瘤、椎基底动脉供血不足;头痛伴发热提示全身感染性疾病或颅内感染;慢性进行性头痛伴精神症状提示颅内肿瘤;慢性头痛突然加剧伴意识障碍提示脑疝;头痛伴视力障碍考虑青光眼或脑肿瘤;头痛伴脑膜刺激征常见于脑膜炎;头痛伴癫痫发作考虑脑血管畸形、脑内寄生虫病或肿瘤。

4. 头痛对患者的影响　注意评估患者有无因头痛导致的记忆力减退、失眠、情绪淡漠、焦虑、恐惧等;是否导致强迫体位等。

5. 诊断、治疗与护理情况　重点是实验室检查、X线、头颅CT、脑血流图、脑血管造影及眼底检查;所使用的药物种类、剂量以及疗效等。

（四）相关护理诊断

1. 头痛　与颅内压增高所致脑膜受机械性刺激有关。

2. 焦虑　与疼痛迁延不愈有关。

3. 恐惧　与剧烈疼痛有关。

4. 潜在并发症　颅内压增高、脑疝等。

二、胸痛

胸痛主要由胸部疾病所致,少数由其他部位的病变引起。痛阈的个体差异性大,故胸痛的程度与原发疾病的病情轻重并不完全一致。

（一）病因

1. 胸壁疾病　急性皮炎、皮下蜂窝织炎、带状疱疹、肋间神经炎、肌炎、肋软骨炎、肋骨骨折、急性白血病等。

2. 循环系统疾病　心绞痛、急性心肌梗死、心肌炎、急性心包炎、二尖瓣或主动脉瓣病变、肺栓塞、心脏神经官能症等。

3. 呼吸系统疾病　胸膜炎、胸膜肿瘤、自发性气胸、肺炎、急性气管-支气管炎、肺癌等。

4. 纵隔疾病　纵隔炎、纵隔脓肿、纵隔肿瘤、食管裂孔疝、食管炎、食管癌等。

（二）临床表现

胸痛的特点如下。

（1）发病年龄:青壮年多见于胸膜炎、心肌炎等;老年人多见于心绞痛、心肌梗死、肺癌等。

（2）胸痛部位：胸壁胸廓疾病引起的疼痛部位多固定，胸壁炎症局部有压痛；带状疱疹表现为成簇的水泡沿一侧肋间神经分布伴剧烈疼痛；肋骨骨折有明显挤压痛；心血管疾病所致胸痛部位多数在胸骨后、心前区，少数可以在剑突下，且向左肩臂放射，常因体力活动诱发或加剧，休息后好转或停止；纵隔、食管疾病胸痛多在胸骨后；自发性气胸、胸膜炎引起的胸痛多位于患侧腋下。

（3）胸痛性质：肋间神经痛呈阵发性的灼痛或刺痛；食管炎所致胸痛多有烧灼感；心绞痛所致胸痛呈压榨性伴窒息感；心肌梗死所致胸痛较剧烈而持久，伴濒死感；干性胸膜炎所致胸痛常呈尖锐刺痛或撕裂痛；原发性支气管肺癌及纵隔肿瘤所致胸痛常表现为闷痛；肺梗死为突发性剧烈刺痛、伴有呼吸困难和发绀。

（4）疼痛持续时间：平滑肌痉挛或血管狭窄缺血所致的疼痛为阵发性，炎症、肿瘤、栓塞或梗死所致的疼痛呈持续性。如心绞痛发作时间短暂，持续 $1 \sim 5$ min；心肌梗死疼痛持续时间长达数小时或更长，且不易缓解。

（5）影响胸痛的因素：劳累、精神紧张时易发生心绞痛，服用硝酸甘油可缓解；咳嗽、深呼吸可使胸膜炎、心包炎、自发性气胸等所致的胸痛加剧。反流性食管炎在饱餐后胸痛加剧，服抑酸剂后减轻。

（三）问诊要点

1. 健康史 有无与胸痛相关的疾病病史或诱因。

2. 胸痛的特点 注意发病的年龄、缓急、诱因、加重与缓解的方式；了解胸痛部位、性质、程度、持续时间、有无放射痛等。

3. 伴随症状 是否有咳嗽、咯血、呼吸困难、吞咽困难等，是否伴有面色苍白、大汗、血压下降或休克等。胸痛伴吞咽困难提示食管疾病；胸痛伴咳嗽或咯血提示肺炎、肺结核或肺癌；胸痛伴呼吸困难提示肺部大面积病变，如大叶性肺炎、自发性气胸、胸腔积液。

4. 胸痛对患者的影响 是否引起焦虑、愤怒、恐惧等；是否影响睡眠、休息或生活等。

5. 诊断、治疗与护理情况 曾做过的检查，所使用的药物种类、剂量以及疗效等。

（四）相关护理诊断

1. 胸痛 与心肌缺血、缺氧有关。

2. 恐惧 与剧烈疼痛有关。

3. 潜在并发症 心源性休克、心律失常。

重点：
胸痛的问诊要点

三、腹痛

腹痛是临床极其常见的症状，多数由腹部脏器疾病引起，亦可由胸部疾病及全身性疾病引起。临床上根据起病的急缓，可将腹痛分为急性腹痛与慢性腹痛。根据病变性质可分为功能性与器质性。其中属于外科范围的急性腹痛称为"急腹症"。

（一）病因

1. 急性腹痛 见于：①胃肠道穿孔。②腹腔器官急性炎症，如急性胃炎、肠炎、阑尾炎等。③空腔脏器阻塞或扩张，如肠梗阻、急性胃扩张等。④脏器扭转或破裂，如肠扭转、肝脾破裂等。⑤腹腔内血管阻塞，如肠系膜动脉栓塞、门静脉栓塞等。⑥胸腔疾病所致的腹部牵涉性疼痛，如肺梗死、急性心肌梗死等。⑦全身疾病所致的腹痛，如腹型过敏性紫癜、尿毒症等。

2. 慢性腹痛 见于：①腹腔内脏器的慢性炎症，如慢性胃炎、慢性胆囊炎及胆道感染、结核性腹膜炎等。②消化性溃疡。③腹内脏器包膜张力增加，实质性脏器因病变而

27

肿胀,如肝炎、肝脓肿。④肿瘤压迫与浸润,如胃癌、大肠癌、肝癌等。⑤胃肠神经功能紊乱,如肠易激综合征等。⑥中毒与代谢障碍,如铅中毒、尿毒症等。

（二）临床表现

腹痛特点如下。

（1）腹痛部位:一般腹痛部位多为病变所在部位,也可因病变刺激相应脊髓节段的传入神经纤维出现牵涉性腹痛。常见腹痛部位见表3-1。

表3-1 常见腹痛部位

疾 病	腹痛部位
胃、十二指肠疾病,急性胰腺炎	疼痛多在中上腹部
胆囊炎、胆石症、肝脓肿等	疼痛多在右上腹部
急性阑尾炎	疼痛在右下腹麦氏点
小肠疾病	疼痛多在脐部或脐周
结肠疾病	疼痛多在左下腹部
膀胱炎、盆腔炎及异位妊娠破裂	疼痛在下腹部
急性弥漫性腹膜炎(原发性或继发性)、机械性肠梗阻、急性出血性坏死性肠炎、血卟啉病、铅中毒、腹型过敏性紫癜等	疼痛多为弥漫性或部位不定

（2）腹痛性质及程度:原发病不同,腹痛的性质及程度各异。急性腹痛发病急骤、疼痛剧烈、可呈刀割样、绞痛、锐痛等,如突发的中上腹部剧烈刀割样、烧灼样疼痛,多为胃、十二指肠溃疡穿孔;中上腹部持续性剧痛或阵发性加剧考虑急性胃炎、急性胰腺炎;胃肠痉挛、胆石症或泌尿系结石常为阵发性绞痛;阵发性剑突下钻顶样疼痛是胆道蛔虫症的典型表现;持续性、广泛性剧烈腹痛伴腹壁肌紧张或板样强直,为急性弥漫性腹膜炎。慢性腹痛发病隐袭,常为隐痛、钝痛等,多为内脏性疼痛,多由胃肠张力变化或轻度炎症引起。胀痛可能由实质脏器的包膜牵张所致。

（3）诱发因素:①腹痛与饮食或外力有关:如进油腻食物可诱发胆囊炎或胆石症;酗酒、暴饮暴食可诱发急性胰腺炎;腹部手术可致部分机械性肠梗阻;腹部受暴力作用引起剧痛并有休克者,可能是肝、脾破裂所致。②与发作时间的关系:餐后痛提示胆胰疾病、胃部肿瘤或消化不良;饥饿痛发作呈周期性、节律性者常见于胃窦、十二指肠溃疡;子宫内膜异位者腹痛与月经周期有关;卵泡破裂者腹痛发生在月经间期。③与体位的关系:胃黏膜脱垂可在左侧卧位疼痛减轻;十二指肠壅滞症在膝胸卧位或俯卧位缓解;胰体癌在仰卧位时疼痛明显,而前倾位或俯卧位时减轻;反流性食管炎的烧灼痛在躯体前屈时明显,而直立位时减轻。

（三）问诊要点

1. 有无相关的疾病史 如有消化性溃疡史者要考虑溃疡穿孔;育龄妇女有停经史者要考虑异位妊娠;有酗酒史者要考虑胰腺炎、急性胃炎。

2. 腹痛与年龄、性别的关系 婴幼儿最常见的是肠套叠;2～10岁小儿多发生腹股沟疝、蛔虫性肠梗阻;青壮年多见急性阑尾炎、急性胰腺炎及胃、十二指肠溃疡穿孔;中老年发生肠梗阻伴便血、大便变形考虑结肠癌;已婚妇女要考虑异位妊娠、卵巢囊肿蒂扭转等。

3. 腹痛的特点 注意起病急缓,是否有诱因,了解腹痛的部位、性质、程度、持续时间、腹痛加重或缓解的因素等。

4. 伴随症状与体征　是否伴有发热、寒战、黄疸、休克、呕吐、腹泻、呕血、柏油便、血尿等表现;是否伴腹肌紧张、压痛、反跳痛、腹式呼吸受限等体征。①急性腹痛的伴随症状:腹痛伴发热,常见于急性感染如急性胆道感染、肝脓肿等;急性腹痛伴黄疸,提示胆道疾病、胰腺疾病等;急性腹痛伴休克,考虑腹腔脏器破裂(肝、脾破裂,异位妊娠破裂);急性腹痛伴呕吐提示上消化道疾病、幽门梗阻等;急性腹痛伴血尿提示泌尿系结石等;急性腹痛伴腹泻考虑肠道急性炎症等。②慢性腹痛的伴随症状:慢性腹痛伴发热提示腹腔内慢性炎症如脓肿、恶性肿瘤等;慢性腹痛伴呕吐提示胃炎、胃癌等;慢性腹痛伴腹泻考虑肠道的慢性炎症如慢性肠炎、肝炎等;慢性腹痛伴消化道出血提示胃癌、消化性溃疡等;慢性腹痛伴反酸、嗳气提示消化性溃疡、胃食管反流病等。

5. 腹痛对患者的影响　有无恐惧、焦虑等应激与应激应对型态的改变;有无睡眠-休息型态的改变。

6. 诊断、治疗与护理情况　了解患者曾做过的检查,如 X 线、CT 及心电图等。所使用药物的种类、剂量和疗效等。

(四) 相关护理诊断

1. 腹痛　与腹腔脏器病变有关。

2. 焦虑　与疼痛迁延不愈有关。

3. 活动无耐力　与急性腹痛影响患者日常活动有关。

4. 潜在并发症　休克。

知识拓展

无痛病房

多年来,人们对疼痛的认识存在误区,认为疼痛是疾病的一种自然过程,能忍则忍,运用止疼药会产生成瘾等副作用。现代医学认为应当积极控制疼痛,以免造成恶性循环,影响人的机体功能。国际上,疼痛已成为继体温、脉搏、呼吸、血压之后的第五大生命体征。2000 年 WHO 就提出"让所有癌症患者不疼痛"的目标。因此,为了更好地控制疼痛,患者需要先进的镇痛方案、更人性化的服务,"无痛病房"应运而生。"无痛病房"指无痛治疗、无痛检查,就是在无痛原则下,医护人员对患者进行积极的医疗和护理工作,尽可能地减轻患者的痛苦,使患者轻松度过治疗过程,提高患者的生活质量。

思考与练习

一、单选题

1. 出现持续压榨性或窒息性胸部闷痛,最可能的诊断是(　　　)。

A. 急性心肌梗死　　　　　　B. 肋间神经痛　　　　　　C. 自发性气胸

D. 心包炎　　　　　　　　　E. 心肌炎

思考与练习
参考答案

2. 下列哪一项不符合典型心绞痛的疼痛特点？（　　　）

A. 情绪激动时易发生　　　　　　　　　　　　B. 疼痛位于胸骨后

C. 疼痛性质呈刀割样　　　　　　　　　　　　D. 疼痛可放射至左肩

E. 疼痛可放射至右肩

3. 胸痛并向左肩左前臂放射，最可能的诊断是（　　　）。

A. 急性心包炎　　B. 纵隔疾病　　　C. 急性胸膜炎　　D. 心绞痛　　　　E. 胰腺炎

4. 腹痛位于右上腹部，并向右肩部放射，提示（　　　）。

A. 胰腺炎　　　　B. 阿米巴痢疾　　C. 胃炎　　　　　D. 胆囊炎　　　　E. 胰腺炎

5. 反复发作的上腹部饭后疼痛，服碱性药物可缓解，提示（　　　）。

A. 胃溃疡　　　　　　　　　　B. 十二指肠溃疡　　　　　　　　C. 食管炎

D. 胰腺炎　　　　　　　　　　E. 胆囊炎

6. 女性患者停经后突发剧烈腹痛应首先想到（　　　）。

A. 急性肾盂肾炎　　　　　　　B. 肝破裂　　　　　　　　　　　C. 脾破裂

D. 异位妊娠破裂　　　　　　　E. 流产

7. 吞咽食物使胸骨后疼痛加剧可能是（　　　）。

A. 反流性食管炎　　　　　　　B. 心包炎　　　　　　　　　　　C. 心肌炎

D. 心绞痛　　　　　　　　　　E. 心肌梗死

8. 疼痛位于右下腹麦氏点可能是（　　　）。

A. 盆腔炎　　　　B. 阑尾炎　　　　C. 小肠炎　　　　D. 乙状结肠炎　　E. 蛔虫病

9. 非常剧烈的头痛可能不是（　　　）。

A. 脑肿瘤　　　　B. 偏头痛　　　　C. 脑出血　　　　D. 脑膜炎　　　　E. 颅内高压

10. 头痛伴喷射性呕吐见于（　　　）。

A. 青光眼　　　　B. 脑膜炎　　　　C. 神经官能症　　D. 颅内压增高　　E. 胃肠炎

11. 头面部阵发性电击样或撕裂样疼痛多见于（　　　）。

A. 脑供血不足　　　　　　　　B. 三叉神经痛　　　　　　　　　C. 偏头痛

D. 肌紧张性头痛　　　　　　　E. 面部外伤

12. 下列哪一项是引起头痛的全身性疾病？（　　　）

A. 贫血　　　　　B. 偏头痛　　　　C. 三叉神经痛　　D. 脑供血不足　　E. 青光眼

13. 下列哪一项是引起头痛的颅外病变？（　　　）

A. 脑震荡　　　　　　　　　　B. 蛛网膜下腔出血　　　　　　　C. 脑栓塞

D. 颅骨肿瘤　　　　　　　　　E. 脑出血

14. 服用麦角胺后头痛可迅速缓解的疾病是（　　　）。

A. 肌紧张性头痛　　　　　　　B. 流行性脑脊髓膜炎　　　　　　C. 偏头痛

D. 舌咽神经痛　　　　　　　　E. 脑梗死

15. 患者仰卧位时腹痛明显，而前倾位或俯卧位时腹痛减轻见于下列哪种疾病？

（　　　）

A. 胰体癌　　　　　　　　　　B. 阑尾炎　　　　　　　　　　　C. 胆石症

D. 肾及输尿管结石　　　　　　E. 腹膜炎

16. 突发剑突下钻顶样腹痛最可能的诊断是（　　　）。

A. 肠蛔虫症　　　B. 胆石症　　　　C. 胆囊炎　　　　D. 胆道蛔虫症　　E. 胆囊息肉

17. 下列哪一项是引起胸痛的胸壁疾病？（　　　）

A. 肋间神经炎　　B. 自发性气胸　　C. 胸膜肿瘤　　　D. 胸膜炎　　　　E. 胸壁外伤

18. 疼痛位于脐与右髂前上棘连线的中外 1/3 的交点可能是(　　)。

A. 盆腔炎　　　B. 阑尾炎　　　C. 小肠炎　　　D. 胃炎　　　E. 乙状结肠炎

二、填空题

1. 头痛同时伴随剧烈呕吐提示_____,头痛伴发热常见于_____,头痛伴视力障碍可见于_____或_____;头痛伴脑膜刺激征提示_____或_____。

2. 某患者胸部发现成簇水泡沿一肋间分布,并有剧烈烧灼样胸痛,提示_____。

3. 某患者胸骨后压榨性窒息感,发作时间短暂,休息或含服硝酸甘油可缓解,提示该患者患有_____。

4. 疼痛按发生的部位及传导途径不同可以分为_____、_____、_____、_____。

三、名词解释

牵涉痛

四、简答题

1. 简述心绞痛的临床特点。

2. 简述急性腹痛和慢性腹痛的临床特点。

（杨　娟）

任务三　水　肿

液体在组织间隙过多集聚时称为水肿。分为全身性水肿(弥漫分布)和局部性水肿(某一局部组织间隙),发生在体腔(如胸腔、腹腔、心包腔)称积液。通常意义上的水肿不包括脑水肿、肺水肿等内脏器官的局部水肿。

 情 景 描 述

4 岁女孩,门诊以"小儿肺炎并心衰"收入院,检查发现患儿有烦躁、咳嗽、气促、水肿、肝大、肺部湿啰音及心率明显增快等,水肿部位以眼睑部最为明显,湿啰音在两肺底,查尿常规发现尿中有红细胞、蛋白质及管型,并伴有血压增高。

思考问题:

1. 作为责任护士,你认为该患者是什么原因导致的水肿?

2. 这种水肿的特点是什么?

序号	任务内容
1	应用所学知识,说出患者可能出现的心理问题
2	采集该患者的健康资料
3	列出该患者可能出现的护理诊断

3-3-1
水肿
教学课件

一、病因与发生机制

在正常情况下,人体组织液的生成与回吸收保持着动态平衡,因而组织间隙无过多液体积聚。保持体液平衡的主要因素有血浆胶体渗透压、毛细血管内静水压、组织间隙机械压力、组织液的胶体渗透压。当维持体液平衡的因素发生改变,导致组织液的生成大于回吸收时,即可发生水肿。

1. **钠、水潴留** 如继发性醛固酮增多症等。

2. **毛细血管静水压增高** 如充血性心力衰竭等。

3. **毛细血管通透性增高** 如局部炎症、创伤及过敏所致的血管神经性水肿。

4. **血浆胶体渗透压降低** 如低蛋白血症、肾病综合征等。

5. **淋巴液或静脉回流受阻** 如丝虫病或血栓性静脉炎等。

二、临床表现

(一) 全身性水肿

重点:
心源性、肾源性和肝源性水肿的临床表现

1. **心源性水肿** 心源性水肿主要见于右心衰竭。发生机制是右心衰竭时有效循环血量减少,肾血流量减少,继发性醛固酮增多症引起钠、水潴留以及静脉淤血、毛细血管滤过压增高、组织液回吸收减少。特点为水肿首先出现于身体下垂部位(上行性水肿),呈对称性、凹陷性水肿。活动后明显,休息后减轻或消失。伴右心衰竭的其他表现,如心脏扩大、杂音及右心功能不全。

2. **肾源性水肿** 肾源性水肿见于各型肾炎和肾病。发生机制是肾排钠、水减少,导致钠、水潴留或大量蛋白尿,从而导致低蛋白血症,血浆胶体渗透压下降使水分外渗,细胞外液增多,引起水肿。特点为疾病早期晨间起床时有眼睑和颜面水肿;以后可发展为全身水肿(下行性水肿);常伴有尿改变,高血压、肾功能损害等肾脏疾病表现。心源性水肿与肾源性水肿的鉴别要点见表3-2。

重点:
心源性水肿与肾源性水肿的鉴别

表3-2　心源性水肿与肾源性水肿的鉴别

鉴别点	心源性水肿	肾源性水肿
开始部位	足部开始,上行性	脸部开始,下行性
发展快慢	较缓慢	常迅速
水肿性质	凹陷性水肿	非凹陷性水肿
伴随症状	心力衰竭、心脏增大、心杂音、肝大、颈静脉怒张等	高血压、蛋白尿、血尿、管型尿

3. **肝源性水肿** 肝源性水肿见于肝功能失代偿期。肝源性水肿由门静脉高压、低蛋白血症、肝淋巴液回流障碍、继发性醛固酮增多等因素所致。水肿特点主要表现为腹腔积液,也可首先出现踝部水肿,渐向上发展。而头面部及上肢常无水肿。如为肝硬化,则伴腹腔积液、蜘蛛痣、肝掌、肝脾肿大。

4. **营养不良性水肿** 常见病因有慢性消耗性疾病、蛋白丢失性肠病、长期营养不良等。发生机制为上述原因引起低蛋白血症或维生素 B_1 缺乏。特点为从组织疏松处开始,以低垂部位显著,然后扩展至全身。水肿前常伴有消瘦、体重减轻等营养不良的表现。

5. **其他原因**

(1) 黏液性水肿:特点为非凹陷性水肿,以颜面、下肢胫前较明显。常见于甲状腺功能减退。

（2）经前期紧张综合征：特点为经前7～14天出现眼睑、踝部、手部轻度水肿，经后自行消退，可伴乳房胀痛及盆腔沉重感。

（3）特发性水肿：原因未明，几乎只发生于女性，特点为主要发生在下垂部位，与体位有明显关系，直立或劳累后出现，休息后减轻或消失，立卧位水试验有助于诊断。

（4）药物性水肿：可见于糖皮质激素、性激素、甘草、胰岛素等治疗中，与水、钠潴留有关。以双下肢水肿多见，一般为轻度水肿，停药可消失。

（二）局部性水肿

1. 毛细血管通透性增加　见于创伤、局部炎症、过敏等引起的水肿。

2. 局部静脉回流受阻　见于血栓性静脉炎，上、下腔静脉阻塞等。

3. 淋巴回流受阻　见于丝虫病、淋巴结切除后。

三、护理评估要点

1. 原因及诱因　有无心、肝、肾、内分泌及结缔组织疾病史及其相关症状。如水肿伴肝大可见于右心衰竭；水肿伴蛋白尿见于肾炎、肾病综合征、心源性水肿等；水肿与月经周期有关见于经前期紧张综合征等。

2. 水肿的特点　水肿出现时间、急缓、部位、全身性或局限性、是否凹陷、与体位及活动的关系及伴随症状等。

3. 每日饮食、饮水、钠摄入情况，体重及尿量的变化　在条件适当控制的情况下多次检测体重，是判定患者水肿消长的相当敏感和最有价值的指标，它比临床上通常应用指压观察体表凹陷的程度要敏感得多。此外还可在应用利尿剂的前后，称量体重以了解患者对利尿剂的反应及患者水肿液积聚和消退的程度。

4. 水肿对人体功能性健康型态的影响　主要注意有无心悸、气短等活动能力下降；有无皮肤破溃和继发感染等。

5. 诊治及护理经过　重点为有无使用利尿剂，疗效及不良反应等。

重点：
水肿的护理评估
要点及相关护理
诊断

四、相关护理诊断

1. 体液过多　水肿与右心功能不全，水、钠潴留，低蛋白血症等有关。

2. 皮肤完整性受损/有皮肤完整性受损的危险　与水肿所致组织、细胞营养不良有关。

3. 活动无耐力　与胸、腹腔大量积液所致呼吸困难有关。

4. 潜在并发症　急性肺水肿。

知识拓展

立卧位水试验

　　清晨空腹排尿后，饮水1000 mL；立位活动状态下每小时排尿1次，连续4次，计算总尿量。第二天同样饮水1000 mL；卧位休息状态下每小时排尿1次，连续4次，计算总尿量。两次之差大于50%为阳性。

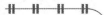

思考与练习参考答案

思考与练习

一、单选题

1. 肾源性水肿最主要的特点是（　　）。
A.水肿最先发生于颜面部
B.水肿最先发生在下肢下垂部位
C.水肿发展迅速
D.常伴有高血压
E.低蛋白血症

2. 肾源性水肿的特点是（　　）。
A.伴颈静脉怒张
B.伴低蛋白血症
C.首先出现在身体下垂部位
D.先消瘦，后水肿
E.伴肝大

3. 心源性水肿最常见的病因是（　　）。
A.左心衰竭
B.右心衰竭
C.渗出性心包炎
D.缩窄性心包炎
E.心肌炎

4. 营养不良性水肿主要的发病机制是（　　）。
A.钠、水潴留
B.血浆胶体渗透压降低
C.毛细血管壁通透性增加
D.毛细血管内滤过压升高
E.淋巴回流受阻

5. 表现为非凹陷性水肿的疾病是（　　）。
A.急性肾炎
B.肾病综合征
C.右心衰竭
D.甲状腺功能减退
E.营养不良性水肿

6. 下列哪一项不属于全身性水肿？（　　）
A.心源性水肿
B.肝源性水肿
C.营养不良性水肿
D.过敏性水肿
E.肾源性水肿

7. 下列哪一项可引起局部水肿？（　　）
A.右心衰竭　B.丝虫病　C.营养不良　D.肾病综合征　E.肝硬化

二、填空题

1. 水肿按部位可分为＿＿＿＿＿水肿和＿＿＿＿＿水肿，按性质可分为＿＿＿＿＿水肿和＿＿＿＿＿水肿。

2. 全身性水肿因病因不同分为＿＿＿＿＿、＿＿＿＿＿、＿＿＿＿＿、＿＿＿＿＿和＿＿＿＿＿。

三、名词解释

水肿

四、简答题

1. 简述水肿的发病机制。
2. 简述肝源性水肿的特点。

（杨　娟）

任务四　咳嗽与咳痰

咳嗽与咳痰是临床常见症状之一。咳嗽是一种保护性反射动作,通过咳嗽可以清除呼吸道内的分泌物或进入气道的异物。但长期、频繁、剧烈咳嗽,不仅影响工作、休息,而且可加重心脏负担,甚至诱发气胸和促进肺气肿的形成。咳痰是将呼吸道的病理性分泌物借咳嗽排出体外。

3-4-1
咳嗽与咳痰
教学课件

情 景 描 述

患者,男,28岁,快递员。主因寒战、高热、咳嗽伴胸痛2天入院。患者2天前因受凉后出现寒战、发热,体温高达39.5 ℃,咳嗽、咳少量痰,呈铁锈色,并伴胸痛、气急。门诊给口服头孢氨苄及止咳、退热药不见好转,体温仍波动于39~40 ℃。病后食欲缺乏,睡眠不佳,大便干燥,小便量少,色黄,体重无变化。既往体健,无药物过敏史。个人及家族史无特殊。

思考问题:

1. 你认为该患者患了什么疾病?

2. 请分析该患者存在哪些异常的身体现象?

3. 应该下什么护理诊断?护理要点是什么?

序号	任 务 内 容
1	根据你对该病的了解,患者有可能出现什么样的心理问题?
2	可从功能性健康型态哪几个方面进行评估?
3	列出该患者的护理诊断

一、病因

1. 呼吸系统疾病　呼吸道各部位受到刺激时,均可引起咳嗽。气道的炎症是最常见的原因,此外还见于异物、肿瘤、出血、吸入刺激性气体等。

2. 胸膜疾病　见于胸膜炎、气胸、胸膜腔穿刺、胸膜受刺激。

3. 心血管疾病　见于二尖瓣狭窄或其他原因所致左心衰竭引起肺淤血,肺水肿或有右心及体循环静脉栓子脱落引起肺栓塞。

4. 中枢神经系统疾病　如脑炎、脑膜炎使大脑皮质或延髓咳嗽中枢受刺激。

5. 其他　如神经因素所致的习惯性咳嗽、食管裂孔疝、恶性肿瘤浸润胸膜、癔症等均可引起咳嗽。

二、发生机制

1. 咳嗽　咳嗽由延髓的呼吸中枢受刺激引起。刺激主要由呼吸道黏膜、肺泡和胸膜,经迷走神经、舌咽神经和三叉神经传入延髓咳嗽中枢,然后经喉下神经、膈神经与脊

Note

髓神经分别传至咽肌、声门、膈肌与其他呼吸肌,通过呼吸肌的运动,完成咳嗽动作。

2. 咳痰　正常呼吸道有少量黏液,以保持呼吸道黏膜湿润。当呼吸道发生炎症时,黏膜充血、水肿,毛细血管的通透性增加,浆液渗出,腺体分泌物增加,与吸入的尘埃和组织坏死物混合成痰,借咳嗽动作排出体外。

三、临床表现

1. 咳嗽的性质　咳嗽分干性咳嗽和湿性咳嗽。

干性咳嗽是咳嗽无痰或少痰,常见于喉炎、胸膜炎、结核、支气管炎的早期等。刺激性干咳常见于急、慢性咽喉炎,喉癌、急性支气管炎初期、气管受压等,刺激性呛咳是肺结核、肺癌的早期表现。湿性咳嗽是咳嗽伴有痰液,见于慢性支气管炎、支气管扩张、肺炎、肺脓肿等。

2. 咳嗽的时间和节律　晨起或体位变动时咳嗽伴脓痰,常见于支气管扩张、肺脓肿等。夜间平卧咳嗽,常见于左心衰竭、肺结核,与夜间迷走神经兴奋性增高及肺淤血加重有关。刺激性咳嗽,常见于吸入刺激性气体、急性喉炎、呼吸道异物等。慢性咳嗽,常见于慢性呼吸系统疾病,如慢性支气管炎、慢性肺脓肿、支气管扩张。发作性咳嗽,常见于支气管内膜结核、百日咳、支气管哮喘等。

3. 咳嗽的音色　声音嘶哑常见于声带炎症、肿瘤压迫喉返神经。咳嗽呈金属音,见于原发性支气管肺癌、纵隔肿瘤、主动脉瘤等。犬吠样咳嗽,见于百日咳、气管受压、会厌及喉部疾病。咳声无力,见于极度衰竭、声带麻痹、严重肺气肿等。

4. 痰的性质、颜色、量及气味　不同疾病,痰的性质、颜色、量及气味亦不同。根据性质,痰可分为黏液痰、浆液痰、脓性痰、黏液脓性痰、血性痰。黄脓痰见于呼吸道化脓菌感染;铁锈色痰见于肺炎球菌肺炎;草绿色痰见于铜绿假单胞菌感染;血性痰见于支气管扩张、肺结核、支气管肺癌等;棕褐色痰见于阿米巴肺脓肿;粉红色泡沫样痰见于急性肺水肿;无色透明痰或白色痰见于急性支气管炎、支气管哮喘;烂桃样痰见于肺吸虫病。痰量少时可仅数毫升,见于呼吸道炎症;量多时有数百毫升,见于支气管扩张、肺脓肿。大量脓痰静止后出现分层:上层为泡沫、中层为浆液或浆液脓性、底层为脓块或坏死组织。肺组织坏死或感染时有臭味,厌氧菌感染时有恶臭味。

5. 咳嗽、咳痰的伴随症状　严重咳嗽、咳痰可致呼吸肌疲劳及酸痛,并可致失眠、头痛、纳差、消瘦。剧烈咳嗽可致脏层胸膜破裂而引发自发性气胸或使骨质疏松者发生肋骨骨折。不能有效咳嗽者,痰液潴留可诱发或加重肺部感染,使肺通气与肺换气功能受损。

四、护理评估要点

(1) 有无与咳嗽、咳痰相关疾病的病史或诱因。

(2) 咳嗽出现和持续的时间、性质、节律、音色、与体位及睡眠的关系。

(3) 痰液的性质、量、颜色、气味、黏稠度、与体位的关系。

(4) 有无发热、胸痛、喘息、咯血等伴随症状。

(5) 咳嗽、咳痰对患者的影响:有无长期或剧烈咳嗽所致的睡眠不佳,有无精神萎靡、食欲减退,有无头痛、呼吸肌疲劳和酸痛等表现。

(6) 诊断、治疗和护理的经过:是否服用止咳祛痰药,药物的种类、剂量及疗效;有无促进排痰的护理措施。

五、相关护理诊断

1. 清理呼吸道无效　与痰液黏稠有关,与咳嗽无力有关。

2. 营养失调:低于机体需要量　与长期咳嗽、营养摄入不足有关。

3. 睡眠型态紊乱　与夜间频繁咳嗽影响睡眠有关。

4. 潜在并发症　自发性气胸。

思考与练习

思考与练习
参考答案

一、单选题

1. 咳粉红色泡沫样痰,应首先考虑(　　　)。

A.肺结核　　　B.肺脓肿　　　C.肺癌　　　　　D.急性肺水肿　　E.肺梗死

2. 金属音调咳嗽声见于(　　　)。

A.声带炎　　　B.喉癌　　　　C.纵隔肿瘤　　　D.支气管扩张　　E.百日咳

3. 护士在给某患者输液治疗过程中患者突然咳粉红色泡沫样痰,应考虑(　　　)。

A.肺栓塞　　　　　　　　　B.急性肺水肿　　　　　　　　C.支气管扩张

D.肺血管破裂　　　　　　　E.自发性气胸

4. 听到患者带金属音的咳嗽时应警惕(　　　)。

A.喉炎　　　　B.肺脓肿　　　C.肺癌　　　　　D.哮喘　　　　E.肺炎

二、填空题

1. 咳嗽无痰或痰量甚少称为_____;咳嗽伴有痰液称为_____。

2. 咳砖红色胶冻样血痰见于_____肺炎。

3. 呼吸困难伴咳脓痰较多可见于_____、_____等。

4. 呼吸困难伴血性泡沫样痰见于_____。

三、名词解释

咳痰

四、简答题

咳嗽、咳痰有哪些相关的护理诊断?

任务五　咯　　血

咯血是指喉及喉以下呼吸道任何部位的出血,经口排出者。咯血量的多少与疾病的严重程度不成正比。咯血需与呕血、口鼻出血相鉴别。

 情景描述

3-5-1
咯血
教学课件

　　患者,女,42 岁。心慌、气短 6 年,反复咯血痰 2 年。今又咯血丝痰。体检:R 32 次/分,P 118 次/分,BP 120/80 mmHg;两颊紫红,唇部、指甲发绀;呼吸音粗。两肺散在湿啰音,且以肺底部明显;心尖部触诊有震颤,叩诊心腰部饱满,心律快慢不一,心音强弱不等。心尖区第一心音明显亢进,听不清是否有开瓣音,第二心音后闻及隆隆样滚筒样杂音,较局限;腹部尚无明显异常发现,下肢略有水肿。

思考问题:

1. 你认为该患者患了什么疾病?

2. 请分析该患者存在哪些异常的身体现象?

3. 可提出哪些护理诊断?

序号	任务内容
1	正确接待该患者
2	采集该患者的健康资料
3	写出该患者的护理诊断

一、病因与发生机制

以呼吸系统和心血管疾病常见。

1. 呼吸系统疾病

(1) 支气管疾病:常见的有支气管炎、支气管结核、支气管肺癌、支气管扩张等。发生机制:炎症、肿瘤等损伤支气管黏膜或病灶处毛细血管,使毛细血管的通透性增加,或黏膜下血管破裂。

(2) 肺部疾病:常见的有肺结核、肺炎、肺脓肿等,在我国,肺结核为咯血首推原因。其发生机制如下:病变为毛细血管通透性增高时表现为痰中带血;病变侵袭小血管导致中等量咯血;若空洞壁肺动脉分支形成的小动脉瘤破裂,或继发的支气管扩张形成的动静脉瘘破裂,则可引起大咯血。

2. 心血管疾病　较常见的是二尖瓣狭窄。发生机制如下:肺淤血致肺泡壁或支气管内膜毛细血管破裂,为小量咯血或咯血丝痰;支气管黏膜下支气管静脉曲张破裂常出现大咯血;当出现急性肺水肿和急性左心衰竭时咯浆液性粉红色泡沫样痰。此外,先天性心脏病(如房间隔缺损、动脉导管未闭等),亦可引起咯血。

3. 全身性疾病

(1) 血液病:如白血病、血小板减少性紫癜、再生障碍性贫血等。

(2) 急性传染病:如流行性出血热、肺出血型钩端螺旋体病等。

(3) 风湿性疾病:如系统性红斑狼疮,白塞病,结节型多动脉炎等。

(4) 其他:如气管或支气管子宫内膜异位症等。

二、临床表现

1. 年龄与性别　青壮年咯血多见于肺结核、支气管扩张、风湿性心瓣膜病等。40 岁以上长期大量吸烟者要高度警惕肺癌。女性与月经周期有关者考虑子宫内膜异位症。儿童考虑特发性含铁血黄素沉着症。

2. 咯血量　每日咯血量在 100 mL 以下为小量咯血,可仅表现为痰中带血,多无全身症状;每日咯血量在 100～500 mL 为中等量咯血,咯血前可有喉痒、胸闷、咳嗽等先兆症状;每日咯血量在 500 mL 以上或一次咯血 100 mL 以上或不管咯血量多少只要出现窒息者均为大量咯血,常伴呛咳、脉搏加快、出冷汗、呼吸急促、面色苍白、紧张不安或恐惧感,主要见于支气管扩张症、慢性纤维空洞型肺结核患者。咯血量的多少与疾病的严重程度不完全一致。

3. 颜色和性状　肺结核、支气管扩张、肺脓肿、出血性疾病患者咯血颜色鲜红;铁锈色痰主要见于大叶性肺炎、肺吸虫病和肺泡出血;砖红色胶冻样痰主要见于肺炎杆菌性肺炎;二尖瓣狭窄咯血一般为暗红色;左心衰竭致肺水肿时患者咯粉红色浆液泡沫样血痰,并发肺梗死时,咳黏稠暗红色血痰。

4. 并发症　常见的并发症如下。

(1)窒息:最危险的并发症,常见于急性大咯血、极度衰竭而无力咳嗽、应用镇静剂或镇咳药、精神极度紧张患者。表现为大咯血突然减少和终止,胸闷、气促、烦躁不安、惊恐、大汗淋漓、颜面青紫,重者意识障碍。

(2)肺不张:咯血后出现呼吸困难、胸闷、气急、发绀、呼吸音减弱或消失。

(3)继发感染:咯血后发热,体温持续不退,咳嗽加剧伴肺部干、湿啰音。

(4)失血性休克:咯血后出现脉搏增快、血压下降、四肢湿冷、烦躁不安、少尿等休克表现。

> **重点:**
> 咯血的并发症

三、护理评估要点

(1)有无与咯血相关的疾病史或诱发因素。

(2)确定是否咯血。少量咯血要和鼻咽部、口腔出血相鉴别。如鼻出血多自鼻孔流出,常在鼻中隔前下方发现出血灶;鼻腔后部出血,经后鼻孔沿软腭与咽后壁下流,咽部有异物感。咯血与呕血的鉴别见表3-3。

> **重点:**
> 咯血与呕血的鉴别

表3-3　咯血与呕血的鉴别

鉴别项	咯血	呕血
病因	肺结核、支气管扩张、肺炎、心脏病等	溃疡病、肝硬化、出血性胃炎等
先兆	喉痒、胸闷、咳嗽等	上腹部不适、恶心、呕吐等
出血方式	咯出	呕出,可为喷射状
血色	鲜红	棕黑、暗红,有时鲜红
血中混有物	痰、泡沫	食物残渣、胃液
酸碱性	碱性	酸性
黑便	除非咽下,否则没有	有,柏油样,呕血停止后仍持续数日
出血后痰性状	常有血痰数日	无痰

(3)咯血量、颜色、性状与时间。

(4)有无发热、胸痛、咳嗽、咳痰、黄疸、皮肤黏膜出血等伴随症状;咯血后有无心慌、气短、头昏、发热、呼吸困难、发绀等并发症表现。

(5)咯血对患者的影响:主要为有无焦虑、恐惧等压力-应对型态的改变。

四、相关护理诊断

1. 有窒息的危险　与大咯血阻塞气道有关。

2. 体液不足　与大咯血所致循环血量不足有关。

3. 恐惧　与大量咯血有关。

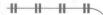

4. 焦虑 与咯血不止有关。

5. 有感染的危险 与支气管内血液蓄积有关。

6. 潜在并发症 失血性休克、窒息、肺不张、肺部并发感染。

思考与练习

思考与练习
参考答案

一、单选题

1. 大量咯血是指 24 h 咯血量在(　　)。

A. 100 mL 以上　　　　　　　　B. 200 mL 以上　　　　　　　C. 300 mL 以上

D. 500 mL 以上　　　　　　　　E. 1000 mL 以上

2. 40 岁以上长期吸烟者,咯血应考虑(　　)。

A. 肺癌　　　　　　　　　　　　B. 支气管扩张

C. 风湿性心脏病二尖瓣狭窄　　　D. 慢性支气管炎

E. 肺结核

3. 小量咯血是指 24 h 咯血量小于(　　)。

A. 100 mL　　　B. 300 mL　　　C. 500 mL　　　D. 400 mL　　　E. 500 mL

(4～6 题共用题干)

杨先生,36 岁,咳嗽、咳痰伴午后低热、乏力、盗汗、食欲减退、体重减轻已 3 个月,今晨患者一次咯出鲜红色血液约 400 mL,急诊入院。

4. 此患者最可能的诊断是(　　)。

A. 慢性支气管炎　　　　　　　　B. 支气管扩张　　　　　　　　C. 支气管肺癌

D. 肺结核　　　　　　　　　　　E. 风湿性心脏病二尖瓣狭窄

5. 此患者最易发生且危险的并发症是(　　)。

A. 继发感染　　B. 肺不张　　C. 失血性休克　　D. 营养不良　　E. 窒息

6. 此患者咯血为(　　)。

A. 小量咯血　　B. 中等量咯血　　C. 大量咯血　　D. 特大咯血　　E. 不能确定

二、填空题

判断咯血量,每日_____为小量咯血,_____为中等量咯血,_____为大量咯血。

三、名词解释

咯血

四、简答题

何为大量咯血、中等量咯血、小量咯血?

(杨　娟)

3-6-1
呼吸困难
教学课件

Note

任务六　呼 吸 困 难

呼吸困难是指患者感到空气不足、呼吸费力;客观表现为用力呼吸,并伴有呼吸频率、节律与深度异常。重者出现端坐呼吸、鼻翼扇动、张口耸肩,甚至发绀。

情景描述

患者,男,55岁,已婚。因咳嗽、胸闷、气短1年,加重3天入院。患者1年前因受凉出现咳嗽,咳少量白色黏痰,活动后出现胸闷、心悸、气短。无发热、胸痛、咯血,夜间可平卧入睡。在当地医院抗感染治疗后症状可部分改善,但稍受凉或劳累后再次加重。3天前患者上述症状再次加重,轻微活动时即感气促,并伴夜间阵发性呼吸困难。自发病以来尿少,伴乏力,头晕,纳差。既往关节炎15年,近6个月复发。

思考问题:

1. 你认为该患者是什么原因导致的呼吸困难?

2. 如何评估患者呼吸困难的程度?

3. 该患者可能是什么疾病? 应该如何护理?

序号	任务内容
1	作为责任护士,你认为该患者可能出现哪些心理问题
2	在功能性健康型态方面进行评估
3	说出护理评估要点及主要护理诊断

一、病因

1. 呼吸系统疾病

(1)气道阻塞:如支气管哮喘,慢性阻塞性肺疾病(COPD),各种原因引起的气管、支气管狭窄或阻塞。

(2)肺实质病变:如肺炎、肺脓肿、肺水肿、肺不张、肺癌等。

(3)胸廓疾病:如严重胸廓畸形、气胸、大量胸腔积液等。

(4)神经肌肉疾病:如脊髓灰质炎累及颈髓、重症肌无力累及呼吸肌、药物(肌松剂、氨基糖苷类等)导致呼吸肌麻痹等。

(5)膈运动障碍:如膈麻痹、高度鼓肠、腹腔大量积液、腹腔巨大肿瘤等。

2. 循环系统疾病　如各种原因所致的心力衰竭、大量心包积液、原发性肺动脉高压、肺栓塞等。

3. 中毒　如尿毒症、酮症酸中毒、CO中毒、吗啡、氰化物中毒、巴比妥类药物中毒等。

4. 血液系统疾病　如重度贫血、高铁血红蛋白血症、硫化血红蛋白血症等。

5. 神经精神性因素　如颅脑外伤、脑出血、脑肿瘤、脑炎、脑膜炎所致中枢神经系统功能障碍,癔症所致呼吸困难等。

二、发生机制及临床表现

1. 肺源性呼吸困难　肺源性呼吸困难由呼吸系统疾病引起的肺通气、换气功能障碍,导致缺氧和(或)二氧化碳潴留引起。临床上分3种类型。

重点：

各种类型呼吸困

难的临床表现

（1）吸气性呼吸困难：主要由喉部、气管、大支气管的狭窄及阻塞引起,其特点为吸气过程显著困难,重者可出现胸骨上窝、锁骨上窝和肋间隙明显凹陷,称"三凹征",常伴干咳及高调吸气性喉鸣。吸气性呼吸困难见于喉炎、喉水肿、喉癌、气管肿瘤或气管内异物等。

（2）呼气性呼吸困难：主要由肺泡弹性减弱和（或）细小支气管不完全阻塞所致,其特点为呼气费力、呼气时间明显延长,常伴有呼气期哮鸣音。呼气性呼吸困难见于支气管哮喘、喘息性慢性支气管炎、慢性阻塞性肺气肿等。

（3）混合性呼吸困难：主要由肺部广泛病变或胸腔病变压迫肺组织,使呼吸面积减小,影响换气功能而引起,其特点为吸气呼气均感费力,呼吸浅快,常伴有呼吸音减弱或消失,可有病理性呼吸音。混合性呼吸困难见于重症肺炎、大面积肺不张、大量胸腔积液、气胸等。

2. 心源性呼吸困难　主要由左心（或）右心功能不全所致,由肺淤血和肺泡弹性减弱导致肺泡和毛细血管气体交换障碍及呼吸中枢受刺激引起。常见于风湿性心瓣膜病、冠心病、高血压心脏病、心肌病等。

（1）左心衰竭：其发生原因为肺淤血及肺泡弹性减弱。机制为肺泡内张力增加,刺激肺牵拉感受器,通过迷走神经反射性兴奋呼吸中枢;肺泡弹性减弱,扩张与收缩差,导致肺活量减小;肺淤血妨碍肺毛细血管的气体交换;肺循环压力增加,对呼吸中枢产生反射性刺激。其特点为突发性、带哮鸣音的混合性呼吸困难,双肺布满哮鸣音及湿啰音,咳粉红色血性泡沫样痰。活动时出现或加重,休息后减轻或缓解,仰卧加重,坐位减轻,重者被迫取半坐卧位或端坐位呼吸,面色苍白,发绀,大汗淋漓等,此种呼吸困难又称"心源性哮喘"。心源性哮喘需注意与支气管哮喘相鉴别,见表3-4。

表3-4　心源性哮喘与支气管哮喘的鉴别

项　　目	心源性哮喘	支气管哮喘
健康史	引起肺淤血、肺水肿的器质性心脏病,中年以上多见	反复发作的哮喘史,可有过敏史。青少年多见
症状	夜间突然发作,咳嗽,咳粉红色泡沫样痰,坐起后症状可减轻或明显减轻	任何时间发作,坐起后症状不明显减轻
体征	心脏扩大或心脏杂音;双肺哮鸣音,可有肺底湿啰音	哮鸣音,多无湿啰音
X线	心脏扩大、肺淤血	心脏正常,可有肺气肿征象或肺纹理加重
治疗	强心、利尿、扩血管	肾上腺皮质激素、支气管扩张剂

（2）右心衰竭：其原因主要为体循环淤血。机制为右心房与上腔静脉压力增加,刺激压力感受器,反射性兴奋呼吸中枢;血含氧量下降,乳酸、丙酮酸等酸性代谢物积累,刺激呼吸中枢;并发淤血性肝大、腹腔积液、胸腔积液等,使呼吸运动受限。其特点为患者常取半坐卧位,以缓解呼吸困难。

3. 中毒性呼吸困难　尿毒症、糖尿病酮症酸中毒时,由于血中酸性代谢物增多,刺激呼吸中枢引起呼吸困难。患者多表现为深而长的呼吸,可伴有鼾声,称为酸中毒大呼吸

（Kussmaul 呼吸）。急性感染性时，机体代谢增加，温度升高及血中毒性代谢物增加等，可刺激呼吸中枢，使呼吸加快。吗啡、巴比妥类药急性中毒时，可抑制呼吸中枢，使呼吸缓慢、困难，甚至出现节律异常，如 Cheyne-Stokes 呼吸、Biot 呼吸等。

4. 血源性呼吸困难　因严重贫血、CO 中毒等，红细胞携氧减少，血含氧量下降，导致呼吸浅快。急性大量失血或休克时，因缺血或血压低，刺激呼吸中枢引起呼吸困难、呼吸增快。

5. 神经精神性呼吸困难　脑出血、颅脑外伤、颅内高压等颅内疾病可因呼吸中枢供血不足或受压，刺激呼吸中枢引起呼吸慢而深和节律改变，如双吸气、呼吸抑制等。癔病患者由于受精神或心理影响，可有发作性呼吸困难，其特点为呼吸频率快而表浅，伴有叹气样呼吸或手足搐搦等呼吸性碱中毒的表现。

三、护理评估要点

（1）有无与呼吸困难相关的疾病史及诱因。

（2）呼吸困难的特点、严重程度及其对日常生活能力的影响。临床上常以完成日常活动情况评定呼吸困难的程度。Ⅰ度：日常活动无不适，中、重度体力活动时出现气促。Ⅱ度：平地行走无气急，爬坡与上楼时有气急。Ⅲ度：能慢步行走 100 m 以上，爬楼时需中途停下休息。Ⅳ度：平地慢步行走 100 m 或数分钟即有气喘，户外活动明显受限。Ⅴ度：洗脸、穿衣甚至休息时也有呼吸困难。

（3）有无胸痛、发热、发绀、意识障碍等伴随症状。

（4）有无不安、悲观、恐惧及濒死感等心理反应。

（5）呼吸困难对患者的影响：有无日常生活能力减退，有无语言困难、意识障碍等表现。

（6）诊断、治疗与护理经过：重点为有无使用氧疗，氧疗浓度、流量、疗效等。

四、相关护理诊断

1. 活动无耐力　与呼吸困难所致能量消耗增加和缺氧有关。

2. 气体交换受损　与心肺功能不全、肺部感染等引起有效肺组织减少、肺弹性减弱等有关。

3. 低效性呼吸型态　与上呼吸道梗阻、心肺功能不全有关。

4. 语言沟通障碍　与严重喘息有关。

5. 自理能力缺乏　与呼吸困难有关。

重点：

呼吸困难的护理评估要点及相关护理诊断

知识拓展

Three-Word Dyspnea

大部分人在运动时会出现呼吸困难，但健康人在休息后呼吸困难可迅速缓解。可通过计数个体 2 次呼吸之间能说出的字数来间接判断呼吸困难的程度，正常人能在 2 次呼吸之间说 10～14 个字，而严重呼吸困难患者只能说 3 个字，英语记录为"Three-Word Dyspnea"。

Note

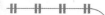

思考与练习
参考答案

思考与练习

一、单选题

1. 严重吸气性呼吸困难最主要的特点是（　　　）。
   - A. 端坐呼吸
   - B. 鼻翼扇动
   - C. 哮鸣音
   - D. 呼吸加深加快
   - E. 三凹征

2. 深长而大的呼吸见于（　　　）。
   - A. 呼吸性酸中毒
   - B. 代谢性酸中毒
   - C. 呼吸性碱中毒
   - D. 代谢性碱中毒
   - E. 以上都不是

3. 夜间阵发性呼吸困难常见于（　　　）。
   - A. 胸腔积液
   - B. 支气管哮喘
   - C. 肺气肿
   - D. 急性右心功能不全
   - E. 急性左心功能不全

4. 下列哪一项可出现呼气性呼吸困难？（　　　）
   - A. 喉痉挛
   - B. 胸腔积液
   - C. 支气管哮喘
   - D. 气管异物
   - E. 白喉

5. 左心功能不全最早最常见的症状是（　　　）。
   - A. 三凹征
   - B. 劳力性呼吸困难
   - C. 端坐呼吸困难
   - D. 心源性哮喘
   - E. 下肢水肿

6. 吸气性呼吸困难的发生机制是（　　　）。
   - A. 大气道狭窄梗阻
   - B. 肺部病变广泛致呼吸面积减小
   - C. 血管床减少
   - D. 上呼吸道异物刺激
   - E. 肺组织弹性减弱及小支气管痉挛性狭窄

二、填空题

1. "三凹征"即_____、_____、_____在吸气时明显凹陷，见于严重的_____呼吸困难。

2. 呼吸困难的病因主要是_____和_____疾病。

3. 发作性呼吸困难伴有哮鸣音者，见于_____、_____。

三、名词解释

1. 呼吸困难　　2. 三凹征

四、简答题

1. 简述心源性呼吸困难的临床表现。

2. 吸气性与呼气性呼吸困难各有何特点？

（杨　娟）

3-7-1

发绀教学课件

Note

任务七　发　　绀

发绀是指血液中还原血红蛋白增多或含有异常血红蛋白衍生物，使皮肤、黏膜呈青紫色的现象。发绀在皮肤黏膜较薄、色素较少及毛细血管丰富的末梢部位较为明显，如口唇、鼻尖、颊部、指(趾)、甲床等。

 情 景 描 述

患者,男,71岁,反复咳嗽、喘息12年。近4~5年渐重,伴气急、胸闷、头昏、心悸、乏力等不适,活动后即感气促、心慌,休息后缓解。平时食欲不振、腹胀、恶心,晚间常见脚踝水肿。3周前遇寒感冒,经当地诊所治疗后效果不明显。近日家人发现其夜间烦躁,无法平卧入眠,白天却少语,嗜睡不醒,喘气十分费力,遂来院就诊。体检:端坐位,神志恍惚,面容呈猪肝色,球结膜充血,鼻翼扇动,唇、甲发绀,颈静脉怒张,桶状胸。叩诊呈过清音,听诊呼吸音清,两肺有散在哮鸣音及湿啰音;心率118次/分,心音遥远,心界不清,肺动脉第二音亢进,心前区未闻及病理性杂音;肝脏肋下3 cm,移动性浊音(-),下肢凹陷性水肿(++)。

思考问题:

1. 患者发绀的原因是什么?

2. 该患者入院后可能还需做哪些必要的检查?

3. 试列出对该患者的护理诊断及主要的护理措施。

序号	任务内容
1	作为责任护士,你认为患者可能出现哪些心理问题
2	在功能性健康型态方面进行评估
3	患者平时生活应注意哪些问题

一、病因与发生机制

发绀是由血液中还原血红蛋白的绝对量增加所致。任何原因所致血液中血红蛋白氧合不全,毛细血管内还原血红蛋白的绝对含量超过50 g/L,皮肤黏膜均可出现发绀。但临床所见发绀,有时不一定能确切反映动脉血氧下降情况,如严重贫血患者,即使氧合血红蛋白都处于还原状态,也不足以引起发绀。此外,血液中高铁血红蛋白达30 g/L,或硫化血红蛋白达5 g/L,也可引起发绀,但临床较少见。

1. 血液中还原血红蛋白增加

(1)中心性发绀:由心、肺疾病导致动脉血氧饱和度降低而引起的发绀。

①肺性发绀:见于各种严重的呼吸系统疾病,如肺炎、阻塞性肺气肿、肺间质纤维化、肺水肿、肺淤血、急性呼吸窘迫综合征等。肺性发绀由呼吸系统疾病导致呼吸功能衰竭,肺泡通气、换气功能及弥散功能发生障碍,血液氧合不全,血中还原血红蛋白增多所引起。

②心性发绀:见于法洛(Fallot)四联症等发绀型先天性心脏病。由于心脏与大血管之间有异常通道,部分静脉血未经肺内氧合即经异常通道分流进入体循环动脉血中,使还原血红蛋白增多,若分流量超过心排出量的1/3,即可引起发绀。

(2)周围性发绀:由周围循环血流障碍或周围血管收缩、组织缺氧所致。

①淤血性周围性发绀:见于右心衰竭、大量心包积液、缩窄性心包炎、血栓性静脉炎、下肢静脉曲张等。此种发绀由体循环淤血、周围血流缓慢,氧在组织中消耗过多,使还原

重点:
发绀的病因及临床表现

血红蛋白增多所致。

②缺血性周围性发绀：见于严重休克、血栓闭塞性脉管炎、雷诺病等。此种发绀由心排出量锐减，周围血管收缩，有效循环血量不足，组织缺血、缺氧所致。

③周围毛细血管收缩：最常见于寒冷或接触低温水。

（3）混合性发绀：见于心力衰竭、心肺疾病合并周围循环衰竭等。此种发绀由肺淤血致肺内氧合不足，以及周围循环血流缓慢，血液在周围毛细血管内耗氧过多所引起。

2. 血液中存在异常血红蛋白衍生物 此种情况由血红蛋白结构异常，使部分血红蛋白丧失携氧能力所致，即使有明显发绀，也不伴有呼吸困难。

（1）高铁血红蛋白血症：由于服用某些药物或化学制剂，如亚硝酸盐、伯氨喹啉、硝基苯及苯胺、磺胺类等中毒，或进食大量含有亚硝酸盐的变质蔬菜，造成血红蛋白分子的二价铁被三价铁所取代而失去与氧结合的能力，使血中高铁血红蛋白增高，即可出现发绀。

（2）硫化血红蛋白血症：在高铁血红蛋白血症的基础上，患者同时有便秘或服用含硫药物者，可在肠内形成大量硫化氢，与血红蛋白作用，生成硫化血红蛋白。硫化血红蛋白一旦形成，不论在体内还是体外，均不能恢复为正常血红蛋白。

二、临床表现

1. 中心性发绀 表现为全身性发绀，除四肢和面颊外，也可涉及舌、口腔黏膜及躯干皮肤，发绀部位皮肤温暖。严重者常伴呼吸困难。

2. 周围性发绀 表现为发绀常出现在肢体的末端与下垂部位，如肢端、耳垂、鼻尖等；发绀部位皮肤冰冷，给予按摩或加温后，皮肤温暖，发绀可减轻或消退。

3. 混合型发绀 中心性发绀与周围性发绀并存。

4. 高铁血红蛋白血症所致的发绀 发绀出现急骤，病情危重，抽出的静脉血呈深棕色，暴露于空气中也不能转变为鲜红色；氧疗不能改善发绀，如静脉注射亚甲蓝溶液或大剂量维生素 C，可使青紫消退。

5. 硫化血红蛋白血症 患者血液呈蓝褐色，发绀持续时间长，可达数月或更长时间，分光镜检查可证实硫化血红蛋白的存在。

三、护理评估要点

（1）与发绀有关的疾病史与诱发因素。

（2）发绀的特点：评估发绀出现的时间、急缓、部位，发绀部位皮肤的温度，按摩或加温后发绀是否消失等，以区分中心性发绀与周围性发绀。

（3）发绀的严重程度：发绀的严重程度取决于动脉血氧饱和度及动脉血氧分压，也受毛细血管状态、皮肤厚度及皮肤着色情况的影响。如受热或二氧化碳含量增加，毛细血管扩张，发绀明显；休克时，血管收缩，发绀表现较轻，容易被忽视。皮肤较薄、色素较少的部位，发绀容易显露；皮肤较厚，有色素沉着时，容易误诊。

（4）伴随症状：有无呼吸困难、意识障碍、咳嗽、咳痰、胸痛、气促、头晕、头痛、杵状指、蹲踞等。

（5）发绀对患者的影响：有无焦虑、恐惧等心理反应。

（6）诊断、治疗及护理经过：是否使用药物及剂量，是否使用氧疗及方法、浓度、流量、疗效等。

四、常用护理诊断

1. 活动无耐力 与心肺功能不全致血氧饱和度降低有关。

2. 气体交换受损　与心肺功能不全所致肺淤血有关。

3. 低效性呼吸型态　与呼吸系统疾病所致肺泡通气、换气、弥散功能障碍有关。

4. 焦虑/恐惧　与缺氧所致呼吸困难有关。

思考与练习

单选题

1. 皮肤黏膜发绀时,毛细血管内还原血红蛋白绝对含量超过(　　)。

A. 100 g/L 　　B. 75 g/L 　　　C. 50 g/L 　　　　D. 45 g/L 　　　　E. 30 g/L

2. 中心性发绀的特点是(　　)。

A. 皮肤冰冷 　　　　　　　　　　　　B. 加温后发绀可消失

C. 常出现在肢端、颜面 　　　　　　　D. 急骤出现

E. 发绀部位皮肤温暖

3. 当血中高铁血红蛋白量达到多少时可出现紫绀?(　　)

A. 50 g/L 　　　B. 40 g/L 　　　C. 30 g/L 　　　D. 20 g/L 　　　E. 10 g/L

(杨　娟)

思考与练习
参考答案

任务八　心　悸

心悸指自觉心跳或心慌的不适感,常伴心前区不适,多见于心血管疾病,是常见症状。

 ## 情景描述

3-8-1
心悸教学课件

　　患者,女,45岁,感心慌气短2周,发作无明显规律,为查明病因就诊。入院查体:T 36.5 ℃,P 80 次/分,R 16 次/分,BP 140/90 mmHg。患者发育无异常,营养良好,神志清,面色红润,全身浅表淋巴结无肿大,两肺未闻及啰音,心脏未闻及病理性杂音,腹平软,无压痛、反跳痛,未触及包块。自患病以来焦虑不安,睡眠差。

　　思考问题:

　　1. 对该患者的评估要点有哪些?

　　2. 该患者主要的护理诊断有哪些?

序号	任务内容
1	正确接待该患者
2	采集该患者的健康资料
3	对该患者进行健康教育

一、病因

1. 心脏搏动增强　生理性心悸见于剧烈运动或精神紧张、饮酒或浓茶或咖啡、服用兴奋心脏的药物,如肾上腺素、麻黄素、阿托品、甲状腺素等。病理性心悸见于下列情况:①各种器质性心血管疾病,如高血压性心脏病、冠心病、先天性心脏病、风湿性心瓣膜病等;②甲状腺功能亢进;③贫血,尤其是急性失血时;④肾上腺素增多性疾病,如低血糖、嗜铬细胞瘤等;⑤代谢率增高类疾病,如感染等。这些疾病或导致心室肥大,或引起心排出量增大,心肌收缩力增强而心悸。

2. 心律失常　包括心率和心律异常。

3. 心脏神经症　其发病与社会心理因素、性格有关,在焦虑、紧张等情绪波动下易发生自主神经紊乱,出现心率改变和神经症的其他症状,但心脏本身无器质性病变。

二、发生机制

心悸的发生机制尚未完全清楚,一般认为与心率、心排出量及心律失常有关。心率加快时,舒张期缩短,心室充盈量少,每搏输出量少,心肌收缩增强;心率慢则心搏有力;心律失常尤其是异位心律产生的代偿间歇,使异位心律的舒张期延长,心脏搏动有力。

三、临床表现

患者自觉心跳或心慌。心动过速时感觉心慌,心动过缓时感觉心脏搏动强而有力,可有心前区不适,某些心律失常患者可有心脏停搏感。生理性心悸持续时间一般较短,不影响正常活动;病理性心悸持续时间长或反复发作。

四、护理评估要点

1. 健康史　有无心血管系统、血液系统及内分泌系统的疾病,吸烟、饮酒、饮咖啡及用药情况。

2. 临床特点　胸闷、心前区疼痛、呼吸困难、头痛、头昏、晕厥、发热、贫血等,也有部分患者无阳性体征。

3. 对人体功能性健康型态的影响　患者对心悸感受的敏感度不同,体验有异。神经症患者较为敏感,而心血管疾病患者因逐渐适应,可无明显心悸感。可见,心悸症状与疾病的严重程度并不平行。

五、相关护理诊断

1. 活动无耐力　与心悸发作所致的疲乏无力有关。

2. 恐惧　与心悸发作对心脏功能的影响及压力应对方式有关。

3. 潜在并发症　心脏功能衰竭。

🏥 思考与练习

一、单选题

1. 以下哪一项为引起心悸发生的生理性因素?(　　　)

A.剧烈活动　　　　　　　　　　　B.低血糖症

C.高血压性心脏病　　　　　　　　D.甲状腺功能亢进

重点:
心悸的临床表现

3-8-2
护考相关
在线答题

思考与练习
参考答案

E.高血糖症

2. 以下哪一项为引起心悸发生的病理性因素？（　　　）

A.剧烈活动　　　　　　　　B.服用甲状腺片　　　　　　C.精神过度紧张

D.主动脉瓣关闭不全　　　　E.饮酒

3. 下列关于心悸临床表现的描述不正确的是（　　　）。

A.自感心跳　　　　　　　　B.自觉心慌　　　　　　　　C.心脏停搏感

D.心前区疼痛　　　　　　　E.呼吸困难

4. 下列属于心动过缓病因的为（　　　）。

A.发热　　　　　　　　　　B.心房颤动　　　　　　　　C.室性期前收缩

D.高度房室传导阻滞　　　　E.饮酒

5. 心悸伴晕厥、抽搐常见于（　　　）。

A.心力衰竭　　　　　　　　B.心源性脑缺血综合征　　　C.心绞痛

D.心包炎　　　　　　　　　E.感染性心内膜炎

二、填空题

1. 由心脏搏动增强引发的心悸有_____、_____。

2. 心悸发生时心率可_____，可_____，也可能_____。

3. 病理性心脏搏动增强见于_____、_____、_____。

三、名词解释

心悸

四、简答题

1. 阐述心悸的发生机制。

2. 简述心悸的临床表现。

（尤学平）

任务九　恶心、呕吐

恶心为紧迫欲吐的感觉，常为呕吐的前期表现，多伴有迷走神经兴奋的症状，如面色苍白、流涎、出冷汗、血压降低、心率减慢等。呕吐是胃和小肠的内容物，通过食管逆流经口腔排到体外的现象。

恶心与呕吐是临床上极为常见的症状，属机体的保护性功能，可由功能性障碍或器质性病变引起，多因消化系统本身病变所致，也可由消化系统外疾病或全身性疾病而造成。

3-9-1
恶心、呕吐
教学课件

 情 景 描 述

　　王某，男，26 岁。近 10 天来，因饮食不当出现上腹部饱胀、隐痛，餐后加重，恶心，呕吐后症状缓解。呕吐在夜间为重，呕吐每次量约 1000 mL，呕吐物为带酸臭味的宿食，不含胆汁。近 2 天进食少，尿量少，每天约 800 mL，4～5 天排便

Note

1次,质干。体检:脱水貌、消瘦,巩膜不黄染,上腹部轻度压痛,可见胃蠕动波,肠鸣音每分钟3次。

思考问题:

1. 分析呕吐的病因。

2. 该患者可能的疾病诊断是什么?

序号	任务内容
1	正确接待该患者
2	采集该患者的健康资料
3	正确评估该患者的病情

一、病因

1. 反射性呕吐

(1)口咽部刺激:如咽喉肿物、外物伸入咽喉、剧烈咳嗽、人为刺激等。

(2)消化系统疾病:胃肠疾病,如急性胃肠炎、慢性胃炎、消化性溃疡、幽门梗阻、肠梗阻等。肝、胆、胰疾病,如急性肝炎、急性胆囊炎、急性胰腺炎等。

(3)其他:如心力衰竭、泌尿系统结石、急性腹膜炎、盆腔炎、迷路病变、青光眼等。

2. 中枢性呕吐

(1)中枢神经系统病变:颅内感染、颅内血管及颅内占位性病变、颅脑损伤等颅内压增高疾病。

(2)全身性疾病:急性感染性疾病、尿毒症、糖尿病酮症酸中毒、甲状腺危象等。

(3)药物反应:洋地黄、抗菌药物、抗癌药物、水杨酸制剂、镇静剂和麻醉剂等引起。

(4)中毒:一氧化碳、有机磷、铅、砷等中毒。

(5)精神因素:如胃肠神经官能症、神经性畏食、癔症等。

二、发生机制

呕吐是一个复杂的反射动作,其过程分三个阶段,即恶心、干呕与呕吐。反射性呕吐为由内脏末梢神经传来的冲动刺激引起的呕吐;中枢性呕吐为由中枢神经系统化学感受器触发区的刺激引起呕吐中枢兴奋而发生的呕吐。

三、临床表现

(1)恶心常伴有皮肤苍白、流涎、出汗、血压下降及心动过缓等迷走神经兴奋症状。

(2)呕吐的病因不同,临床表现也各异。

①反射性呕吐:常有恶心先兆,胃排空后仍干呕不止。

②前庭功能障碍性呕吐:常与头部位置改变有关,并伴有眩晕、眼球震颤,以及恶心、血压下降、出汗、心悸等症状。

③颅内高压引起的呕吐:常呈喷射状,较剧烈,多无恶心先兆,且吐后不感觉轻松,可伴剧烈头痛及不同程度的意识障碍。

④神经性呕吐:常与精神因素有关,多不伴有恶心,可于进食过程中或餐后即刻发生,表现为多次少量呕吐,吐后仍可进食。

⑤消化道梗阻引起的呕吐:呕吐物的性质、气味等与梗阻部位有关。幽门梗阻者呕吐物常为宿食;低位肠梗阻者呕吐物常有粪臭味;呕吐物不含胆汁提示梗阻平面在十二指肠乳头以上,如含大量胆汁提示梗阻发生在此平面以下。

⑥其他:如上消化道出血,呕吐物常为咖啡渣样;呕吐物含大量酸性液体者多为十二指肠溃疡或胃泌素瘤;有机磷中毒时呕吐物常有大蒜味。

四、护理评估要点

1. 健康史

(1) 既往史:恶心、呕吐的患者如有上述病因,呈现有关疾病的相应表现时,评估多无困难,但恶心、呕吐常是各种疾病在临床上首先出现或主要的表现。

(2) 手术史:腹部手术后可因腹膜粘连而导致机械性肠梗阻。

(3) 月经史:育龄期妇女必须了解月经情况,以免忽视早孕引起的恶心、呕吐。

(4) 服用药物史:临床上许多药物可引起恶心、呕吐,应详细了解服药情况,观察在停服有关药物后症状是否得到缓解以及再次服药后恶心、呕吐是否重新出现等。

2. 临床特点 呕吐特点、时间,呕吐物的性质。常见伴随症状与体征,如腹痛、头痛与眩晕。

3. 对人体功能性健康型态的影响 呕吐频繁、持续时间较久者,可导致水、电解质和酸碱平衡紊乱以及消瘦和营养不良,但精神性呕吐的全身状况基本稳定。儿童、老人和意识障碍者,易发生误吸而导致肺部感染,甚至窒息。频繁呕吐者常有紧张、焦虑等情绪反应。

五、相关的护理诊断

1. 不舒适 与频繁呕吐有关。

2. 体液不足/有体液不足的危险 与呕吐导致体液丢失和(或)摄入减少有关。

3-9-3
护考相关
在线答题

思考与练习

一、单选题

1. 呕血最常见的病因是( )。

A. 消化性溃疡   B. 食管、胃底静脉曲张   C. 急性胃炎

D. 胃癌   E. 重症肝炎

2. 由前庭功能障碍引起的呕吐见于( )。

A. 青光眼   B. 尿路结石   C. 梅尼埃病

D. 幽门梗阻   E. 尿毒症

3. 喷射状呕吐可见于( )。

A. 肠梗阻   B. 颅内高压   C. 神经性厌食

D. 上消化道出血   E. 尿石症

4. 由头部位置改变引起的呕吐见于( )。

A. 迷路炎   B. 偏头痛   C. 脑挫裂伤   D. 神经性厌食   E. 消化性溃疡

5. 呕吐物有大蒜味见于( )。

A. 胃癌   B. 高血压脑病   C. 癫痫持续状态

D. 有机磷中毒   E. 幽门梗阻

思考与练习
参考答案

Note

二、填空题

1. 呕吐中枢位于_____。

2. 呕吐按病因分为中枢性呕吐和_____。

三、名词解释

1. 恶心　2. 呕吐

四、简答题

简述恶心、呕吐的常见护理诊断。

（尤学平）

任务十　呕血、黑便

3-10-1
呕血、黑便
教学课件

呕血与黑便是上消化道出血的主要表现（上消化道一般指屈氏韧带以上的胃肠道，包括食管、胃、十二指肠、胰管和胆道）。当血液在胃内积留达 250～300 mL 引起呕吐时，即可出现呕血。一日内出血量在 50 mL 以上时，进入肠道的血液经肠道细菌的作用，血红蛋白所含的铁转变为硫化铁，使粪便呈黑色，称为黑便，因粪便黏稠发亮似沥青，故又称柏油样便。

情景描述

患者，男，38 岁。2 天前进食"串串香"后出现发热、腹痛、腹泻，大便呈稀水样，不伴里急后重，伴有恶心、呕吐，初呕胃内容物，继而呕少许咖啡样物。经治疗腹泻逐渐停止，但呕吐加重。2 h 前突然大呕血，总量达 1000 mL 以上，颜色呈咖啡色或深红色。3 年前诊断为酒精性肝硬化。体检：BP 75/50 mmHg，HR 110 次/分，皮肤湿冷，可见蜘蛛痣、移动性浊音阳性。

思考问题：

1. 请归纳该患者的病史特点。

2. 请分析腹泻及呕血的原因。

序号	任务内容
1	应用所学知识，说出患者可能出现的心理问题
2	采集该患者的健康资料
3	列出该患者可能出现的并发症

一、病因

1. 食管疾病　食管炎、食管憩室炎、食管癌、食管异物、食管及贲门损伤等。

2. 胃、十二指肠疾病　消化性溃疡、急性胃黏膜病变、应急性溃疡、胃癌等。

3. 肝、胆、胰疾病　肝硬化门静脉高压时的食管胃底静脉曲张破裂出血；肝癌、肝脓

重点：
呕血、黑便的病
因

肿等;胆管或胆囊结石、胆道蛔虫症、胆囊或胆管癌等;胰腺炎合并脓肿破裂出血、胰腺癌出血等。

4. 全身性疾病 急性感染性疾病如败血症、重症肝炎等;血液病如白血病、再生障碍性贫血、血小板减少性紫癜等;脏器功能衰竭,如尿毒症、呼吸衰竭、肝衰竭等;风湿性疾病,如系统性红斑狼疮、结节性多动脉炎等。

上述病因中,以消化性溃疡引起出血者最为常见,其次是肝硬化食管-胃底静脉曲张破裂出血,再次为急性胃黏膜病变。

二、发生机制

1. 炎症与溃疡 胃肠道的各种炎症与溃疡病变,是引起呕血与黑便的常见原因。除炎症和溃疡的一般病理发展过程可导致出血外,胃黏膜屏障的破坏和胃酸分泌亢进在引起出血方面也有其特殊的意义。

2. 门静脉高压 各种原因导致门静脉高压,门静脉-体静脉侧支循环建立,其中以食管-胃底静脉曲张最为显著,容易破裂而引起出血。

3. 肿瘤 肿瘤的出血大多由瘤体表面糜烂、溃疡或缺血性坏死,病变累及血管而引起。肿瘤引起的上消化道出血中,以胃癌最多见。

4. 损伤 常见的损伤包括机械性损伤和化学性损伤。机械性损伤,如食管贲门黏膜撕裂综合征、胃黏膜脱垂、食管裂孔疝等。化学性损伤多见于强酸、强碱或其他化学制剂引起的食管、胃腐蚀性病变,导致组织坏死与脱落。

5. 全身性疾病 血小板质与量的异常、凝血功能异常、应急性溃疡的形成、尿毒症引起的消化道黏膜糜烂与溃疡等均可导致出血。

3-10-2
护考相关
在线答题

三、临床表现

1. 呕血与黑便 呕血前多有上腹部不适及恶心,随后呕出血性胃内容物,继而排出黑便。呕血一般伴有黑便,而黑便不一定有呕血。一般幽门以上部位的出血以呕血为主,并伴有黑便;幽门以下部位的出血,以黑便为主。

呕血的颜色与出血量的多少、血液在胃内停留时间的长短及出血的部位有关。出血量多、在胃内停留时间短,呕出的血液为鲜红色或暗红色;出血量少、在胃内停留时间长,血红蛋白与胃酸作用生成正铁血红蛋白,则呕出的血液呈咖啡色。

黑便的颜色与出血的速度、肠蠕动的快慢有关。如在肠道内停留时间短,粪便呈紫红色;在肠道内停留时间长,粪便呈黑色。

2. 失血性周围循环衰竭 此为急性失血的后果,其严重程度与出血量的多少有关。当出血量占循环血容量的10%以下时,无明显临床症状;出血量超过血容量的10%时可有如下表现:①出血量占血容量的10%～15%时,患者出现头晕、畏寒、无力,一般无血压、脉搏的变化;②出血量达血容量的20%以上时,患者有冷汗、四肢湿冷、心悸、脉搏增快等急性失血症状;③出血量超过血容量的30%,则出现脉搏微弱、血压下降、呼吸急促、休克等急性周围循环衰竭的症状。

3. 血液学改变 早期可无血液学方面的改变,但随着组织液的渗出及输液等措施,血液被稀释,血红蛋白和红细胞减少,可出现贫血。

四、护理评估要点

1. 健康史

(1)年龄与性别:消化性溃疡引起的出血多见于青壮年,食管癌与胃癌引起的出血大多发生在40岁以上患者,均以男性多见。

(2)既往史:如有慢性、周期性和节律性上腹部疼痛史,应考虑出血由消化性溃疡导致。若上腹部疼痛呈持续性,或进行性加重且无明显节律者,提示消化道慢性炎症或胃癌的可能。既往有慢性肝炎或慢性肝病病史者,应考虑为肝硬化门静脉高压导致的上消化道出血。

(3)服药与饮酒史:服用水杨酸制剂、非甾体类抗炎药、肾上腺皮质激素以及饮酒等可损伤胃黏膜,使胃黏膜糜烂而出血。

2. 临床特点

(1)呕血与黑便:呕血与黑便的出现与出血病变的部位有关。病变在幽门以上者,当出血量较大时,多出现呕血,并伴有黑便;若出血量较小且出血速度缓慢,一般仅有黑便而无呕血。

呕血与黑便的颜色与出血量的大小以及血液在胃肠道内停留的时间长短有关。若出血量大、血液在胃内停留时间短,呕出的血液呈鲜红色或暗红色;若出血量小、血液在胃内停留时间较长,呕出的血液呈咖啡色或褐色。大量出血时,由于肠蠕动加快,血液在肠内停留时间短,粪便可呈暗红色或鲜红色,此时应注意与下消化道出血相鉴别。

(2)出血量的估计:上消化道出血症状的轻重与失血量和失血速度有关。当一次出血量不超过400 mL时,血容量虽有轻度减少,但可由组织间液和脾脏储血补充而不出现全身症状;一般出血量在1000 mL以上,尤其是失血较快者,多有头昏、乏力、面色苍白、四肢厥冷、出冷汗、心悸、脉搏细数、血压下降等低血容量性休克的表现。

每日出血量在5 mL以上时,粪便隐血试验即可呈阳性;出血量在50~70 mL可出现黑便;出血量达250~300 mL时可引起呕血。

(3)呕血与黑便的识别:出现黑便时,应与鼻衄、牙龈出血时咽下的血液加以区别,进食家畜血液以及口服活性炭、铁剂、铋剂等也会出现黑便。有时呕血易与咯血相混淆,它们的鉴别见咯血相关内容。

3. 对人体功能性健康型态的影响 上消化道大出血患者,一般在24 h内可出现发热,大多在38.5 ℃以下。出血早期红细胞和血红蛋白变化不大,3~4 h以后,由于组织液渗入血管内及输液,血液被稀释,出现贫血表现。由于突然出现呕血或黑便,患者常表现出紧张、恐惧。

五、相关的护理诊断

1. 体液不足 与出血有关。

2. 潜在并发症:休克 与大出血有关。

思考与练习

一、单选题

1. 不会出现黑便的是(　　　)。

A.消化性溃疡合并出血　　　B.肝硬化合并出血　　　C.食用动物血

D.服用铁剂　　　E.痔疮出血

2. 呕血的病因中最常见的是(　　　)。

A.消化性溃疡　　　B.流行性出血热　　　C.胃癌

D. 急性胃黏膜病变　　　　　E. 肝硬化

3. 出血量多,在胃内停留时间短,呕出的血液颜色多为(　　)。

A. 黑色　　　　　B. 黄色　　　　　C. 鲜红色　　　　D. 咖啡色　　　　E. 棕色

4. 患者出现呕血提示胃内积血至少已经达到(　　)。

A. 50 mL　　　　B. 100 mL　　　　C. 150 mL　　　　D. 200 mL　　　　E. 250 mL

5. 患者仅出现黑便提示出血量达(　　)。

A. 5～10 mL　　　　　　　　B. 15～20 mL　　　　　　　　C. 25～30 mL

D. 30～50 mL　　　　　　　E. 50～70 mL

二、填空题

1. 呕血最常见的病因为_____,其次为_____、_____及_____。

2. 呕血的颜色与_____、_____有关。

三、名词解释

1. 呕血　2. 黑便

四、简答题

1. 患者出现呕血及黑便时,如何估计出血量?

2. 试述咯血与呕血的区别。

(尤学平)

任务十一　腹　　泻

排便次数增多,超过原有的习惯频率,粪质稀薄,量增加或排黏液、脓血便者称为腹泻。病程在 2 个月以上者为慢性腹泻。

3-11-1
腹泻教学课件

情景描述

患者,女,50 岁。患者 3 年前开始每食油腻即腹泻,便中带有脂肪样物质,泻后轻松,食其他食物腹泻不明显。素食 1～2 周后大便次数减少,1～2 次/周,大便干、硬,大便时常伴有出血。伴轻度中腹部疼痛,全身乏力,消瘦,体重有所减轻。既往病史不详。

思考问题:

1. 该患者病史的特点是什么?

2. 该患者的症状可能与哪些因素有关?

序号	任务内容
1	根据你对该病的了解,患者有可能出现什么样的并发症
2	可从功能性健康型态哪几个方面进行评估
3	列出该患者饮食的注意事项

一、病因

1. 急性腹泻

（1）感染性腹泻：病毒感染，如轮状病毒、肠道病毒等感染；细菌感染，如痢疾杆菌、霍乱弧菌、沙门氏菌、大肠杆菌、金黄色葡萄球菌等感染；真菌感染，如白色念珠菌、人酵母菌等感染；原虫感染，如阿米巴原虫、梨形鞭毛虫等感染；蠕虫感染，如血吸虫等感染。

（2）急性中毒：化学毒物如重金属、有机磷、四氯化碳等；生物毒物有毒蕈、发酵马铃薯、河豚、鱼胆等。

（3）肠道疾病：急性阑尾炎、急性出血性坏死性肠炎、急性憩室炎、急性肠道缺血等。

（4）全身性疾病：急性全身感染性疾病，如伤寒、副伤寒等，以及过敏性紫癜、变态反应性胃肠炎、尿毒症等。

（5）药物反应：如胆碱能药物、抗菌药物、水杨酸制剂、利尿剂、乳果糖等以及泻药。

（6）功能性腹泻。

2. 慢性腹泻

（1）肠道感染：慢性细菌性痢疾、阿米巴痢疾、肠结核、其他肠道蠕虫病等。

（2）肠道肿瘤：结肠癌或其他恶性肿瘤、小肠淋巴瘤、肠道恶性组织细胞病等。

（3）小肠吸收不良：包括胰源性、肠黏膜淤血、小肠黏膜病变、胃肠手术后等各种原因导致小肠吸收不良，糖尿病、甲状腺功能亢进、甲状旁腺功能减退、肾上腺皮质功能减退等。

（4）肠道病变：慢性非特异性结肠炎、结肠憩室炎、结肠家族性多发性息肉等。

（5）全身性疾病：尿毒症、系统性红斑狼疮、恶性贫血等。

（6）滥用药物。

（7）功能性腹泻。

二、发生机制

1. 感染性腹泻

（1）病原体吸附于肠黏膜表面：病原体随食物进入肠道后，并不侵入上皮细胞，而是产生肠毒素。肠毒素是一种外毒素，它能使小肠黏膜上皮细胞分泌大量水和电解质，同时抑制其吸收，但不损害上皮细胞本身。故这类腹泻大便为稀水样，镜检无白细胞，肠道黏膜完整。

（2）病原体吸附并移生于肠道黏膜：病原体侵入上皮细胞并在其中繁殖，引起肠黏膜的破坏。多由细菌和阿米巴引起，粪便多为黏液和脓血，镜检可见大量成堆的白细胞；因多数病变在结肠，患者多有里急后重。

（3）病原体在肠道内繁殖：繁殖后可产生细胞毒素，有杀伤细胞的作用。如假膜性结肠炎、急性出血坏死性小肠炎等。

2. 小肠吸收不良　小肠吸收不良是腹泻的重要发病机制之一，主要是脂肪吸收不良。其粪便为淡黄色或灰色，呈油腻糊状，常有恶臭。

3. 渗透性腹泻　由于吸收不良，未被吸收的肠内容物可导致渗透性腹泻；口服不易吸收的多价离子泻盐和糖类可引起渗透性腹泻；胃空肠吻合术后，大量高渗性食物迅速从胃排入空肠，也可产生渗透性腹泻。

4. 分泌性腹泻　肠毒素、肿瘤产生的多种内分泌素、促胃液素以及肠道功能紊乱，均可使肠道分泌亢进，引起分泌性腹泻。

重点：
腹泻的病因

3-11-2
护考相关
在线答题

重点：
腹泻的发生机制

Note

5. 渗出性腹泻 除各种肠道感染引起的肠道炎症渗出外,肿瘤、非特异性溃疡性结肠炎、放射性肠炎等均可引起渗出性腹泻。

6. 肠道运动异常 肠道运动减弱和停滞可使细菌过度生长而发生腹泻;肠道运动亢进则食物通过时间过短而引起腹泻。不少疾病是同时通过几种机制引起腹泻的。

三、临床表现

1. 起病及病程 急性腹泻起病急,病程较短,排便次数可达 10 次/日以上,且粪便量多;慢性腹泻起病缓慢,病程较长,每日排便次数增多。

2. 粪便的性状及量

(1) 分泌性腹泻:粪便多为水样,每日排便量大于 1000 mL,无脓血及黏液,一般与进食无关,伴或不伴有腹痛。

(2) 渗透性腹泻:粪便中多有未消化食物、泡沫,有恶臭,常不伴有腹痛,禁食后 24～48 h 腹泻可缓解。

(3) 渗出性腹泻:粪便中可有脓血、黏液,粪便量明显少于分泌性腹泻,常伴有腹痛、发热。

(4) 动力性腹泻:粪便较稀,无脓血、黏液,常不伴有腹痛。

(5) 吸收不良性腹泻:粪便中含有大量脂肪、泡沫,量多而臭。

四、护理评估要点

1. 健康史

(1) 年龄:细菌性痢疾各年龄段均可发病,以儿童和青壮年多见;轮状病毒性肠炎和致病性大肠杆菌肠炎多见于婴幼儿;双糖酶缺乏症、肠结核、肠道寄生虫病、非特异性溃疡性结肠炎等多见于青壮年;结肠癌和胰头癌主要见于中老年人。

(2) 流行病史:急性菌痢患者常有和痢疾患者接触史或不洁饮食史,以夏秋季多见。霍乱在沿海地区容易发病,在短期内呈水型或食物型暴发流行,且可经交通线传播。急性食物中毒常于进食后 2～24 h 发生,有集体暴发史或同餐多人先后发病特点,也以夏秋季多见。化学毒物中毒有摄入毒物史,也可集体发病。急性阿米巴痢疾常为散发,接触史不明显。

(3) 与饮食的关系:禁食后仍有腹泻的,常提示腹泻的机制是肠道分泌物过多或有渗出;禁食后腹泻停止,则提示是因食物中的某些成分引起的渗透性腹泻。

(4) 用药史:了解是否习惯性用泻药;腹泻前及病程中各种用药史,尤其是抗生素、制酸剂、甲状腺素、洋地黄、利尿剂等。

(5) 既往史:既往有无全身性疾病,如糖尿病、甲状腺功能亢进、肾炎等;有无腹部手术史。

2. 临床特点 急性腹泻伴高热,常见于细菌性痢疾、沙门菌属食物中毒等。有里急后重者,以细菌性痢疾、阿米巴痢疾、急性血吸虫病的可能性为大。腹泻较轻但同时有高热、严重毒血症及皮疹者,应考虑败血症、伤寒或其他全身性感染。皮肤有紫癜、腹痛明显者,应考虑过敏性紫癜。有明显消瘦者提示胃肠道恶性肿瘤、肠结核、吸收不良等。结肠癌、其他胃肠道或胰腺的恶性肿瘤、腹腔内结核、阑尾炎、憩室炎、肠套叠、肠扭转等可同时有腹痛或腹内包块。

3. 对人体功能性健康型态的影响 严重腹泻者可出现脱水及电解质紊乱的表现,如口渴、心慌、皮肤和面色苍白、皮肤弹性减退、眼眶凹陷、尿量减少及恶心、腹胀、肌肉无

3-11-3
护考相关
在线答题

Note

力、心律失常等。长期腹泻可影响患者的正常生活、工作和学习,并可造成营养障碍;慢性腹泻迁延不愈可给患者带来一定的压力和思想负担。

五、相关护理诊断

1. 腹泻　与肠道感染、吸收不良等因素有关。

2. 体液不足/有体液不足的危险　与严重腹泻致体液和电解质丢失有关。

3. 营养失调:低于机体需要量　与长期慢性腹泻有关。

思考与练习

思考与练习
参考答案

一、单选题

1. 严重腹泻患者最主要的护理诊断是( )。

A. 活动无耐力　　　　　　　　　　　　　B. 体液不足

C. 有皮肤完整性受损的危险　　　　　　　D. 营养失调

E. 气体交换受损

2. 慢性腹泻是指腹泻病程超过( )。

A. 1 周　　　　B. 3 周　　　　C. 1 个月　　　D. 2 个月　　　E. 3 个月

3. 腹泻粪便中含大量黏液而无病理成分,多见于( )。

A. 肠易激综合征　　　　　B. 阿米巴痢疾　　　　　　C. 急性肠炎

D. 细菌性痢疾　　　　　　E. 肠伤寒

4. 长期腹泻,明显消瘦,腹部发现包块,可见于( )。

A. 结肠癌　　　　　　　　B. 胃肠炎　　　　　　　　C. 阿米巴痢疾

D. 细菌性食物中毒　　　　E. 溃疡性结肠炎

5. 分泌性腹泻的发生机制为( )。

A. 肠黏膜吸收面积减小　　　　　　　　　B. 肠内食糜停留时间过短

C. 肠内容物渗透压增高　　　　　　　　　D. 胃肠黏膜分泌物过多

E. 细菌性食物中毒

二、填空题

1. 根据病程,腹泻分为_____和_____两种,超过_____个月者为_____。

2. 从病理生理角度,腹泻的发生机制有_____、_____、_____、_____、_____、_____。

三、名词解释

1. 腹泻　　2. 慢性腹泻

四、简答题

1. 简述腹泻的发生机制。

2. 简述腹泻伴随症状与体征。

任务十二 便 秘

粪便质地干燥坚硬,患者排便困难,一般每周排便次数少于3次者,称为便秘。

情 景 描 述

患者,男,70岁,因1周未解大便入院。患者因外伤后长期卧床,自述近日食欲减退,1周未解大便,使用开塞露仍未解,感腹胀,烦躁不安即来院就诊。入院查体:T 36.5 ℃,P 80次/分,R 16次/分,BP 150/95 mmHg。患者发育无异常,营养良好,神志清,面色红润,全身浅表淋巴结无肿大,两肺未闻及啰音,心脏未闻及病理性杂音,腹平软,无压痛、反跳痛,未触及包块,双下肢肌力1级,感觉稍迟钝。自患病以来焦虑不安,睡眠差。

思考问题:

1. 如何对该患者进行评估?

2. 该患者主要的护理诊断有哪些?

序号	任 务 内 容
1	正确接待该患者
2	采集该患者的健康资料
3	写出该患者的护理诊断

一、病因和发生机制

1. 食物中纤维素不足 粗糙纤维能使粪便量增多,成为肠道运动的有效机械刺激,可避免因结肠内容物运送时间延长而使其水分吸收过度,且粗糙纤维因有亲水特性,可保留肠内水分,以免粪便干燥。结肠细菌的纤维素酶能部分地消化纤维素、半纤维素,形成有轻度导泻作用的挥发性脂肪酸。纤维素还可保留部分胆盐于结肠内,经细菌作用,使胆酸衍化为脱氧胆酸,可刺激结肠的分泌功能,抑制水与电解质的吸收,使粪便软化。

凡摄食过少,所含纤维素不足,均可引起便秘。常见原因有饮食习惯不良、偏食或挑食、精神性畏食以及各种原因引起的食欲减退、吞咽困难、幽门梗阻等。

2. 肠黏膜应激减退 食物残渣作为机械性刺激因素,须通过肠黏膜的正常应激性,才能引起结肠运动。结肠运动后,粪便充盈直肠,也要基于黏膜的正常应激性才能有效地兴奋直肠压力感受器,形成排便反射。当肠黏膜的应激性减弱或消失时,虽有足够强的肠黏膜刺激,可不引起肠道运动,也不激起有效的排便反射。主要原因如下。

(1)直肠黏膜应激性减退:经常忽视便意、不及时排便,见于生活习惯突然改变、工作过度紧张、缺乏中意的如厕条件、需要卧床又不习惯使用便盆或排便姿势不当、肛裂或痔等引起的肛门痛性病变。

3-12-1

便秘教学课件

重点:

便秘的病因和发生机制

Note

(2) 小肠结肠黏膜应激性减退：见于长期习惯性服用泻药、肠道炎症恢复期、充血性心力衰竭、缩窄性心包炎、门静脉高压等。

3. 排便动力缺乏　排便动力主要依靠腹肌、膈肌、骨盆底肌及肠平滑肌的正常肌力。

(1) 全身因素：长期卧床、年老衰弱、营养不良、消耗性疾病、精神病、恶病质、肥胖等导致相关肌肉衰弱无力。

(2) 局部因素：各种原因引起的腹肌衰弱、膈肌运动减弱、骨盆底肌衰弱、肠平滑肌张力低下或缺乏、肠平滑肌萎缩等。

4. 肠腔闭塞　肠外压迫、肠本身病变或肠腔内阻塞均可导致肠腔闭塞，使肠内容物运送受阻而引起便秘。主要原因有肠粘连、结肠直肠肿瘤、肠道炎症(如肠结核、肠阿米巴病等)所致的肉芽肿性病变、各种肠病(如溃疡性结肠炎、憩室炎等)引起的肠道良性狭窄、肠套叠、肠扭转等。

5. 神经精神病变　正常排便受神经精神因素的影响。肠神经官能症，特别是肠易激综合征，可因肠平滑肌张力过高或结肠痉挛而导致便秘。腹腔内的炎症病变可因病理反射而出现痉挛性便秘。腰骶脊髓与马尾神经损伤或压迫，糖尿病性神经病变，以及膀胱、子宫、直肠手术所致的盆腔自主神经受损等均可引起便秘。

6. 其他　甲状旁腺功能亢进时，高钙血症使肠神经肌肉应激性减退。抗胆碱药、抗癫痫药、抗抑郁药、神经节阻滞剂等可使结肠前伸运动受抑制。碳酸钙、氢氧化铝、次碳酸铋、硫酸钡等因具有收敛、吸附作用，且易形成药物结块，可使粪质变硬，导致便秘。

二、临床表现

1. 排便障碍　表现为自然排便次数减少，粪便量少。粪便干结或不干结，但难以排出。

2. 其他表现　粪块长时间在肠道内停留，可引起腹胀、下腹部疼痛，甚至恶心、呕吐、食欲减退。粪块在直肠长时间停留，可有下坠感及排便不尽感，也可因直肠、肛门过度充血，久之导致痔疮。排便困难或粪便过于坚硬，可因用力排便引起肛周疼痛，加重痔疮或导致肛裂，大便带血或便血。患者常因此感到紧张、焦虑。

三、护理评估要点

1. 健康史

(1) 年龄：老年人特别是体弱、行动不便或久卧不起者，易引起单纯性便秘。结肠直肠癌以年龄在 50 岁以上者多见，但约有 20% 见于青壮年。新生儿有顽固性便秘的，应考虑先天性巨结肠或先天性肛门狭窄、闭锁。

(2) 生活史：了解饮食情况，包括进餐是否规律、食物摄入量、食物中所含纤维素的量以及有无偏食、挑食等情况。详细询问其生活习惯与工作规律是否受到干扰，如经常出差、工作过于繁重、饮食起居不定时、床上使用便盆等，上述情况可引起单纯性便秘。此外，还应了解患者的精神状态，是否有紧张、焦虑或抑郁等。

(3) 用药史：应了解是否在服用可导致便秘的药物，询问是否经常服用泻药等。

(4) 排便习惯：应注意患者一贯的排便习惯，若排便习惯一向正常而近期出现进行性便秘，在排除上述生活史和药物史的影响后，须警惕大肠癌特别是直肠癌、乙状结肠癌、降结肠癌的可能。

2. 临床特点　便秘时，粪便干硬，排便困难。便秘一般不伴有其他症状，伴阵发性腹

3-12-2
护考相关
在线答题

痛者提示有器质性病变引起的肠腔闭塞,也可能是腹内炎性病变所致病理反射或肠易激综合征引起的结肠痉挛。

3. 对人体功能性健康型态的影响　由于粪便干硬,用力排便会造成肛门和直肠的损伤,引起肛裂、痔疮等,患者自觉疼痛。心力衰竭、冠心病、腹部疝气患者,因用力排便使腹压增加可使病情加重。原发性高血压患者,用力排便易出现意外,如脑出血。长期便秘,患者会出现烦躁不安、焦虑、抑郁等情绪反应,或产生对药物的依赖性,使便秘加重。

四、相关的护理诊断

1. 便秘　与饮食结构不合理、少活动、长期卧床、肠道肿瘤等有关。

2. 知识缺乏　缺乏预防便秘的有关知识。

思考与练习

一、单选题

1. 器质性便秘的原因是(　　)。
A. 滥用泻药　　　　　　　B. 进食量过少　　　　　　C. 长期卧床
D. 先天性巨结肠　　　　　E. 肠易激综合征

2. 子宫肌瘤致便秘的原因为(　　)。
A. 惧怕排便　　　　　　　B. 排便无力　　　　　　　C. 肠管受压
D. 肠肌松弛　　　　　　　E. 肠易激综合征

3. 痔疮致便秘的原因为(　　)。
A. 惧怕排便　　　　　　　B. 排便无力　　　　　　　C. 肠管受压
D. 肠肌松弛　　　　　　　E. 肠易激综合征

4. 服抗抑郁药导致便秘的原因为(　　)。
A. 惧怕排便　　　　　　　B. 排便无力　　　　　　　C. 肠管受压
D. 肠肌松弛　　　　　　　E. 肠易激综合征

5. 下列属于功能性便秘病因的是(　　)。
A. 肠易激综合征　　　　　B. 子宫肌瘤　　　　　　　C. 肠梗阻
D. 痔疮　　　　　　　　　E. 进食量过少

二、填空题

1. 便秘是指排便次数_____,一周内少于_____次,粪便干结伴_____。

2. 便秘的病因与机制有_____、_____、_____、_____、_____、_____。

三、名词解释

便秘

四、简答题

1. 简述便秘的病因及发生机制。

2. 简述便秘的临床特点。

思考与练习
参考答案

(尤学平)

3-13-1
黄疸教学课件

任务十三　黄　疸

黄疸既是症状亦是体征。当血清胆红素浓度高于正常值上限（＞34.2 μmol/L）时，临床上表现为巩膜、皮肤及黏膜黄染。如血清胆红素含量高于正常值上限（＞34.2 μmol/L）而临床上未出现皮肤黏膜黄染，称隐性黄疸。

 情 景 描 述

患者，男，17岁，学生。1周来厌油，进食油腻即恶心、呕吐，大便1次/天，呈淡黄色，尿色深，尿量无异常。体检：神志清，巩膜黄染，肝区叩击痛明显。

思考问题：

1. 最可能的病因是什么？

2. 为确诊，还需进一步做哪些实验室检查？

序号	任务内容
1	作为责任护士，你认为该患者可能出现哪些心理问题
2	列出健康教育内容
3	说出评估要点及主要护理诊断

一、病因

重点：
黄疸的病因

1. 非结合胆红素增高为主的黄疸

（1）胆红素生成过多。

①非溶血性黄疸：因红细胞内在缺陷或红细胞外界因素所致的各种原因的溶血。

②旁路性高胆红素血症：未成熟红细胞破坏过多，如巨幼红细胞性贫血、地中海贫血等。

（2）肝脏摄取、结合功能障碍：由先天性或后天性肝细胞对胆红素的摄取、结合代谢功能缺陷所引起，包括感染（如肝炎）、药物影响以及葡萄糖醛酸转移酶的缺乏、减少或受抑制等。

2. 结合胆红素增高为主的黄疸

1）胆汁淤积性黄疸　肝细胞的排泌器病变或胆管系统排泄功能障碍所致。

（1）非梗阻性胆汁淤积：淤积性病毒性肝炎、妊娠肝内胆汁淤积、全胃肠道外静脉高营养、淤血性胆汁淤积、手术后胆汁淤积、药物性胆汁淤积等。

（2）梗阻性胆汁淤积：①肝外梗阻性胆汁淤积，常见原因有胆总管结石；胰头、壶腹、十二指肠乳头周围癌，胆总管癌，淋巴结癌性转移，淋巴瘤；各种原因引起的胆管狭窄如急性梗阻性化脓性胆管炎、急慢性胰腺炎、手术后胆管狭窄等；寄生虫病等。②肝内梗阻性胆汁淤积，常见原因有原发性胆汁性肝硬化；肝内胆管结石；胆管炎；肿瘤，如胆管细胞性肝癌、继发性肝癌等。

2）肝细胞性黄疸 肝细胞变性或坏死过程影响摄取、结合或（及）排泄功能。

（1）感染：病毒、细菌、螺旋体、寄生虫等感染。

（2）药物及化学物质影响：异烟肼、利福平、甲基多巴、磺胺、他巴唑等。

（3）生物毒素：毒蕈、鱼苦胆。

（4）肿瘤：肝癌、恶性组织细胞病、霍奇金病等。

（5）肝脏阻塞性淤血：充血性心力衰竭。

（6）营养代谢障碍：肝硬化、脂肪肝、甲状腺功能亢进、糖尿病等。

二、发生机制

1. 胆红素生成过多 短期内大量溶血时，红细胞被迅速破坏后形成大量的非结合胆红素，超过肝脏的摄取、结合能力和结合胆红素排泄的最大限度，或因贫血、缺氧、红细胞破坏后产生的毒素作用等因素促使肝功能受影响时，非结合胆红素便在血液中潴留而产生黄疸。

2. 胆红素摄取和结合障碍 摄取障碍的原因有非结合胆红素不易从清蛋白分离或不易透过肝细胞膜，Y、Z 载体蛋白含量不足等。结合障碍主要因肝细胞内葡萄糖醛酸转移酶的不足或缺乏所致。

3. 胆红素排泌与排泄障碍 肝细胞排泌器病变或胆管系统通道受阻，导致胆红素排泌障碍或胆汁未能进入肠道而反流至血窦，进而形成胆汁淤积，血液中结合胆红素也随之增加。

3-13-2
护考相关
在线答题

三、临床表现

溶血所致黄疸一般为轻度，皮肤呈浅柠檬黄色，不伴皮肤瘙痒。急性溶血时，可有高热、寒战、头痛及腰背痛，并有明显贫血和血红蛋白尿（尿呈酱油色），严重者可发生急性肾衰竭。慢性溶血多为先天性，可伴有贫血和脾大。

四、护理评估要点

1. 健康史

（1）年龄与性别：出生后 2～3 天出现轻度黄疸、4～6 天达高峰，一般情况良好、不伴其他症状者，首先考虑生理性黄疸，足月儿于 10～14 天内常能消退，早产儿可迟些；如届时黄疸仍持续不退，甚至加深，应结合病情考虑是否有新生儿病毒性肝炎、新生儿感染及败血症或先天性胆管闭锁的可能。新生儿黄疸伴明显贫血者，很可能为新生儿溶血。青少年黄疸要考虑病毒性肝炎，中年患者也不能排除病毒性肝炎。中年以后多考虑肝硬化、胆石症和原发性肝癌。老年患者，癌性黄疸的机会增加，如原发性肝癌、胰腺癌、胆道系统癌等。胆石症、胆囊癌、原发性胆汁性肝硬化等以女性多见；原发性肝癌、胰腺癌等则以男性多见。

（2）流行病史及接触史：疑似病毒性肝炎者，应了解其病前是否曾与肝炎患者接触及相关的流行病史；注意询问患者近半年内有无输血或应用血制品史。收割季节遇有与流行区疫水接触史的黄疸患者，应想到钩端螺旋体病的可能。对于有食生鱼或半生鱼习惯并处于华支睾吸虫病流行区域的患者，应想到该病的可能。疟疾流行区域，出现发热伴黄疸的，应首先考虑恶性疟疾。

（3）用药史：近年来发现因服用止痛剂、镇静剂、精神神经抑制剂、避孕药等药物引起黄疸者并不少见，可能为药物性胆汁淤积或中毒性肝炎所致。

Note

重点:
黄疸的临床特点

2. 临床特点

(1)黄疸的发生与发展:发病急骤者多为病毒性肝炎、中毒性肝炎、胆石症或急性溶血;起病慢性隐袭者,多为肝硬化、慢性胰腺炎、壶腹周围癌等所致。黄疸波动性较大者,多为胆总管结石和胆管炎症;黄疸呈进行性加深者,多为胰头癌或原发性肝癌。

(2)黄疸的程度:生理性黄疸、溶血性黄疸、妊娠期胆汁淤积等,黄疸常较轻。深度黄疸往往见于梗阻性胆汁淤积,如胆管本身病变或因受压而导致胆道完全梗阻;也可见于非梗阻性者,如广泛肝细胞病变或坏死、重症肝炎和其他严重的非梗阻性胆汁淤积。

(3)皮肤、尿、粪便的颜色。

①皮肤颜色:患者皮肤的颜色取决于血清中胆红素的性质和黄疸持续的时间。如患者皮肤呈黄绿色或褐绿色,黄疸逐渐加深,提示有持久的胆汁淤积;溶血性黄疸患者皮肤色泽较浅,呈柠檬黄色;重症肝炎患者的皮肤呈橙黄色。胆汁淤积常有不同程度的皮肤瘙痒,皮肤多见抓痕。

②尿色:尿色明显加深如浓茶样,为结合胆红素增高为主的胆红素尿,常见于病毒性肝炎、药物性中毒性肝炎及梗阻性黄疸,尿色的改变多于巩膜黄染出现之前数天出现。非结合胆红素增高为主的黄疸,患者尿色多无明显改变。

③粪便颜色:陶土色粪便常见于完全性胆道梗阻,若持续存在,尤应怀疑为肿瘤所致。黄疸同时伴有柏油样粪便者,见于壶腹癌侵入十二指肠或因肝硬化食管胃底静脉曲张破裂出血所致。

3. 对人体功能性健康型态的影响 部分黄疸患者因有明显的皮肤瘙痒而影响休息与睡眠。黄疸深而明显的,因怕受别人歧视而感自卑。黄疸持续时间长且原因不明时,患者可焦虑。

五、相关护理诊断

1. 不舒适 与皮肤瘙痒有关。

2. 焦虑 与黄疸持久不退、皮肤瘙痒影响休息、睡眠等有关。

3-13-3
护考相关
在线答题

知识拓展

胆红素代谢

体内胆红素主要来自衰老红细胞。血液循环中衰老红细胞经单核巨噬细胞系统破坏和分解,生成胆红素、铁和珠蛋白,所形成的胆红素为非结合胆红素(UCB),呈脂溶性,故与血清白蛋白结合后输送,因此不能滤入尿液。UCB经血液循环运输到肝细胞,与白蛋白分离后被肝细胞摄取。在肝细胞内葡萄糖醛酸转移酶的催化作用下,UCB与葡萄糖醛酸结合形成胆红素葡萄糖醛酸酯或结合胆红素(CB),正常人血中CB很少,但CB呈水溶性,分子量相对于UCB与白蛋白的结合物为小,可滤入尿中。CB主要经耗能过程进入毛细胆管,汇入胆管系统,通过肝总管、胆总管排入肠道。在肠道,细菌使CB脱氢还原为尿胆原。尿胆原大部分在肠道内(此部分也称为粪胆原)氧化为粪胆素随粪便排出,小部分经吸收入血。血中尿胆原主要回到肝脏再转变为CB,又随胆入肠,另外剩余部分滤入尿液排到体外。

思考与练习

一、单选题

1. 胆道完全梗阻所致黄疸的患者,其粪便颜色常为( )。

A.暗红色　　　B.黑色　　　C.浅黄色　　　D.白陶土色　　　E.浅棕色

2. 可出现肝细胞性黄疸的是( )。

A.中毒性肝炎　　　　　　B.海洋性贫血　　　　　　C.胆总管结石

D.胆道蛔虫　　　　　　E.遗传性球形红细胞增多症

3. 可出现胆汁淤积性黄疸的是( )。

A.新生儿溶血　　　　　　B.病毒性肝炎　　　　　　C.胆总管肿瘤

D.遗传性球形红细胞增多症　　　E.海洋性贫血

4. 可出现溶血性黄疸的是( )。

A.病毒性肝炎　　　　　　B.海洋性贫血　　　　　　C.胆总管结石

D.钩端螺旋体病　　　　　　E.胆总管肿瘤

5. 体内的胆红素主要来源于( )。

A.骨髓幼稚红细胞的血红蛋白　　　　　B.肝内含有亚铁血红素的蛋白质

C.循环血液中衰老的红细胞　　　　　D.溶血破坏的红细胞

E.海洋性贫血

二、填空题

1. 血清总胆红素的正常范围是_____;隐性黄疸血清总胆红素的范围是_____;显性黄疸血清总胆红素的范围是_____。

2. 黄疸的发生机制可分为三种常见类型:_____、_____、_____。

三、名词解释

隐性黄疸

四、简答题

1. 简述胆红素正常代谢过程。

2. 简述非结合胆红素增高为主的黄疸病因。

(尤学平)

任务十四　意识障碍

3-14-1

意识障碍
教学课件

意识障碍表现为对自身及外界认识状态以及知觉、记忆、定向、情感等精神活动不同程度的异常,由高级神经中枢功能受损所致。根据受损的程度,意识障碍依次表现为嗜睡、意识模糊、昏睡、昏迷和谵妄。

患者,男,77岁。4 h前行走中突然出现头痛,右侧肢体麻木、无力,伴说话吐字不清,20 min后意识不清,无自主运动,对声、光刺激无反应,压眶出现痛苦的表情。有高血压病史20年。体检:血压220/120 mmHg。右鼻唇沟浅,右侧肢体肌力0级,角膜反射、瞳孔对光反射、眼球运动、吞咽反射存在。右侧Babinski征(+)。脑CT示左侧基底节有一直径为3.5 cm左右的高密度影。

思考问题:

1. 患者有哪些主要症状?

2. 请判断患者意识障碍程度。

序号	任务内容
1	作为责任护士,你认为应该注意哪些护理内容
2	说明饮食注意内容
3	说明患者家属需要配合的内容

一、病因与发病机制

各种原因导致脑缺血、缺氧、血糖低、酶代谢异常等,均可引起脑细胞代谢紊乱,继而网状结构和脑功能受损,出现意识障碍。

1. 颅脑疾病 颅脑疾病见于感染性疾病、颅内占位性疾病、脑血管疾病、颅脑损伤、癫痫等疾病。

2. 全身性疾病 全身性疾病见于全身重要脏器衰竭(如心、肺、肝、肾等功能衰竭)、重度感染(如伤寒、中毒性菌痢、败血症等)、严重内分泌与代谢疾病(如垂体危象、甲状腺功能亢进危象、糖尿病酮症等)、严重循环障碍(如休克、急性心肌梗死等)、药物中毒、物理因素所致疾病等。

二、临床表现

意识障碍可有下列不同程度的表现。

1. 嗜睡 嗜睡是最轻的意识障碍,是一种病理性倦睡,患者陷入持续的睡眠状态,可被唤醒,并能正确回答和做出各种反应,但当刺激去除后很快又入睡。

2. 意识模糊 意识模糊是意识水平轻度下降,较嗜睡为深的一种意识障碍。患者能保持简单的精神活动,但对时间、地点、人物的定向能力发生障碍。

3. 昏睡 昏睡是接近于人事不省的意识状态。患者处于熟睡状态,不易唤醒。虽在强烈刺激(如压迫眶上神经、摇动患者身体等)下可被唤醒,但很快又入睡。醒时答话含糊或答非所问。

4. 昏迷 昏迷是严重的意识障碍,表现为意识持续的中断或完全丧失。按其程度可分为三个阶段。

(1)浅昏迷:意识大部分丧失,无自主运动,对声、光刺激无反应,对疼痛刺激尚可出现痛苦的表情或肢体退缩等防御反应。角膜反射、瞳孔对光反射、眼球运动、吞咽反射等

重点:
意识障碍的临床表现

可存在。

（2）中度昏迷：对周围事物及各种刺激均无反应，对剧烈刺激可出现防御反射。角膜反射减弱，瞳孔对光反射迟钝，眼球无转动。

（3）深昏迷：全身肌肉松弛，对各种刺激全无反应。深、浅反射均消失。

5. 谵妄　谵妄是一种以兴奋性增高为主的急性脑功能活动失调状态，其特点为意识模糊，定向力丧失，伴有错觉和幻觉，烦躁不安，言语紊乱。谵妄可见于急性感染的发热期、颠茄类药物中毒、肝性脑病及中枢神经系统疾病等。

细微的观察、与患者的交谈和一些必要的检查是评估患者意识状态的主要方法。在与患者交谈时要注意患者的年龄、性别、种族、教育背景和文化程度等。为了更客观地确定患者意识清晰程度，临床上可采用 Glasgow 昏迷评分量表来进行量化。

三、护理评估要点

1. 健康史　询问患者年龄、饮食习惯、既往病史（如高血压、颅脑外伤、颅内占位性病变、感染性疾病等）。

2. 临床特点　先发热后有意识障碍可见于重症感染性疾病；先意识障碍然后发热，见于脑出血、蛛网膜下腔出血、巴比妥类药物中毒等。呼吸缓慢是呼吸中枢受抑制的表现。心动过缓见于颅内高压症、房室传导阻滞以及吗啡类、毒蕈等中毒。瞳孔缩小见于吗啡、巴比妥类、有机磷农药等中毒；瞳孔散大见于颠茄类、酒精、氰化物等中毒以及癫痫、低血糖状态等。高血压见于高血压脑病、脑血管意外、肾炎等；低血压见于各种原因的休克。偏瘫见于脑出血、脑梗死或颅内占位性病变等。

3. 对人体功能性健康型态的影响　意识障碍者感知能力、对环境的识别能力以及生活自理能力均发生了改变，尤其是昏迷者。由于患者的咳嗽、吞咽等各种反射减弱或消失，无自主运动，患者不能控制排便、排尿以及留置导尿等多种因素，患者除生命体征常有改变外，可出现营养不良、肺部或泌尿系统感染、大小便失禁、口腔炎、结膜炎、角膜炎、角膜溃疡、压疮等，久卧者还可发生关节僵硬、肢体挛缩畸形等。

四、相关的护理诊断

1. 急性意识障碍　与疾病本身（如脑出血、肝性脑病等）有关。

2. 有窒息的危险　与患者无意识、会厌反射减弱或消失有关。

3. 有感染的危险　与久卧、留置导尿等有关。

4. 有皮肤完整性受损的危险　与久卧使局部长期受压有关。

3-14-2
护考相关
在线答题

思考与练习

一、单选题

1. 患者呼之不应，不能运动，深、浅反射均消失。该患者的意识障碍是（　　）。

A. 嗜睡　　　　B. 昏睡　　　　C. 意识模糊　　　D. 谵妄　　　　E. 深昏迷

2. 患者，女，68 岁。以"急性脑出血"入院。评估：需用很强的刺激才能唤醒，但不能正确回答问题，各种生理反射存在。该患者意识障碍为（　　）。

A. 深昏迷　　　B. 浅昏迷　　　C. 嗜睡　　　　D. 昏睡　　　　E. 意识模糊

3. 患者呼之不应，不能运动，角膜反射存在，腱反射消失。该患者的意识障碍是（　　）。

思考与练习
参考答案

Note

A.浅昏迷   B.昏睡   C.意识模糊   D.谵妄   E.深昏迷

4.最严重的意识障碍是( )。

A.昏睡   B.昏迷   C.嗜睡   D.意识模糊   E.谵妄

5.患者呈持续睡眠状态,被轻微的刺激或语言唤醒,醒后也能正确回答问题及做出各种反应,但刺激去除后很快又入睡。该患者属于哪种意识障碍?( )

A.昏睡   B.昏迷   C.嗜睡   D.意识模糊   E.谵妄

二、填空题

1.意识障碍依次表现为 _____、_____、_____、_____、_____。

2.昏迷按其程度可分为三个阶段:_____、_____、_____。

三、名词解释

1.意识障碍   2.昏迷

四、简答题

1.简述意识障碍的病因与发病机制。

2.简述意识障碍的临床表现。

(尤学平)

项目四　身体评估

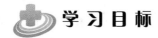

学习目标

知识目标	• 掌握身体评估的方法。 • 熟悉身体评估的基本内容。 • 熟悉发育、营养状态的评估方法，正常及异常的判断标准及临床意义。 • 熟悉皮肤评估的内容、方法，正常表现及常见皮肤异常改变的临床表现特点。 • 掌握瞳孔检查异常发现及巩膜黄染的临床意义。 • 掌握口唇、口腔黏膜、牙龈、咽及扁桃体检查异常发现的临床意义。 • 掌握颈部评估的内容与顺序，尤其是颈静脉怒张、气管移位的临床意义。 • 掌握胸壁、胸廓、乳房评估的内容及异常状态的临床意义。 • 掌握肺脏、心脏、腹部和脊柱四肢神经系统评估的内容与顺序及异常状态的临床意义。
能力目标	• 能够规范采用视诊、触诊、叩诊、听诊等方法进行身体评估。 • 结合理论知识，说明叩诊音与叩诊部位之间的关系。 • 明确不同触诊方法对应的触诊范围，并举例说明。 • 能通过嗅诊判断被评估者异常气味与疾病之间的关系。 • 能准确识别异常体征。 • 能对护理对象进行生命体征测量，并对其结果进行判断，区别正常或异常。 • 能正确判断护理对象的体型、营养状态，识别病态发育及异常营养状态。 • 能识别常见典型面容并推测其临床意义。 • 明确各种体位与临床疾病之间的关系，能识别被动体位和常见强迫体位并推测其临床意义。 • 能识别意识障碍的类型并推测其临床意义。 • 能识别皮肤异常改变并说出其临床意义；能判断压疮的分期及水肿的严重程度。 • 能正确实施浅表淋巴结检查，区分正常与异常。

能力目标	• 能正确实施头、颈部评估,并对结果进行判断,区分正常或异常,推测其临床意义。 • 能正确实施胸壁、胸廓、乳房评估,区别正常与异常。 • 能正确运用视、触、叩、听的方法对肺脏、心脏、腹部、脊柱、四肢及神经系统进行评估,并对结果进行判断,区分正常或异常,推测其临床意义。

任务一　身体评估的基本方法

4-1-1
身体评估的
基本方法
教学课件

重点:
身体评估的概念

　　身体评估又称护理体检,是护士运用自己的感官或利用必要的评估工具(如血压计、听诊器、体温计等),对被评估者的身体状态进行详细的观察和系统的评估,以了解其健康状况的一种基本的评估方法。身体评估是采集客观资料的主要方法,其目的是获取患者的健康资料,对患者现存的或潜在的健康问题进行评估和逻辑分析,为进一步提出护理诊断寻找客观依据。

 情 景 描 述

　　袁某,男,45 岁,意识不清,经 120 急救车送诊,其妻子称下班回家发现该男子昏迷在家里,怀疑喝农药自杀。

　　思考问题:

　　1. 作为急诊护士,你首先要做的是什么?

　　2. 需要评估的内容有哪些?

序号	任务内容
1	正确接待该患者
2	对该患者进行身体评估

　　身体评估前应做好四大准备,包括护士自身准备、物品的准备、环境的准备和被评估者的准备。

　　身体评估注意事项:

　　(1) 评估者要仪表端庄、举止大方、态度和蔼、耐心、关心体贴被评估者,具有良好的医德。

　　(2) 对每一位被评估者,不论其诉说患病部位是否明确,操作时都要细致、轻柔、全面、系统、详细和正规。

　　(3) 检查时要在适当的光线、室温和肃静的环境中进行。

　　(4) 检查要按一定的顺序进行,由头至脚、采取左右比较、按照规范的程序,避免不必要的重复和遗漏。应按头部、颈部、胸部、腹部、脊柱、四肢、生殖器和肛门、神经反射顺序进行,以避免不必要的重复和遗漏。

　　(5) 根据病情变化,随时复查,可以发现新的症状、体征,以补充和修改评估结果,调整和完善护理诊断和护理措施。

（6）做到手脑并用,边检查边思考其解剖位置关系和病理生理意义。

身体评估的基本方法包括视诊、触诊、叩诊、听诊和嗅诊。每种身体评估方法都有具体的应用范围和注意事项,且有一定的操作性和技巧性。

重点:
身体评估的基本
方法

一、视诊

视诊是护士运用视觉观察被评估者的全身或局部状态的评估方法。全身和局部的多个体征可以通过视诊而获得。全身的视诊包括一般状态评估中的性别、年龄、意识状态、营养、发育、面容与表情、姿势与步态、体位等;局部的视诊包括皮肤黏膜的颜色、有无出血点、有无压疮等。多数情况下,评估者可直接通过眼睛观察,但对特殊部位的视诊需借助仪器,如眼部检查需借助检眼镜进行,该视诊方法又称为间接视诊法。

视诊最好在自然光线下进行,因为灯光可掩盖一些重要的体征,如轻度的黄染等。

二、触诊

触诊是护士通过手的感觉来感知被评估者身体某部有无异常的一种评估方法。通过触诊可以明确视诊不能确定的异常体征,如皮肤的温度和湿度、震颤、波动、摩擦感、压痛和腹部包块等。触诊适用范围很广,可用于检查身体的任何部位,在腹部检查时尤为重要。

1. 触诊的注意事项

（1）被评估者应采取合适的体位:在腹部评估中尤其强调被评估者的体位,在腹部常规体检时被评估者应取仰卧屈膝位,使腹肌放松后进行触诊;而触诊脾脏时宜采取右侧卧位以便触诊到脾脏。应根据不同的检查需要适时调整被评估者的体位。

（2）腹部触诊时,护士应将整个手掌平放在被评估者的腹部,手应温暖,动作要轻,由浅入深。手过凉或用力过大过猛,可造成腹肌紧张,不利于触诊的进行。

（3）腹部触诊应按照一定的顺序进行。一般常规体检先从左下腹部开始,循逆时针方向,由下而上,先左后右,由浅入深,对腹部各区仔细进行触诊,并注意比较病变区与健康部位。而有异常主诉的患者,先从正常部位开始,逐渐移向病变区域,最后检查病变部位,检查压痛及反跳痛要放在最后进行。

（4）触诊时要注意被评估者的表情,尤其是检查压痛、反跳痛等时。

（5）进行下腹部检查时,应嘱被评估者排空膀胱,以减轻不适。

2. 触诊的方法　根据检查部位和目的的不同,触诊时施加压力有轻有重,可分为浅部触诊和深部触诊。

重点:
各种触诊方法的
适用范围

（1）浅部触诊法:将右手放在被检查部位,以掌指关节和腕关节的协同作用,进行滑动触摸,以触知被检查部位有无触痛或异常感觉。常用于检查体表浅在部位,如皮肤、关节、血管、神经、软组织、腹壁等,检查内容包括温度、脉搏、震颤、心尖搏动、肌肉紧张度和腹部包块等。一般触诊先从浅部触诊开始,逐渐进入深部触诊,使被评估者有一个适应的过程。检查时除注意手法轻柔外还应观察有无压痛、抵抗感及搏动,如有肿块应注意其大小及与邻近脏器之间的关系等。

（2）深部触诊法:运用单手或双手重叠在被检查部位逐渐加压,由浅入深进行触摸,借以了解被检查部位深部组织及脏器状况。常用于腹部检查,了解腹腔及盆腔脏器的病变。按检查目的不同可采用以下不同的手法。

①滑行触诊法:被评估者应平卧屈膝、放松腹肌、平静呼吸,检查者以手掌置于腹壁,

利用示指、中指、无名指的掌指运动，向腹部深层滑动触摸，对被触及的脏器或肿块应做上下左右滑动触摸了解其形态、大小及硬度等。

②深压触诊法：以1～3个手指的指腹逐渐用力深压被检查部位，以了解腹腔内有无局限性压痛点及反跳痛。

③双手触诊法：用左手置于被检查部位的背部（腰部），并将被检查部位推向右手方向，右手置于腹部进行触摸。这样可以起到固定作用，又可使被评估者的脏器或包块更接近于体表以利于右手触诊。双手触诊法可用于检查肝、脾、肾、子宫等脏器。

④冲击触诊法：用3～4个并拢的指端，稍用力急促地反复向下冲击被检查局部，通过指端感触有无浮动的肿块或脏器。此法用于腹腔有大量积液且伴有脏器肿大或肿块的患者。因急促冲击下触诊可使腹腔积液暂时移开而较易触知腹部的脏器或肿块。

三、叩诊

叩诊是指检查者通过手叩击被评估者身体某一部位，使之振动而产生声音，根据振动和声音的音调特点来判断被检查部位的脏器状态有无异常的评估方法。

1. 叩诊方法　根据叩诊的目的和叩诊的手法不同，叩诊可以分为直接叩诊法和间接叩诊法两种。

（1）直接叩诊法：检查者用右手中间三手指掌面直接拍击被检查部位，借助于拍击的反响和指下的震动感来判断病变情况的方法称为直接叩诊法。

适用于胸部和腹部范围较广泛的病变，如胸膜粘连或增厚、大量胸腔积液或腹腔积液及气胸等。

（2）间接叩诊法：应用最多的叩诊方法。检查者将左手中指第二指节紧贴于叩诊部位，其他手指稍微抬起，勿与体表接触；右手指自然弯曲，用中指指端叩击左手中指第二节指骨的远端，叩击方向应与叩诊部位的体表垂直。叩诊时应以腕关节与掌指关节的活动为主，避免肘关节和肩关节参与运动。叩击动作要灵活、短促、富有弹性。叩击后右手中指应立即抬起，以免影响对叩诊音的判断。在同一部位叩诊可连续叩击2～3下，若未获得明确印象，可再连续叩击2～3下。应避免不间断的、连续的快速叩击，因为这不利于叩诊音的分辨。

2. 叩诊注意事项

（1）周围环境应安静，以免影响对叩诊音的分辨。

（2）根据叩诊部位不同，患者应采取适当体位，如叩诊胸部时，可取坐位或卧位；叩诊腹部时常取仰卧位。

（3）叩诊时应注意对称部位的比较与鉴别。

（4）叩诊时不仅要注意叩诊音响度的变化，还要注意指下震动感的差异，两者应相互配合。

3. 叩诊音　叩诊时被叩击部位产生的反响称为叩诊音。叩诊音的不同取决于被叩击部位组织或器官的密度、弹性、含气量及与体表的距离。叩诊音根据音响的强度（振幅）、音调（频率）及持续时间的不同，在临床上可分为清音、浊音、鼓音、实音和过清音五种。

（1）清音：正常肺部的叩诊音。它是一种频率为100～128次/秒，振动持续时间较长，强度不一致的非乐性音。提示肺组织的弹性、含气量、致密度正常。

（2）浊音：一种音调较高，音响较弱，振动持续时间较短的非乐性叩诊音。除音响外，板指所感到的振动也较弱。浊音在叩击被少量含气组织覆盖的实质脏器时产生，如叩击心脏或肝脏被肺段边缘所覆盖的部分,或病理状态下,如肺炎(肺组织含气量减少)患者肺部的叩诊音。

(3)鼓音:如同击鼓声,是一种和谐的乐音,音响比清音更强,振动持续时间也较长,在叩击含有大量气体的空腔脏器时出现。正常情况下可见于胃泡区和腹部,病理情况下可见于肺内空洞、气胸、气腹等。

(4)实音:一种音调较浊音更高,音响更弱,振动持续时间更短的非乐性音,如叩击心和肝等实质脏器所产生的音响。在病理状态下可见于大量胸腔积液或肺实变等。

(5)过清音:介于鼓音与清音之间的一种类乐性音,音调较清音低,音响较清音强,在正常成人中不出现。临床上常见于肺组织含气量增多、弹性减弱时,如肺气肿。正常儿童可叩出相对过清音。

四、听诊

听诊是护士用耳或听诊器来探听人体内自行发出的声音。多用于听心音、呼吸音等。通过听诊,评估者可根据声音的特性与变化(如声音的频率高低、强弱、间隔时间、杂音等)来评估相关脏器有无病变。

1. 听诊方法　听诊方法可分为直接听诊法和间接听诊法两种。

(1)直接听诊法:评估者将耳直接贴附于被评估者的体壁上进行听诊,这种方法所能听到的体内声音很弱。通常只有在某些特殊和紧急情况下才会采用。

(2)间接听诊法:用听诊器进行听诊的一种检查方法。听诊器对器官活动的声音有一定的放大作用,且能阻断环境中的噪声。应用范围广,除用于心、肺、腹的听诊外,还可以听取身体其他部分发出的声音,如血管音、皮下气肿音、肌束颤动音、关节活动音、骨折面摩擦音等。

2. 听诊注意事项

(1)听诊时环境要安静,注意力要集中,避免其他声音的干扰。

(2)应注意适当保暖。

(3)应根据病情和听诊的需要,嘱患者采取适当的体位。

五、嗅诊

嗅诊是利用鼻子的嗅觉来判断患者的异常气味与病症之间关系的一种评估方法。常见异常气味的临床意义如下。

1. 痰液味　正常痰液无特殊气味。血腥味,见于大咯血的患者;恶臭味,提示支气管扩张或肺脓肿;脓液味,应考虑肺性坏疽的可能。

2. 呕吐物味　粪臭味见于肠梗阻,烂苹果味并混有脓液见于胃坏疽,酒味见于饮酒和醉酒等,浓烈的酸味见于幽门梗阻或狭窄等。

3. 呼气味　浓烈的酒味见于酒后或醉酒,刺激性蒜味见于有机磷农药中毒,烂苹果味见于糖尿病酮症酸中毒,氨味见于尿毒症,腥臭味见于肝性脑病。

4. 粪便味　腐败性臭味粪便见于消化不良或胰腺功能不良者,腥臭味粪便见于细菌性痢疾,肝腥味粪便见于阿米巴痢疾。

5. 尿味　尿呈浓烈氨味见于膀胱炎,由尿液在膀胱内被细菌发酵所致。

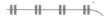

思考与练习
参考答案

4-2-1

一般状态评
估教学课件

思考与练习

一、单选题

1. 灯光下视诊不易辨认的是（　　）。

A. 肠型　　　　　B. 搏动　　　　　C. 黄疸　　　　　D. 蠕动　　　　　E. 肿块

2. 用手试患者某部位的温度,以评估者的（　　）为宜。

A. 手掌　　　　　　　　　　　B. 手背　　　　　　　　　　　C. 指腹

D. 掌指关节掌面　　　　　　　E. 手心

3. 通过视诊、触诊、叩诊、听诊获得的健康资料称为（　　）。

A. 主诉　　　　　B. 症状　　　　　C. 体征　　　　　D. 主观资料　　　　　E. 现病史

4. 大量胸腔积液时,可叩出下列哪一种叩诊音?（　　）

A. 清音　　　　　B. 过清音　　　　　C. 浊音　　　　　D. 实音　　　　　E. 鼓音

5. 正常人叩诊不会出现（　　）。

A. 清音　　　　　B. 浊音　　　　　C. 过清音　　　　　D. 鼓音　　　　　E. 实音

6. 适宜用深部触诊法检查的是（　　）。

A. 腋窝淋巴结　　　　　　　　B. 肺部　　　　　　　　　　　C. 肝脏

D. 心　　　　　　　　　　　　E. 腹股沟淋巴结

7. 嗅诊时,下列气味与疾病不符的是（　　）。

A. 蒜味见于有机磷农药中毒　　　　B. 烂苹果味见于糖尿病酮症酸中毒

C. 氨味见于尿毒症　　　　　　　　D. 肝臭味见于肝硬化患者

E. 酒味见于酒精中毒

二、填空题

1. 深部触诊常用的方法有_____、_____、_____、_____。

2. 正常胸部叩诊可以听到的叩诊音有_____、_____、_____、_____。

三、名词解释

身体评估

（陈　燕）

任务二　一般状态评估

　　一般状态评估是对患者全身的一般状态进行概括性观察,评估方法以视诊和问诊为主,配合触诊。初学者要从掌握评估的内容和方法入手,通过不断地实训和临床实践才能掌握评估方法,否则会对很多重要的体征"视而不见"。

情景描述

患者,男,30岁,步行入病房,意识清楚,痛苦面容,面色潮红,鼻翼扇动,体温 39.4 ℃。

思考问题:

1. 作为责任护士首先要做的是什么?

2. 需要评估的内容有哪些?

序号	任务内容
1	正确接待该患者
2	采集该患者的一般资料
3	对该患者进行一般状态评估

一、性别

性别通常以性征来区别。在男性,性征只与雄激素作用有关。女性性征的正常发育与雌激素和雄激素有关。正常成人男女性征明显。

评估中要注意以下 3 点。

(1) 如果激素分泌出现异常,则可能造成第二性征的改变。如:肾上腺皮质肿瘤或长期使用肾上腺皮质激素,可使女性患者发生男性化;肝硬化所引起的睾丸功能损害及肾上腺皮质肿瘤可引起男子乳房女性化和其他第二性征的改变,如皮肤、毛发、脂肪分布、声音的改变等。

(2) 性染色体异常对性征的影响:如性染色体数目和结构异常所致两性畸形。

(3) 性别与某些疾病的发病率有关:如甲状腺疾病和系统性红斑狼疮多发生于女性;消化道肿瘤则多见于男性。

二、年龄

随着年龄的增长,我们的身体也会发生变化,在不同的年龄阶段某些疾病容易发生,某些疾病的预后也不同。了解受检者的年龄,有利于判断其患病及康复特点,也利于根据患者各个年龄段的特点进行个性化的护理。

(1) 年龄的评估方法:①意识清醒、愿意配合的患者可经问诊得知;②通过观察进行评估。

(2) 年龄的评估要点:皮肤黏膜的弹性与光泽、肌肉的状态、毛发的颜色和分布、面部与颈部皮肤皱纹及牙齿的状态等。

(3) 不能准确判断年龄的原因:①环境因素导致发育的速度和衰老程度的差异;②疾病对机体状态的影响。

三、生命体征

生命体征是标志生命活动存在与质量的重要征象,是体格检查必须检查的项目之一,其内容包括体温、脉搏、呼吸和血压,现在也有人把疼痛看作是第五个生命体征。影

4-2-2
知识链接

响生命体征的因素：年龄、性别、遗传、药物、生活方式、环境、锻炼、代谢、疼痛、应激等。生命体征的测量是基础护理学中的重要内容之一，本任务中仅做简单介绍。

（一）体温

1. 测量方法

（1）口温：正常值为 36.3～37.2 ℃，不适用于婴幼儿。

（2）肛温：较口温高。正常值为 36.5～37.7 ℃，多用于婴幼儿及神志不清者。

（3）腋温：正常值为 36～37 ℃。体温计头端置于腋窝深处，嘱患者夹紧，10 min 后读数。这是最常用的方法。

（4）其他：红外耳温计测量体温等。

2. 生理情况

（1）一天内波动：一般不超过 1 ℃，早晨低，下午高。

（2）不同人群：老年人低，月经前或妊娠妇女较高。

3. 发热的评估

（1）发热（以口温为标准）的分度。

低热：37.3～38 ℃。中等度热：38.1～39 ℃。高热：39.1～41 ℃。超高热：41 ℃以上。

（2）临床意义。

①感染性发热：引起发热的最主要因素，占发热病因的 50%～60%。各种病原体（包括细菌、病毒、真菌、支原体、立克次体、螺旋体、寄生虫等）引起的急性或慢性、局部性或全身性感染均可引起发热，通常称为感染性发热。

②非感染性发热：非病原体引起的发热属于非感染性发热。

③生理性低热：多出现于精神紧张、剧烈运动后，也可见于月经期或妊娠期。

4. 体温过低的评估　体温低于 35 ℃称为体温过低。其临床意义为体温中枢未发育成熟、失血性休克、极度衰竭等。

（二）脉搏

1. 测量方法　最常采用触诊桡动脉搏动来测量，检查者以示指、中指、无名指的指腹平放于患者桡动脉搏动处，检查时注意脉率、脉律（正常节律是跳动均匀、间隔时间相等）、脉搏的强弱等。具体内容详见心血管系统的评估。

2. 脉率的正常值　正常成人在安静状态下脉率为 60～100 次/分。一般来说，脉率反映心率，脉率超过 100 次/分，称为心动过速；脉率低于 60 次/分，称为缓脉。脉率随年龄的增长而减慢，女性快于男性，运动、情绪激动等会使脉率增大。

3. 脉率异常的临床意义

（1）脉搏增快（＞100 次/分）：生理情况有情绪激动、紧张、剧烈体力活动（如跑步、爬山、爬楼梯、扛重物等）、气候炎热、饭后、酒后等。病理情况有发热、贫血、心力衰竭、心律失常、休克、甲状腺功能亢进等。

（2）脉搏减慢（＜60 次/分）：颅内压增高、阻塞性黄疸、甲状腺功能减退等。

（3）脉搏消失（即不能触到脉搏）：多见于重度休克、多发性大动脉炎、闭塞性脉管炎、深昏迷患者等。

（三）呼吸

1. 测量方法　观察胸廓起伏的情况。注意频率、深度和节律。具体呼吸节律的异常详见呼吸系统评估。

2. 正常值　安静状态下,呼吸频率为 16～20 次/分,呼吸运动均匀,与脉率的比例为 1∶4。男性及儿童以腹式呼吸为主,女性以胸式呼吸为主。

3. 呼吸频率的改变

(1)呼吸加快(＞20 次/分):正常人见于情绪激动、运动、进食、气温增高;异常者见于高热、肺炎、哮喘、心力衰竭、贫血等。

(2)呼吸减慢(＜12 次/分):见于颅内压增高,颅内肿瘤,麻醉剂、镇静剂使用过量,胸膜炎等。

4. 呼吸深度的改变　深而大的呼吸见于严重的代谢性酸中毒、糖尿病酮症酸中毒、尿毒症时的酸中毒;呼吸浅见于药物使用过量、肺气肿、电解质紊乱等。

5. 呼吸节律的改变

(1)潮式呼吸:见于重症脑缺氧、缺血,严重心脏病,尿毒症晚期等患者。

(2)点头样呼吸:见于濒死状态。

(3)间停呼吸:见于脑炎、脑膜炎、颅内压增高、干性胸膜炎、胸膜恶性肿瘤、肋骨骨折、剧烈疼痛时。

(4)叹气样呼吸:见于神经官能症、精神紧张、忧郁症的患者。

(四)血压

血压通常是指动脉血压或体循环血压,是重要的生命体征。一般选用上臂肱动脉为测量处。

1. 操作注意事项

(1)安静状态下,被评估者取坐位或仰卧位。

(2)右上肢裸露伸直并轻度外展,肘部置于心脏同一水平。

(3)缠袖带的位置:肘窝上 2～3 cm,袖带松紧适宜,以放入两个手指为宜。

(4)听诊器体件不要放在袖带内。

(5)往袖带内充气,边充气边听诊,待肱动脉搏动音消失,再升高 20～30 mmHg,缓慢放气,第一声搏动声音为收缩压,继续放气,动脉音消失时为舒张压。

(6)注意测量完血压后整理血压计,关上血压计的开关,整理妥当后放好,以免损坏血压计。

2. 正常值　收缩压正常值＜130 mmHg,舒张压正常值＜85 mmHg。

3. 常见血压异常

(1)高血压:收缩压和舒张压均增高。成人的收缩压≥140 mmHg 和(或)舒张压≥90 mmHg,称高血压。如出现高血压,但其他脏器无症状,属原发性高血压病;由肾血管疾病、肾炎、肾上腺皮质肿瘤、颅内压增高、糖尿病、动脉粥样硬化性心脏病、高脂血症、高钠血症、饮酒、吸烟等引起的高血压,属继发性高血压病。

(2)低血压:收缩压≤90 mmHg,舒张压≤60 mmHg。多见于休克、心肌梗死、心功能不全、肾上腺皮质功能减退、严重脱水、心力衰竭、低钠血症等。

四、发育与体型

(一)发育

发育正常与否通常用年龄、智力、体格成长状况(身高、体重及第二性征)之间的关系来判断。发育正常者,各因素相互间关系均衡。一般来说,发育与遗传、内分泌、营养代谢、体育锻炼等因素密切相关。个体智力发育水平可以通过观察个体的语言、思维等粗

4-2-4
课堂互动

4-2-5
高血压分级

略了解,也用相应的智力测验工具进行测量。

1. 成人体格发育正常的判断指标

(1)两上肢展开的长度约等于身高。

(2)胸围等于身高的一半。

(3)坐高等于下肢的长度。

2. 与内分泌因素密切相关的病态发育

(1)巨人症:见于发育成熟前垂体前叶功能亢进者,骨骺闭合之前,导致骨骺的过度生长,体格异常高大。

(2)侏儒症:见于发育成熟前垂体前叶功能减退者。注意:发育成熟后减退则可能出现腺垂体激素分泌不足,如促性腺激素、促甲状腺激素、生长激素等分泌不足。

(3)呆小症:见于发育成熟前甲状腺功能减退者,这种患者智力低下。这类患儿不活泼、行动迟缓、面色苍白、便秘、皮肤粗糙、头发稀疏、皮温较低。其早期特征:生理性黄疸时间长、便秘和喂养困难。

(4)某些疾病(如结核、肿瘤)破坏了性腺分泌功能,则可出现性腺功能低下所致的第二性征改变,男性表现为"阉人"征,女性则表现为男性化。

（二）体型

体型是发育的形体表现,包括骨骼、肌肉与脂肪分布的状态。临床上将正常人体型分为3型。

1. 瘦长型(无力型) 身高肌瘦,颈长肩窄,胸廓扁平,腹上角$<90°$。

2. 匀称型(正力型) 身体各部匀称适中,此型多见。

3. 矮胖型(又称超力型) 身短粗壮,颈粗肩宽,胸廓宽厚,腹上角$>90°$。

五、营养状态

（一）比较实际体重与标准体重

测量一定时间内体重的增减是观察营养状态的常用方法之一。

1. 标准体重的计算 可以按照身高体重表来查出标准体重,也可以按公式计算。

$$男性标准体重(kg)=[身长(cm)-100]×0.9$$
$$女性标准体重(kg)=[身长(cm)-100]×0.85$$

2. 体重的评价标准

(1)体重在标准体重±10%以内者为正常。

(2)体重减轻到低于正常的10%时称为消瘦,极度消瘦称恶病质。

(3)体重超过标准体重20%称为肥胖症。

（二）体重指数(BMI)

$$体重指数=体重(kg)/身高^2(m^2)$$

我国健康成年男性的正常体重指数为20~25,小于20为消瘦,大于25为超重或肥胖。我国健康成年女性正常体重指数为19~24,小于19为消瘦,大于24为超重或肥胖。本指标不适宜肌肉发达的运动员、孕妇、虚弱久坐的老人。

（三）皮脂厚度测量

皮下脂肪直接反映体内脂肪量,与营养状态关系密切,是评价营养状态的最简便而迅速的方法。尽管脂肪的分布存在个体差异,男女亦各有不同,但前臂屈侧或上臂背侧下 1/3 处脂肪分布的个体差异最小，为判断脂肪充实程度最方便和最适宜的部位。

根据 WHO 推荐，可测量肩胛下、肱三头肌和脐旁等处的皮下脂肪厚度来评价营养状态，采用的工具是皮脂卡。

1. 肩胛下皮脂厚度测量 被检查者取坐位或俯卧位，手臂及肩部放松，检查者以拇指、示指捏起肩胛下角下方皮肤（不要捏起肌肉，也不能只捏起皮肤）。捏时两指的距离为 3 cm，用皮脂卡测量，读数。重复 2 次取其平均值，两次测量值相差不应超过 1 mm。标准厚度：男性为 12.5 mm，女性为 16.5 mm。

2. 三头肌皮脂厚度测量 被检查者手臂放松下垂，掌心对着大腿侧面；检查者站在被检查者背面，在肩峰和鹰嘴连线的中点，余按前述相同方法测量三头肌皮脂厚度。标准厚度同肩胛下皮脂厚度。

3. 脐旁皮脂厚度测量 在腹部锁骨中线平脐的部位测量，方法同前。

（四）中上臂臂围

中上臂臂围主要反映机体的能量储备和蛋白质的密度。该指标常用来和皮脂厚度一起了解该区域的肌肉和脂肪组织的情况。

测量方法：测量非优势手（即右利手者测量左臂，左利手者测量右臂），用软尺绕上臂中点一周，读数。注意不能太紧也不能太松。重复 2 次取其平均值，两次之间的测量值相差不超过 1 mm。

（五）综合判断

临床上通常根据皮肤黏膜、指甲、毛发、皮下脂肪、肌肉发育状况对营养状态做出综合判断，以营养良好、营养中等、营养不良 3 个等级来描述。

1. 营养良好 皮肤黏膜红润、有光泽、弹性好，指甲、毛发润泽，皮下脂肪丰满有弹性，肌肉结实，肩胛部及腹部肌肉丰满。

2. 营养不良 皮肤黏膜干燥、弹性降低，指甲粗糙无光泽，毛发稀疏，皮下脂肪菲薄，肌肉松弛，肩胛骨、髂骨嶙峋突出。

3. 营养中等 介于两者之间。

对护理人员来说，评估患者的体型和营养状况，主要是收集可能影响患者营养状况的因素，发现与营养有关的护理问题，有针对性地给予相应的饮食指导和护理。

六、意识状态

意识状态是指人对周围环境和自身状态的认知与觉察能力，是大脑高级神经中枢功能活动的综合表现。意识活动主要包括认知、思维、情感、记忆和定向力五个方面。正常人意识清晰，反应敏锐、精确，思维活动正常，语言流畅，字音清楚，表达准确、到位。清晰的意识活动有赖于大脑皮层、脑干网状激活系统的兴奋。清醒是指对外界各种刺激有正常的反应，对周围环境有良好的定向力，对事物有正确的判断力。凡能影响大脑功能活动的疾病均会引起不同程度的意识改变，称为意识障碍。意识障碍可表现为兴奋不安、思维紊乱、语言表达能力减退或失常、情感活动异常、无意识动作增加等。意识障碍可根据意识清晰程度、意识障碍范围、意识障碍内容的不同而有不同表现。临床上常见的意识障碍有嗜睡、意识模糊、昏睡、昏迷和谵妄等，其临床表现与评估见项目三任务十四。

七、面容与表情

疾病可使人的面容与表情发生变化，通常表现为痛苦、忧虑或疲惫。某些疾病发展

重点：
营养状态的综合判断及异常的临床意义

重点：
意识状态的评估方法和异常的临床意义

难点：
不同种类意识障碍的鉴别

到一定程度时,可出现特征性的面容与表情。常见典型病容如下。

1. 急性病容　面色潮红,呼吸急促,鼻翼扇动,口唇疱疹,表情痛苦,见于急性热病,如疟疾、大叶性肺炎。

2. 慢性病容　面色灰暗或苍白,面容憔悴,目光暗淡,消瘦无力,见于慢性消耗性疾病,如恶性肿瘤、结核等。

3. 甲状腺功能亢进面容　眼裂增大,眼球突出,兴奋不安,烦躁易怒,呈惊愕貌。

4. 黏液性水肿面容　颜面水肿、苍白,面宽,唇厚,目光呆滞,反应迟钝,眉毛、头发稀疏,见于甲状腺功能减退(图4-1)。

5. 二尖瓣面容　面色晦暗、双颊紫红、口唇发绀,见于风湿性心脏病二尖瓣狭窄(图4-2)。

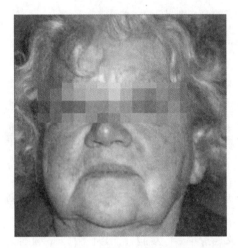

图 4-1　黏液性水肿面容

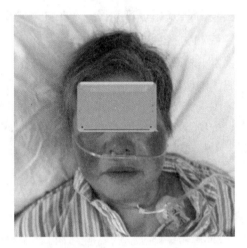

图 4-2　二尖瓣面容

6. 肢端肥大症面容　头颅增大,面部变长,下颌增大前突,眉弓及两颧隆起,唇舌肥厚,耳、鼻增大(图4-3)。

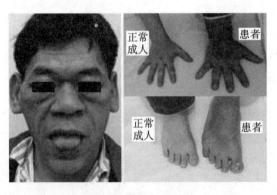

图 4-3　肢端肥大症面容

7. 满月面容　面圆如满月,皮肤发红,常伴痤疮、小须,见于库欣综合征及长期使用肾上腺糖皮质激素者(图4-4)。

8. 面具面容　面部呆板无表情,见于帕金森病、脑炎等。

9. 病危面容　面色枯槁、苍白或铅灰,表情淡漠,双目无神,眼眶凹陷,鼻骨峭耸,见于大出血、严重休克、脱水、急性腹膜炎等严重疾病者。

10. 苦笑面容　牙关紧闭,面肌痉挛,呈苦笑状,见于破伤风(图4-5)。

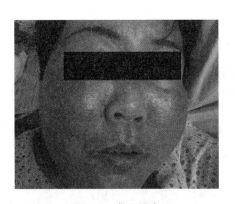

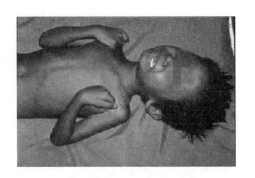

图 4-4 满月面容 图 4-5 苦笑面容

八、体位

体位是患者身体所处的位置。在患有某些疾病的时候，为了缓解身体的不适，通常会自觉、不自觉地采取某种体位，例如腹痛时我们会弯下腰；看到有人捂住胸口，表情痛苦，我们会意识到这个人可能有心绞痛。这对观察病情起到提示作用，因此在评估中有重要的意义。

（一）自动体位

自动体位是指身体活动自如，不受限制，见于正常人、轻症患者、疾病早期患者。

（二）被动体位

被动体位是指不能随意调整或变换体位，见于意识丧失或极度衰弱者。

（三）强迫体位

强迫体位是指为减轻疾病痛苦被迫采取的某种体位。

1. 强迫仰卧位 患者仰卧，双腿屈曲以减轻腹肌的紧张，见于急性腹膜炎。

2. 强迫俯卧位 俯卧位可使脊背部肌肉松弛，见于脊椎疾病。

3. 强迫侧卧位 有胸膜疾病者多卧向患侧，以减轻疼痛或咳嗽，并有利于健侧代偿呼吸，见于一侧胸膜炎或胸腔大量积液者。

4. 强迫坐位（端坐呼吸） 坐位，双手置于膝上或扶持床边，以使膈肌下降，增加肺容量及减少下肢回心血量，减轻心脏负担，见于心、肺功能不全者。

5. 强迫蹲位 短距离步行或其他活动中因感呼吸困难和心悸而取蹲踞体位或膝胸位以缓解症状，见于发绀型先天性心脏病。

6. 强迫停立位 步行中突发心前区疼痛而被迫即刻站立，并以右手按抚心前区，见于心绞痛者。

7. 辗转体位 腹痛发作时，患者辗转反侧，坐卧不安，见于胆石症、胆道蛔虫症、肠绞痛等。

8. 角弓反张位 因颈或脊背肌肉强直，患者头向后仰，屈背挺胸呈弓状，见于破伤风和小儿脑膜炎（图 4-6）。

九、姿势与步态

健康人躯干端正，活动自如，步态稳健。在患某些疾病时，可有异常的姿势与步态，如脊柱、四肢疾病患者因病变或疼痛而弯腰、驼背或跛行。走路时身体左右摇摆似鸭行称蹒跚步态，见于佝偻病、大骨节病、进行性肌营养不良及先天性双侧髋关节脱位等。小脑疾病、酒精或巴比妥中毒者，行走时躯干重心不稳，步态紊乱，呈醉酒步态。起步后小

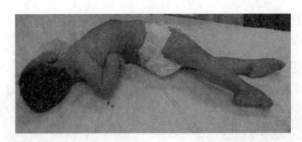

图 4-6　角弓反张位

步急速趋行,身体前倾的慌张步态,见于帕金森患者。共济失调步态表现为行走时一足高抬,骤然落下,双目向下注视,两足间距较宽,闭目时摇晃不稳,见于脊髓痨患者。偏瘫步态多见于脑血管疾病的后遗症。剪刀步态见于脑性瘫痪、先天性痉挛性瘫痪等患者。跨阈步态见于腓总神经麻痹。

思考与练习

一、单选题

1. 依发热的分度,中等度热为体温达(　　)。

A.39.1～40 ℃　　　　　　　　B.38.1～39 ℃　　　　　　　　C.37.2～38 ℃

D.40～41 ℃　　　　　　　　　E.41 ℃以上

2. 引起发热的病因甚多,临床上最为常见的疾病是(　　)。

A.感染性疾病　　　　　　　　　　　　B.皮肤散热减少性疾病

C.体温调节中枢功能失常性疾病　　　　D.心脏、肺、脾等内脏梗死

E.肢体坏死

3. 某女性患者,面色晦暗,双颊紫红,口唇轻度发绀,该患者为(　　)。

A.病危面容　　　　　　B.肝病面容　　　　　　C.肾病面容

D.二尖瓣面容　　　　　E.甲状腺功能亢进面容

4. 心、肺功能不全者常采取的体位是(　　)。

A.强迫蹲位　　　　　　B.强迫侧卧位　　　　　C.强迫坐位

D.强迫停立位　　　　　E.强迫仰卧位

二、名词解释

1. 强迫体位　2. 二尖瓣面容

(常金兰)

任务三　皮肤及浅表淋巴结评估

4-3-1
皮肤及浅表
淋巴结评估
教学课件

情 景 描 述

　　王某,女,80 岁,有糖尿病史 5 年。因无人照顾而长期住养老院,由于鞋子大小不合适,导致脚跟处破溃,诊断为糖尿病足入院。

思考问题：

1. 作为责任护士，你首先要做的是什么？
2. 需要评估的内容有哪些？

序号	任务内容
1	正确接待该患者
2	收集该患者的一般资料
3	对该患者进行皮肤评估

一、皮肤评估

皮肤评估主要通过视诊进行，必要时配合触诊。

1. 颜色 与血红蛋白的量、血液充盈度、皮下脂肪厚薄有关。

（1）苍白：由末梢毛细血管痉挛或充盈不足所致，见于寒冷、休克、贫血等。

（2）发红：由红细胞量增多、毛细血管扩张或血流加速所致。生理情况下见于饮酒或运动等；病理情况下见于发热、阿托品中毒或 CO 中毒等。

（3）发绀：皮肤黏膜呈现青紫色，主要由单位容积血液中还原血红蛋白增高（超过 50 g/L）所致。发绀常见部位包括唇、舌、耳廓、面颊和肢端等。

（4）黄染：皮肤黏膜呈黄色。主要为血中总胆红素浓度超过 34.2 μmol/L 所致的黄疸。常见于溶血性疾病、肝细胞受损或胆道阻塞。早期或轻微时见于巩膜黄染，较明显时皮肤表现出黄染。

（5）色素沉着：因表皮内层黑色素增加所致部分或全身皮肤色泽加深，称色素沉着。全身性色素沉着主要见于慢性肾上腺皮质功能减退症，也可见于肝硬化、肝癌晚期、使用马利兰药物；妊娠斑见于妊娠期妇女，表现为面颊部色素沉着；老年斑见于老年人，表现为全身散在性色素沉着。

（6）色素脱失：皮肤丧失原有色素称为色素脱失，主要由酪氨酸酶缺乏引起黑色素缺乏所致。常见于白化症、白斑及白癜风等。

2. 湿度 主要与汗液分泌有关。病理情况下可有出汗过多或无汗。出汗过多见于风湿病、结核、甲状腺功能亢进等。手脚皮肤发亮而大汗淋漓称为冷汗，见于休克；夜间睡后出汗称为盗汗，是结核的常见征象。无汗时皮肤异常干燥，见于维生素 A 缺乏症、硬皮病、尿毒症和脱水。

3. 温度 护士以手背皮肤触摸被评估者皮肤评估皮肤温度。全身皮肤发热见于发热、甲状腺功能亢进，发凉见于休克、甲状腺功能减退等；局部皮肤发热见于疖肿、丹毒等；肢端发冷可见于雷诺病。

4. 弹性 皮肤弹性与年龄、营养状态、皮下脂肪及组织间隙所含液体的量有关。护士以拇指和食指捏起手背和上臂内侧（肘上 3～4 cm）皮肤，松手后观察皮肤皱褶平复的情况，皮肤皱褶迅速平复为弹性良好。生理情况下，年轻人皮肤弹性良好，老年人皮肤弹性减退。病理情况下，皮肤弹性减退见于长期慢性消耗性疾病患者和严重脱水者。

5. 皮疹 皮疹常见于传染病、皮肤病、药物及其他物质所致的过敏反应。应注意观察皮疹分布的部位、出现的时间和发展顺序、形态、大小、颜色、按压是否褪色、脱屑，并询问是否伴有瘙痒。皮疹按形态可分为斑疹、丘疹、斑丘疹、荨麻疹。

重点：
皮肤颜色改变的临床意义

83

（1）斑疹：局部皮肤发红而不隆起，见于斑疹伤寒、丹毒、风湿性多形性红斑等。

（2）丘疹：一种较小的实质性皮肤隆起伴有颜色改变的皮肤损害，见于药疹、麻疹、猩红热、湿疹等。

（3）斑丘疹：在斑疹的底盘上出现丘疹为斑丘疹，见于猩红热、风疹及药疹等。

（4）荨麻疹：又称风团，是局部皮肤暂时性的水肿性隆起，大小不等，形态不一，颜色或苍白或淡红，消退后不留痕迹，由皮肤速发型变态反应所致，见于异性蛋白性食物、药物或其他物质过敏、虫咬伤等。

6. 皮肤、黏膜出血　皮肤黏膜出血表现为血液淤积于皮肤或黏膜下，形成红色或暗红色斑。压之不褪色，视出血面积大小可分为瘀点（亦称出血点，直径不超过 2 mm）、紫癜（直径 3～5 mm）、瘀斑（直径大于 5 mm）和血肿（片状出血伴有皮肤隆起）。见于出血性疾病、重症感染、中毒和外伤等。

7. 蜘蛛痣与肝掌　蜘蛛痣是皮肤小动脉末端分支性扩张所形成的血管痣，形似蜘蛛而得名。常见于上腔静脉分布的躯干以上部位，尤以面、颈和手部多见。用铅笔压迫蜘蛛痣的中心，蜘蛛痣周围会褪色。蜘蛛痣与雌激素水平增高有关，见于慢性肝炎、肝硬化患者，生理情况下见于妊娠期妇女。慢性肝炎、肝硬化患者除蜘蛛痣外，往往会伴有肝掌，即手大小鱼际肌明显发红，压迫后可褪色，也是由雌激素水平升高引起的。

8. 水肿　水肿是指过多的液体潴留于组织间隙引起皮肤肿胀。水肿可分为全身性水肿和局部性水肿，凹陷性水肿和非凹陷性水肿。根据水肿的程度又可以分为轻度、中度和重度水肿。

9. 溃疡和瘢痕　溃疡一般是由外伤、感染、局部皮肤血液循环障碍等原因引起，评估时应注意其部位、大小、数目、形状、深浅及表面分泌物的情况。溃疡主要见于长期卧床且营养不良的患者，容易发生在骨隆突部位，又被称为压力性溃疡。瘢痕为皮肤创面愈合后新生结缔组织形成的斑块。

二、浅表淋巴结评估

浅表淋巴结评估主要采用触诊的方法进行。正常的浅表淋巴结很小，直径多在 0.5 cm 以内，质地柔软，表面光滑，无压痛，不易触及。

浅表淋巴结呈组群分布，每一组群淋巴结收集一定部位的淋巴液。如耳后、乳突区的淋巴结收集来自头皮的淋巴液；颌下淋巴结群收集口腔底部、颊黏膜、齿龈等处淋巴液；颏下淋巴结群收集颏下三角区内组织、唇和舌部的淋巴液；颈深部淋巴结收集鼻、咽喉、气管、甲状腺等处淋巴液；右锁骨上淋巴结收集气管、胸膜、肺等处淋巴液；左锁骨上淋巴结收集食管、胃肠等器官的淋巴液；躯干上部、乳腺、胸壁等处淋巴液回流入腋窝淋巴结；下肢、会阴部淋巴液回流入腹股沟淋巴结。当身体某部位发生炎症或癌肿时，微生物或癌细胞可沿淋巴管蔓延，到达该器官或该部位的淋巴结，引起淋巴结肿大，压痛，因而对疾病诊断有重要意义。

（一）触诊方法与顺序

对于浅表淋巴结，应用滑动触诊法进行检查。为了避免遗漏，应按一定顺序检查，其顺序为耳前、耳后、乳突区、枕骨下区、颈前三角（包括颌下与颏下）、颈后三角、锁骨上窝、腋窝、滑车上、腹股沟、腘窝等。

（二）触诊内容

发现淋巴结肿大时，应注意肿大淋巴结的部位、大小、数目、硬度、活动度、有无压痛、有无粘连及局部皮肤有无红肿、瘢痕、瘘管等。同时注意寻找引起淋巴结肿大的原发病灶。

（三）引起浅表淋巴结肿大的原因

1. 局限性淋巴结肿大

（1）非特异性淋巴结炎：一般炎症所致的淋巴结肿大多有触痛，表面光滑，无粘连，质不硬。颌下淋巴结肿大常由口腔内炎症所致；颈部淋巴结肿大常由化脓性扁桃体炎、齿龈炎等急慢性炎症所致；上肢的炎症常引起腋窝淋巴结肿大；下肢炎症常引起腹股沟淋巴结肿大。

（2）淋巴结结核：肿大淋巴结常发生在颈部血管周围，呈多发性，质地较硬，大小不等，可互相粘连或与邻近组织、皮肤粘连，移动性稍差。如组织发生干酪性坏死，则可触到波动感。晚期破溃后形成瘘管，愈合后可形成瘢痕。

（3）转移性淋巴结肿大：恶性肿瘤转移所致的淋巴结肿大，质硬或有橡皮样感，一般无压痛，表面光滑或有突起，与周围组织粘连而不易推动。胃癌、食管癌多向左锁骨上窝淋巴结转移；肺癌多向右锁骨上窝淋巴结转移；鼻咽癌易转移到颈部淋巴结；乳腺癌常引起腋下淋巴结肿大。

2. 全身淋巴结肿大　淋巴结肿大遍及全身，大小不等，多无压痛，无粘连，见于传染性单核细胞增多症、淋巴细胞性白血病、淋巴瘤等。

案例分析

　　患者1个月前无明显诱因出现发热，体温最高达39.0 ℃，咳嗽，轻微咳痰，无流涕、打喷嚏，无胸闷气喘，无大汗淋漓，来我院求治，血常规检查提示中性粒细胞比例及总数偏高，考虑为上呼吸道感染，先后予以左氧氟沙星、阿奇霉素等抗感染治疗，具体用量不清，症状改善不理想，体温仍反复波动，波动于37.5～38.5 ℃。今患者又有发热，再次来我院求治，收入我科。本次发病以来，发热，咳嗽少痰，口干口苦，饮食差，睡眠尚可，大小便未见明显异常。

　　既往有高血压、气管炎、骨质增生病史。查体：咽部充血，轻度红肿，扁桃体无肿大，右侧颈部可扪及大小约4 cm×4 cm的淋巴结，双侧腹股沟区可扪及肿大淋巴结，大小约5 cm×4 cm，听诊两肺呼吸音粗糙，未闻及明显干、湿啰音。辅助检查：血常规未见明显异常；淋巴结穿刺提示坏死增生性淋巴结炎。腹部B超提示：脂肪肝，脾大。肺部CT提示：右肺中叶小结节影，考虑多发性淋巴结肿大，心影增大，冠状动脉壁硬化。

　　请归纳和总结浅表淋巴结的评估方法及其肿大的临床意义。

思考与练习

一、单选题

1. 淋巴结局部肿大，质硬，无压痛，有粘连，最多见于（　　　）。

A. 淋巴瘤　　　　　　　　B. 淋巴结结核　　　　　　C. 急性淋巴结炎

D. 慢性淋巴结炎　　　　　E. 恶性肿瘤淋巴结转移

重点：
浅表淋巴结肿大
的临床意义

4-3-2
护考相关
在线答题

4-3-3
浅表淋巴
结评估

思考与练习
参考答案

2. 下列哪一项不属于蜘蛛痣的表现？（　　）

A. 形似蜘蛛，呈辐射状　　　　　　　　　　B. 多见于腹部、下肢

C. 压迫痣中央可使痣暂时消失　　　　　　　D. 可见于孕妇或慢性肝病患者

E. 与体内雌激素增高有关

3. 关于皮肤干燥无汗，下列哪一项是错误的？（　　）

A. 尿毒症　　　　　　　　　　B. 佝偻病　　　　　　　　　　C. 黏液性水肿

D. 维生素 A 缺乏症　　　　　　E. 严重呕吐、腹泻

4. 出血点与充血性皮疹最主要的区别是（　　）。

A. 病变部位　　　　　　　　　　B. 病变直径　　　　　　　　　　C. 压之是否褪色

D. 皮肤表面是否隆起　　　　　　E. 血小板计数是否正常

5. 使用过多的胡萝卜、南瓜、橘汁可使皮肤黄染，其黄染部位多见于（　　）。

A. 口唇　　　　　　　　　　B. 巩膜　　　　　　　　　　C. 口腔黏膜

D. 四肢皮肤　　　　　　　　E. 手掌、足底、前额

6. 患者，男，66 岁，昏迷，皮肤黏膜呈樱桃红色，提示存在（　　）的可能。

A. 中暑　　　　　　　　　　　　　　　　B. 猩红热

C. 有机磷农药中毒　　　　　　　　　　　D. CO 中毒

E. 亚硝酸盐中毒

二、填空题

1. 常见的皮肤颜色异常包括苍白、_____、_____、_____、_____、_____六种。

2. 皮疹的类型包括_____、_____、_____、_____。

3. 出血点是指皮下出血直径小于_____，紫癜是指直径为_____。

三、名词解释

蜘蛛痣

四、简答题

试述淋巴结肿大的临床意义。

（陈　燕）

任务四　头、面、颈部评估

情　景　描　述

患者，男，61 岁，上厕所时突然头痛，呈进行性加重，伴头晕、呕吐，约 30 min 后昏迷而急诊入院。查体：T 36.6 ℃，P 82 次/分，R 20 次/分，BP 220/110 mmHg，面色潮红、呼吸深大而有鼾声、双侧瞳孔等大、等圆、对光反射迟钝，左侧肢体肌张力低、Babinski 征（＋）。临床诊断：脑出血。

思考问题：

1. 该患者需重点检查的项目及其检查内容有哪些？

2. 上述检查项目有何临床意义？

序号	任务内容
1	说出该患者需重点进行检查的项目及内容
2	推测其临床意义

一、头部评估

头部评估以视诊、触诊为主。评估内容如下。

1. 头发　注意头发的颜色、质地、疏密度、脱发情况等。脱发常见于头皮脂溢性皮炎、斑秃、甲状腺功能减退、伤寒等，或肿瘤放疗、化疗后（治疗停止后头发可逐渐长出）。

2. 头皮　拨开头发便于观察头皮颜色，有无头皮屑、头癣、疖痈、血肿、瘢痕、外伤等。

3. 头颅　评估头颅的大小、外形及活动情况等。大小以软尺测量自眉弓上缘过枕骨粗隆围绕头一周的长度，即头围。正常情况下，新生儿头围约 34 cm，成人平均 53 cm。另需注意婴幼儿囟门情况。

（1）头颅大小、外形异常：①小颅：正常小儿囟门多在 1～1.5 岁闭合。若闭合过早，可出现小头畸形，常影响智力的发育。②尖颅：即塔颅，头顶尖高突起，与颜面部的比例异常，由矢状缝与冠状缝闭合过早导致。常见于 Apert 综合征（患先天性尖颅并指（趾）畸形）。③方颅：头顶平坦呈方形，前额左右突起，常见于小儿佝偻病、先天性梅毒等。④巨颅：头颅增大明显，颜面部较小，可见颈静脉充盈。因颅内压增高，压迫眼球致双目下视、巩膜外露的特殊表情称落日现象。巨颅常见于脑积水（图 4-7）。⑤变形颅：以颅骨增大变形为主要特点，发生于中年人，如变形性骨炎（Paget 病）。⑥长颅：颅顶到下颌部的长度明显变长，常见于 Manfan 综合征、肢端肥大症等。

重点：
异常头颅的临床
意义

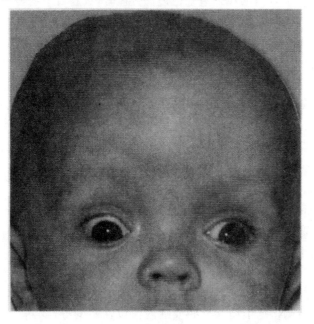

图 4-7　脑积水

（2）头部运动异常：颈椎疾病可致头部活动受限；帕金森病患者可出现头部不随意颤动；Musset 征患者可出现与颈动脉搏动一致的点头运动。

二、面部评估

面部评估以视诊、触诊为主。

1. 眼

（1）眼眉：正常人一般外侧部较稀疏，内侧及中间部较浓密。注意观察疏密度及脱落现象。如麻风病可见外 1/3 过于稀疏或脱落。

（2）眼睑。

①睑内翻：瘢痕形成致使睑缘向内翻转，如沙眼。

②上睑下垂：单侧可见于蛛网膜下腔出血、脑脓肿、脑炎、白喉及外伤等引起的动眼神经麻痹；双侧可见于先天性上睑下垂、重症肌无力等。

③眼睑闭合障碍：单侧见于面神经麻痹，双侧见于甲状腺功能亢进。

④眼睑水肿：轻度或初发水肿常出现在眼睑处，其皮下组织较疏松。常见于肾炎、慢性肝病、营养不良、贫血、血管神经性水肿等。另需注意眼睑有无包块、压痛、倒睫等情况。

难点：
结膜、巩膜和角膜异常改变的临床意义

（3）结膜：分为睑结膜、穹窿部结膜和球结膜三个部分。检查被评估者左眼用右手，右眼用左手。其中检查上睑结膜时需翻转眼睑，检查要点：嘱被评估者双目下视，用示指和拇指捏住其上睑中外 1/3 处边缘，轻轻向前下方牵拉，接着示指下压睑板上缘，配合拇指将睑缘向上捻转即可翻开眼睑，操作过程中注意手法轻柔，避免引起被评估者的不适感。

结膜充血常见于结膜炎、角膜炎；结膜苍白常见于贫血；结膜发黄常见于黄疸；颗粒与滤泡常见于沙眼；大小不等的散在出血点可见于感染性心内膜炎，伴充血、分泌物可见于急性结膜炎；大片结膜下出血可见于高血压、动脉硬化等；球结膜水肿可见于重症水肿、颅内压增高等。

（4）巩膜：不透明、血管极少而呈瓷白色。黄疸时，巩膜黄染明显且是连续的，近角膜巩膜缘处黄染较轻，越远离越黄。注意与眼内眦部出现的黄色斑块加以鉴别，此为脂肪沉积所致，这种斑块分布不均匀。过多食用胡萝卜、橘子或服用阿的平、呋喃类药物等使血液中黄色色素含量增高时，均可引起皮肤黏膜黄染，有别于黄疸时的巩膜表现，一旦停止食用食物或停药后黄染会逐渐消退。

（5）角膜：其表面的感觉神经末梢丰富，故感觉十分灵敏。用斜照光易于观察角膜的透明度，有无云翳、白斑、软化、溃疡、新生血管等。

①云翳与白斑：若发生在角膜的瞳孔部位，可引发不同程度的视力障碍。

②角膜软化：可见于维生素 A 缺乏症、婴幼儿营养不良等。

③角膜周围血管增生：可为重症沙眼造成。

④Kayser-Fleischer 环：角膜边缘出现黄色或棕褐色的色素环，环的内缘较模糊、外缘较清晰，由铜代谢障碍引起，常见于肝豆状核变性（Wilson 病）。

⑤老年环：老年人多见，在角膜边缘及周边出现灰白色混浊环，为类脂质沉积的结果。一般无自觉症状，不影响视力。

（6）眼球：注意其外形与运动。

①眼球突出：单侧多见于局部炎症或眶内占位性病变等；双侧常见于甲状腺功能亢进，患者除突眼外，还有眼球下转时上睑并不能相应下垂，上视时无额纹出现，瞬目（眨

重点：
甲状腺功能亢进的突眼症

眼)减少,集合运动减弱(目标物由远及近,双侧眼球不能适度内聚)。

②眼球下陷:单侧见于 Horner 综合征(瞳孔缩小,患侧眼球下陷、上睑下垂及患侧面部无汗等)、眶尖骨折等;双侧见于慢性消耗性疾病、严重脱水等,老年人因眶内脂肪萎缩而出现双侧眼球后退现象。

③眼球运动:支配眼球运动的动眼、滑车、外展神经出现麻痹均可致眼球运动障碍伴复视。检查时嘱被检查者固定头位,检查者在被检查者眼前 30～40 cm 处,用手指指示方向,左→左上→左下,右→右上→右下,按顺序移动。支配眼肌运动的神经病变或眼外肌的器质性病变所引发的斜视称为麻痹性斜视,多见于鼻咽癌、脑膜炎、颅脑外伤、脑血管病变、脑脓肿等。

④眼球震颤指两侧眼球出现一系列规律、快速的往返运动,检查时嘱被检查者眼球随检查者手指示的水平、垂直方向运动数次,以水平方向多见。自发的眼球震颤可见于视力严重低下、耳源性眩晕、小脑疾病等。

(7)瞳孔:检查时注意其大小、形状、位置,双侧是否等大、等圆,对光反射、集合反射等。

①形状与大小:正常双侧瞳孔等大、等圆,直径为 3～4 mm。异常改变:形状改变——青光眼、眼内肿瘤可致瞳孔呈椭圆形,虹膜粘连时形状不规则;大小改变——瞳孔缩小,常见于有机磷农药中毒或吗啡、毛果芸香碱、氯丙嗪等药物反应及虹膜炎症,瞳孔扩大常见于青光眼绝对期、视神经萎缩、外伤或阿托品、可卡因等药物反应。双侧瞳孔大小不等常见于颅内病变(如脑疝、脑外伤、脑肿瘤、中枢神经梅毒等)。

②对光反射:检查时嘱被检查者注视正前方,用手电筒光源直接照射一侧瞳孔,正常人被照瞳孔立即缩小,光源移开后瞳孔马上复原,此为直接对光反射。用手隔开双眼,用手电筒光源照射一侧瞳孔,发现另一侧瞳孔立即缩小,移开光源瞳孔复原,此为间接对光反射。对光反射迟钝或消失常见于昏迷,双侧瞳孔散大伴对光反射消失多见于濒死状态。

③集合反射:嘱被检查者注视 1 m 外目标物(检查者示指),目标物由远及近至距被检查者眼球 5～10 cm 处,正常情况下双眼内聚、瞳孔缩小,此为集合反射。动眼神经损害时,集合反射、调节反射均消失。

(8)眼的功能检查。

①视力:分为远视力和近视力。检查远视力使用远距离视力表,距离 5 m 远;检查近视力使用近距离视力表,距离 33 cm 远,两者皆以能看清"1.0"行视标者为正常。常用于屈光不正(如近视、远视、散光)、老视或白内障等的粗略判断。

②色觉:分为色弱和色盲。对某种颜色的识别能力降低/丧失即为色弱/色盲。嘱被检查者在距色盲表 50 cm 处读出色盲表上的数字或图像,在 5～10 s 内不能读出者根据色盲表说明进行判断。

(9)眼底检查:使用检眼镜主要检查视神经乳头、视网膜血管、黄斑区等。视神经乳头水肿常见于颅内病变(如颅内肿瘤、脑膜炎、脑炎、脑脓肿、外伤性脑出血等)所引起的颅内压增高;引起视神经乳头、视网膜血管特征性改变,如高血压、糖尿病等。

2. 耳

(1)外耳。

①耳廓:检查其外形、大小、位置及对称性,有无发育畸形、红肿、结节、外伤瘢痕、瘘口、低垂耳等。痛风者耳廓可触及痛性小结节,由尿酸钠沉着所致。耳廓局部红、肿、热、痛者见于感染,耳廓牵拉和触诊痛者多由炎症引起。

②外耳道:检查其皮肤及有无溢液。外耳道局部红、肿、痛伴耳廓牵拉痛即为疖肿;黄色液体流出伴痒痛为外耳道炎;脓液流出伴全身症状见于急性中耳炎;血液或脑脊液流出提示颅底骨折。耳鸣者考虑耵聍、异物堵塞或外耳道瘢痕狭窄等。

(2)中耳:检查鼓膜有无穿孔。如有溢脓伴恶臭,提示表皮样瘤。

(3)乳突:其内腔与中耳道相连,化脓性中耳炎引流不畅可迁延至乳突发生炎症,乳突局部红肿、压痛明显,有时可见瘘管,严重时继发脑膜炎、耳源性脑脓肿等。

(4)听力:粗测法,嘱被检查者于静室闭目坐好,将一侧耳道用手指堵塞,检查者以拇指、示指相互摩擦或以手表,自1m外由远及近靠近被检查者耳部,直至听到声音即测量距离,同法检查另一侧。一般情况下,正常人在1m处可听到捻指声或手表走针声。精测法可使用音叉或电测听设备,诊断价值更高。听力减退考虑为中耳炎、耳道耵聍或异物、听神经损害等情况。

3. 鼻 检查时注意鼻的颜色、外形,有无鼻翼扇动、鼻堵塞、脓/血性分泌物、鼻窦压痛等。

(1)鼻部皮肤颜色及外形:鼻梁部及面颊部出现蝶状红色水肿斑块,见于系统性红斑狼疮;鼻梁部有黑褐色斑点或斑片考虑为日晒或黑热病、慢性肝病等色素沉着所致。鼻尖与鼻翼处出现皮肤发红、毛细血管扩张、组织肥厚,见于酒渣鼻。

鼻腔完全堵塞所引起鼻梁宽平如蛙状的改变,称为蛙状鼻,见于肥大的鼻息肉。鼻骨破坏导致鼻梁塌陷,此为鞍鼻,见于鼻骨折、先天性梅毒、鼻骨发育不良、麻风病等。

高度呼吸困难者如支气管哮喘、心源性哮喘、大叶性肺炎等患者可出现鼻翼扇动现象,表现为吸气时鼻孔开大,呼气时鼻孔回缩。

(2)鼻腔:检查鼻腔通气时先堵塞一侧鼻孔,嘱被检查者用另一侧鼻孔通气。通气不畅常见于鼻息肉、鼻中隔重度偏曲或肿瘤、鼻炎等。

鼻出血多为单侧,见于局部血管损伤、鼻腔感染、外伤、鼻中隔偏曲、鼻咽癌等;双侧多因全身性疾病,如白血病、再生障碍性贫血、血友病、血小板减少性紫癜或伤寒、肝脏疾病、维生素C或D缺乏等。妇女出现周期性的鼻出血可能为子宫内膜异位症所致。

急性鼻炎可出现急性鼻黏膜的充血肿胀,伴鼻塞、流涕;慢性鼻炎可出现鼻黏膜的组织肥厚。鼻黏膜的分泌物呈清稀无色样多为卡他性炎症,呈黏稠发黄或发绿的脓性样多为鼻或鼻窦的化脓性炎症。

(3)鼻窦:有4对。当引流不畅时,因其窦口与鼻腔相通,易发生鼻窦炎,表现为鼻塞、流涕、头痛及鼻窦区压痛。鼻窦区压痛检查方法如下。

①额窦:检查者双手固定头部,两拇指置于眼眶上缘靠内侧向后、向上用力按压。

②筛窦:双手固定于被检查者双耳后,两拇指置于鼻根与眼内眦之间向后用力按压。

③上颌窦:双手固定于被检查者双耳后,两拇指置于左、右颧部向后用力按压。

检查以上三对鼻窦时,注意询问有无压痛并进行两侧对比。

④蝶窦:因其解剖位置较深,故不能在体表检查(图4-8)。

4. 口 由外向内依次检查口唇、口腔内情况及口腔气味等。

(1)口唇:检查其颜色,有无疱疹、口角糜烂及歪斜。正常人口唇红润而有光泽。

口唇苍白多见于贫血、虚脱、主动脉瓣关闭不全等;口唇樱桃红色常见于一氧化碳中毒;口唇发绀多见于心力衰竭、呼吸衰竭;口唇深红色见于急性发热性疾病。

口唇干燥伴皲裂见于严重脱水;口唇疱疹(成簇的小水疱,半透明,1周左右结棕色痂,不留瘢痕)多由单纯疱疹病毒感染而引起,常伴发于大叶性肺炎、流行性脑脊髓膜炎等;口角糜烂见于核黄素缺乏症;口角歪斜见于脑血管意外或面神经瘫痪。

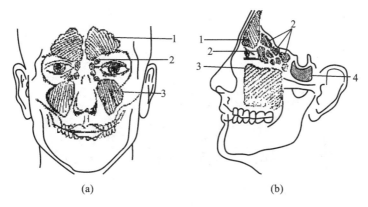

图 4-8 鼻窦位置示意图

（a）正面；（b）侧面

1. 额窦；2. 筛窦；3. 上颌窦；4. 蝶窦

（2）口腔黏膜：检查有无出血、溃疡及真菌感染。正常口腔黏膜呈粉红色而光洁。出现蓝黑色色素沉着斑片可见于肾上腺皮质功能减退症（Addison病）。出现大小不等的黏膜下出血点或瘀斑，常见于维生素C缺乏或各种出血性疾病等。

麻疹黏膜斑（Koplik斑）——麻疹早期于第二磨牙颊黏膜处出现针尖样大小的白色斑点。鹅口疮（雪口病）——黏膜上出现的白色或灰白色凝乳块状物，常见于年老体弱者或长期使用广谱抗生素、抗肿瘤药物者，为白色念珠菌感染引起。

（3）牙齿及牙龈：检查有无龋齿、义齿、缺牙、残根等。发现牙齿疾病应按格式标明所在部位。

正常牙齿呈瓷白色。斑釉牙呈黄褐色，因饮用水的含氟量长期较高导致。哈钦森牙：中切牙缘为月牙形凹陷、牙间隙较宽，多为先天性梅毒引起。单纯牙间隙过宽可能为肢端肥大症所致。

正常牙龈为粉红色，质韧，紧贴牙颈部。检查有无出血、肿胀及溢脓。牙龈出血多见于牙结石、肝脏疾病、维生素C缺乏症、出血性疾病；牙龈水肿、溢脓可见于慢性牙周炎；牙龈游离面出现蓝灰色点线（铅线），此为铅中毒的表现。

（4）舌：检查舌质、舌苔及舌的运动等。正常人舌质淡红，舌面湿润附有薄白苔，舌居中，伸舌自如，无震颤。

①舌质与舌苔：镜面舌（光滑舌）——舌乳头萎缩，舌面光滑呈粉红色或红色，见于缺铁性贫血、慢性萎缩性胃炎或营养不良。草莓舌——舌乳头肿胀、发红似草莓，见于长期发热或猩红热。干燥舌——明显干燥见于口服阿托品或放疗后；严重干燥舌出现舌面干燥，舌体缩小、有纵沟，见于脱水严重者。牛肉舌——舌面绛红如生牛肉，见于糙皮病（烟酸缺乏）。裂纹舌——舌面出现横向裂纹，见于核黄素缺乏等。毛舌（黑舌）——舌面覆有黑色或黄褐色毛，见于长期使用广谱抗生素者。

②舌的运动：偏斜向患侧见于舌下神经麻痹，细微震颤见于甲状腺功能亢进。

（5）咽部及扁桃体：检查时嘱被检查者取坐位，头稍后仰，张口发"啊"音，检查者用压舌板在舌前2/3与后1/3交界处迅速下压，用手电筒照射即可见软腭、腭垂、咽腭弓、舌腭弓、扁桃体及咽后壁等。

急性咽炎可见到咽部黏膜充血、红肿、黏膜腺分泌物增多；慢性咽炎可见到咽部黏膜充血、表面粗糙，成簇状的淋巴滤泡增殖。扁桃体炎可见到腺体红肿、增大，隐窝内有黄

重点：
麻疹黏膜斑、鹅口疮的临床意义

重点：
牙龈出血的临床意义

重点：
扁桃体肿大的分度及口腔特殊气味的临床意义

Note

白色分泌物或苔片状假膜（易剥离，有别于咽白喉形成的扁桃体假膜）。

扁桃体肿大分为三度：不超过咽腭弓者为Ⅰ度；超过咽腭弓者为Ⅱ度；达到或超过咽后壁中线者为Ⅲ度（图4-9）。

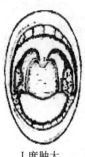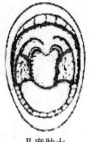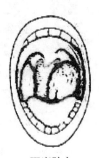

Ⅰ度肿大　　　　Ⅱ度肿大　　　　Ⅲ度肿大

图4-9　扁桃体肿大分度

（6）口腔气味：正常人口腔无异味。特殊气味：可因口腔局部病变如牙龈炎、牙周炎产生臭味；牙龈出血产生血腥味；牙槽脓肿产生腥臭味；也可由全身性疾病（如糖尿病酮症酸中毒）产生烂苹果味；尿毒症产生尿味；肝性脑病产生肝臭味；有机磷农药中毒产生大蒜味。

（7）腮腺：在耳屏、下颌角、颧弓构成的三角区内。正常腮腺薄、软，不能触及其腺体轮廓，肿大时出现以耳垂为中心的隆起，可触及边缘不明显的包块。因其导管开口在上颌第二磨牙对应的颊黏膜上，检查时注意有无导管口分泌物。腮腺肿大可见于急性流行性腮腺炎、急性化脓性腮腺炎、腮腺肿瘤等。

三、颈部评估

颈部评估应在安静、自然状态下进行，被检查者取舒适坐位，暴露被检查部位。

1. 颈部外形与运动　正常人直立时颈部两侧对称、柔软、转动自如。

（1）头部向一侧偏斜（斜颈）：见于先天性颈肌挛缩、颈肌外伤或瘢痕收缩等。

（2）头不能抬起：见于重症肌无力、进行性肌萎缩、严重消耗性疾病晚期等。

（3）颈部运动受限伴疼痛：见于颈椎病、软组织炎症、颈肌扭伤、颈椎结核等。

（4）颈强直：脑膜受激惹时可出现，见于蛛网膜下腔出血、脑膜炎等。

2. 颈部血管

重点：
颈静脉怒张的临床意义

（1）颈静脉怒张及搏动：正常人立位或坐位时颈外静脉不显露，平卧时稍见充盈（仅限于锁骨上缘至下颌角距离的下2/3内）。若被检查者取45°半坐卧位或坐位时，出现明显颈静脉充盈、怒张或搏动，见于颈静脉压增高，如心包积液、右心衰竭、缩窄性心包炎、上腔静脉阻塞综合征等。

一般情况下颈静脉不会出现搏动，三尖瓣关闭不全时可见到搏动。

（2）颈动脉搏动：正常人安静时不易看到，剧烈运动后可见到较弱的搏动。安静时出现明显颈动脉搏动可见于主动脉瓣关闭不全、甲状腺功能亢进、严重贫血、高血压等。

颈动脉搏动需注意与部位相近的颈静脉搏动相鉴别：前者搏动强而有力、明显，为膨胀性，能看且能触及；后者搏动柔和而弥散，能看却不能触及。

3. 甲状腺　左、右各有一侧叶，中间通过峡部相连，略呈"H"形。甲状腺柔软、光滑而不易触及，可随吞咽动作向上移动（图4-10）。

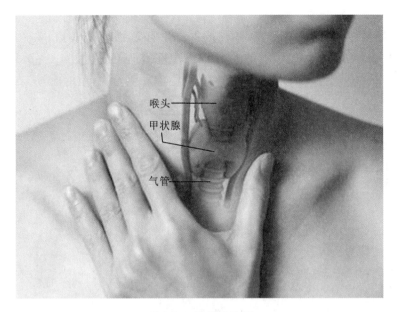

图 4-10　甲状腺位置

（1）视诊：被检查者取坐位，头略后仰，嘱其做吞咽动作，同时检查甲状腺的大小、对称性。正常人甲状腺不突出，女性在青春期稍增大。

（2）触诊：当视诊不能确定肿大时可进行触诊，触诊部位包括甲状腺峡部和侧叶。检查方法：①峡部：在前面用拇指从胸骨上切迹向上触摸，判断气管前软组织有无增厚；嘱其做吞咽动作以判断有无甲状腺增大和肿块。②侧叶：一手拇指将气管推向对侧，另一手示指、中指置于对侧胸锁乳突肌后缘，向前推挤甲状腺侧叶，拇指触诊胸锁乳突肌前缘，配合吞咽动作重复检查被推挤的侧叶。同法检查另一侧（图 4-11、图 4-12）。检查时注意甲状腺的大小、形状、软硬度、表面是否光滑，有无压痛、结节、震颤等。

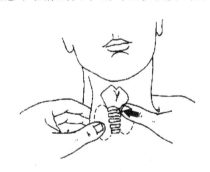

图 4-11　甲状腺前面触诊法

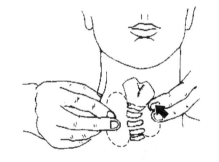

图 4-12　甲状腺后面触诊法

（3）听诊：触及肿大的甲状腺后需进行听诊，注意有无杂音等。

（4）甲状腺肿大分为三度：Ⅰ度，肿大不能看到但能触到；Ⅱ度，肿大能看到、触到，但在胸锁乳突肌以内；Ⅲ度，超过胸锁乳突肌外缘。

甲状腺肿大见于甲状腺功能亢进、单纯性甲状腺肿、甲状腺癌、桥本甲状腺炎、甲状旁腺肿瘤等。

4. 气管　正常人气管居中，位于颈前正中部。

检查时嘱被检查者取坐位或平卧位，使颈部处于自然、直立状态，检查者将右手示指与环指置于左、右两侧胸锁关节上，中指置于气管之上，判断气管有无移位（即中指是否

重点：
甲状腺肿大的分度及气管移位的临床意义

4-4-2
瞳孔评估

4-4-3
甲状腺评估

93

在示指与环指中间）。

气管向健侧移位见于一侧积液、积气或占位性病变（如纵隔肿瘤、单侧甲状腺肿大）时；气管向患侧移位见于一侧肺不张、肺纤维化、胸膜增厚粘连时。

🏥 思考与练习

思考与练习
参考答案

一、单选题

1. 头顶平坦呈方形，多见于（　　）。

A. 佝偻病　　　　　　　B. 智力障碍　　　　　　C. 变形性骨炎

D. 脑积水　　　　　　　E. Apert 综合征

2. 双侧瞳孔大小不等见于（　　）。

A. 阿托品药物反应　　　B. 颅内病变　　　　　　C. 濒死状态

D. 有机磷农药中毒　　　E. 青光眼

3. 外伤后外耳道有血液或脑脊液流出，应考虑（　　）。

A. 外耳道炎　　　　　　B. 急性中耳炎　　　　　C. 慢性中耳炎

D. 颅底骨折　　　　　　E. 外耳道畸形

4. 多见于长期使用广谱抗生素或抗肿瘤药物者的口腔黏膜病变为（　　）。

A. 出血点或瘀斑　　　　B. 黏膜疹　　　　　　　C. 麻疹黏膜斑

D. 真菌感染　　　　　　E. Addison 病

5. 一侧胸腔积液时，气管向（　　）。

A. 左侧移位　　　　　　B. 右侧移位　　　　　　C. 患侧移位

D. 健侧移位　　　　　　E. 左、右侧移位

二、多选题

1. 口唇发绀见于（　　）。

A. 一氧化碳中毒　　　　　　　　　　B. 心功能不全

C. 主动脉瓣关闭不全　　　　　　　　D. 肺功能不全

E. 急性发热性疾病

2. 双侧眼球下陷见于（　　）。

A. 严重脱水　　　　　　　　　　　　B. Horner 综合征

C. 慢性消耗性疾病　　　　　　　　　D. 甲状腺功能亢进

E. 眶内占位性病变

三、填空题

1. 婴幼儿营养不良、维生素 A 缺乏症等可出现角膜_____。

2. 双侧鼻腔出血多由_____引起。

四、名词解释

1. 酒渣鼻　　2. 麻疹黏膜斑

五、简答题

1. 简述扁桃体肿大的分度。

2. 试述颈静脉怒张的表现及临床意义。

（田京京）

任务五 胸壁、胸廓与乳房评估

胸部包括颈部以下、腹部以上的区域,主要有胸壁、胸廓、乳房、气管、支气管、肺、胸壁血管、食管及纵隔等。按视、触、叩、听的顺序检查,先前胸、侧胸,然后背部,注意左右对称部位的对比。

4-5-1
胸壁、胸廓
与乳房评估
教学课件

情景描述

患者,女,65 岁,慢性咳喘伴呼吸困难 30 余年,近 1 个月来咳喘加重就诊。查体:胸廓饱满,肋间隙增宽,胸骨下角呈钝角。

思考问题:

1. 该患者可能出现了什么问题?

2. 对该患者进行身体评估时,可发现哪些异常体征?

序号	任 务 内 容
1	说出该患者的胸廓外形改变
2	对该患者进行身体评估

一、胸部体表标志

胸部体表标志包括骨骼标志、自然陷窝及人为划线、分区等,用以标记胸部脏器的位置、轮廓;描述体征的位置、范围;指导穿刺或手术的定位。

(一)骨骼标志

骨骼标志包括锁骨、肋骨、胸骨、胸骨角、第 7 颈椎棘突、肩胛下角等。

1. 前胸壁骨骼标志 胸骨角(Louis 角)是由胸骨柄与胸骨体连接处向前形成的突起。其两侧平齐第 2 肋软骨,此为计数前胸壁肋骨及肋间隙的重要标志。胸骨角还与支气管分叉、主动脉弓、第 4 或第 5 胸椎同一水平。

2. 后胸壁骨骼标志 背部左、右两侧的上方有肩胛骨,肩胛骨的最下端为肩胛下角。肩胛下角相当于被检查者直立、双臂自然下垂时的第 7 或第 8 肋骨水平(或相当于第 8 胸椎水平)。颈根部的第 7 颈椎棘突在颈后,低头时明显,其下为胸椎的起点,常以此作为识别、计数胸椎的标志(图 4-13)。

(二)自然陷窝

1. 胸骨上窝 胸骨柄上方的凹陷,气管位于其后(图 4-14)。

2. 锁骨上窝(左、右) 锁骨上方的凹陷,相当于两肺上叶肺尖的上部。

3. 锁骨下窝(左、右) 锁骨下方的凹陷,相当于两肺上叶肺尖的下部。

4. 腋窝(左、右) 上肢内侧与胸壁相连构成的凹陷。

5. 肩胛上区(左、右) 背部肩胛冈以上的区域,外上以斜方肌上缘为界,相当于两肺上叶肺尖的下部(图 4-15)。

重点:
胸骨角的临床意义

重点:
胸部常见体表标志的临床意义

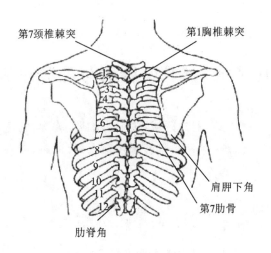

第7颈椎棘突　　　第1胸椎棘突

肩胛下角

第7肋骨

肋脊角

图 4-13　后胸壁骨骼标志

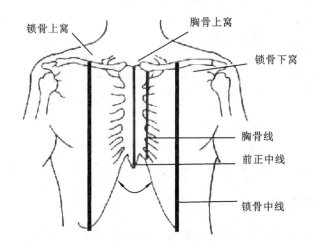

锁骨上窝　　　胸骨上窝

锁骨下窝

胸骨线

前正中线

锁骨中线

图 4-14　前胸壁自然陷窝及垂直线标志

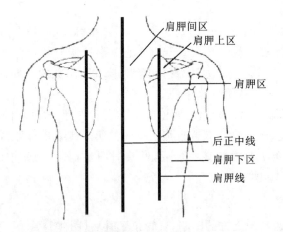

肩胛间区

肩胛上区

肩胛区

后正中线

肩胛下区

肩胛线

图 4-15　后胸壁自然陷窝及垂直线标志

　　6. 肩胛下区（左、右）　背部两肩胛下角连线与第 12 胸椎水平线之间的区域。后正中线将此区域分为左、右两个部分。

　　7. 肩胛间区（左、右）　背部两肩胛骨内缘之间的区域。后正中线将此区域分为左、右两个部分。

（三）垂直线标志

1. 锁骨中线（左、右） 通过锁骨肩峰端与胸骨端两者连线中点的垂直线，正常男性、儿童的锁骨中线常通过乳头。

2. 前正中线（胸骨中线） 通过胸骨正中所作的垂直线。

3. 腋前线（左、右） 通过腋窝前皱襞所作的向下的垂直线（图 4-16）。

4. 腋中线（左、右） 通过腋窝中央所作的向下的垂直线，此线位于腋前线与腋后线的中间（图 4-16）。

5. 腋后线（左、右） 通过腋窝后皱襞所作的向下的垂直线（图 4-16）。

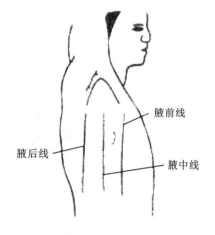

图 4-16 侧胸壁垂直线标志

6. 后正中线（脊柱中线） 通过脊椎棘突（脊柱正中）所作的下行垂直线。

7. 肩胛线（左、右） 通过双臂自然下垂时肩胛下角的垂直线，此线与后正中线平行。

二、胸壁的评估

胸壁的评估以视诊、触诊为主，包括营养、皮肤颜色、淋巴结、骨骼肌发育等情况，还需注意下列异常情况。

1. 静脉 正常胸壁多无明显的静脉，仅在皮下脂肪较少者、哺乳期妇女可见。腔静脉血流受阻时可见胸壁静脉充盈或曲张，应检查其血流方向。上腔静脉梗阻时，血流方向为上→下；下腔静脉梗阻时，血流方向为下→上。

2. 胸壁压痛 正常胸壁无压痛。胸壁局部压痛，见于肋骨骨折、带状疱疹、肋间神经炎、胸壁软组织炎等。骨髓异常增生如白血病，常有胸骨压痛和叩击痛。

3. 皮下气肿 因肋骨骨折、胸部外伤、胸腔穿刺术、肺部疾病等引起气体积存于胸壁皮下组织，气体可在皮下组织内移动。视诊可见胸壁肿胀，触诊出现明显的捻发感或握雪感，听诊有类似捻发音。

4. 肋间隙 膨隆常见于张力性气胸、严重慢性阻塞性肺疾病、大量胸腔积液等；回缩常见于吸气性呼吸困难（如"三凹征"）等情况。

三、胸廓的评估

检查时视诊配合触诊，注意两侧对比。正常胸廓两侧大致对称、椭圆形，成年人胸廓的左右径长于前后径，两者比值约为 1.5：1。小儿、老年人胸廓的前后径与左右径相近，类似圆柱形。以下为常见的胸廓外形改变。

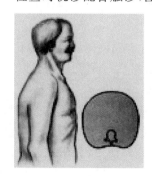

图 4-17 桶状胸

1. 扁平胸 前后径不足左右径的一半，扁平状。扁平胸可见于瘦长体型者或慢性消耗性疾病（如肺结核）患者等。

2. 桶状胸 前后径与左右径相近，甚至超过左右径，圆桶状。桶状胸可见于小儿、老年人、矮胖体型者或严重慢性阻塞性肺疾病、哮喘发作患者等（图 4-17）。

重点：
常见胸廓外形改变的临床意义

3.佝偻病胸 儿童佝偻病引起的胸廓改变。

（1）鸡胸：胸廓的左右径略短于前后径，上下距离较短，胸骨下端常前突，前侧壁的肋骨凹陷。

（2）佝偻病串珠：前胸部各肋软骨与肋骨相连处常突起，类似串珠样。

（3）肋膈沟：前胸下部的肋骨常外翻，沿膈肌附着部位向内凹陷形成的沟状带。

（4）漏斗胸：胸骨近剑突处明显凹陷，形如漏斗（图 4-18）。

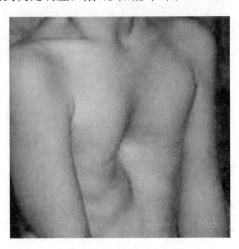

图 4-18 漏斗胸

4.胸廓一侧变形 一侧膨隆常见于大量胸腔积液、气胸、一侧严重代偿性肺气肿或巨大肺部囊肿等；一侧平坦或下陷多见于肺不张、广泛性胸膜增厚粘连、肺纤维化等。

5.胸廓局部隆起 胸廓局部隆起为胸内或胸壁病变引起，如大量心包积液、心脏明显肿大、主动脉瘤、胸内或胸壁肿瘤、肋骨骨折、肋软骨炎等。

6.脊柱畸形引起的胸廓变形 由脊柱疾病引起的脊柱前凸、后凸或侧凸，致使胸廓两侧不对称而发生变形。常见于脊柱结核等。

四、乳房的评估

正常儿童与男性的乳房不明显，乳头大多处于锁骨中线第 4 肋间隙水平。女性的乳房青春期后逐渐发育成半球形，乳头渐增大，呈圆柱形。其中，妊娠期和哺乳期妇女的乳腺增生、乳房增大明显，乳晕增大且色深，皮肤表面可见浅表静脉扩张。哺乳期后乳腺萎缩，老年期乳房萎缩更明显。

1.视诊 被检查者取坐位或平卧位，充分暴露乳房，主要进行视诊、触诊，检查两侧乳房的大小、形状、对称性、皮肤表面及乳头情况等，注意两侧对比及腋窝、锁骨上下窝的检查。

（1）对称性：正常女性两侧乳房基本对称，也有轻度不对称者系两侧发育程度不一致所致。一侧乳房明显增大多见于先天畸形、肿瘤、炎症或囊肿等。一侧乳房明显缩小多因先天性发育问题所致。

（2）表面情况：乳房皮肤"橘皮"或"猪皮"样改变常见于乳腺癌，主要由癌细胞机械堵塞皮肤淋巴管致毛囊、毛囊孔明显下陷引起。皮肤发红多为炎症引起，如急性乳腺炎（表现为红、肿、热、痛，常见于哺乳期妇女）或乳腺癌。若无明确的外伤史，乳房皮肤回缩考虑为恶性肿瘤的可能性较大。

（3）乳头：检查其位置、大小、对称性、倒置或内陷、分泌物、肿胀、溃疡、瘘管、瘢痕等。

乳头回缩自幼开始,多为发育问题;若近期出现则考虑为病理性改变如癌变或炎症。乳头出现异常分泌物(呈浆液性,如黄色、绿色或血性)可能为乳腺导管病变;乳头内陷伴血性分泌物常见于乳腺癌。乳晕明显色素沉着多见于肾上腺皮质功能减退。

(4)男性乳房增生:一侧或双侧乳房明显增大。常见于内分泌紊乱如肾上腺皮质功能亢进、性功能减退、肝硬化或使用某些激素如雌激素等。

2. 触诊　被检查者取坐位或平卧位。检查者采用滑行触诊法,将手掌与手指平放于乳房上,由浅入深指腹加压触诊,先健侧后患侧,按外上、外下、内下、内上象限顺序进行(即左侧乳房为顺时针方向,右侧乳房为逆时针方向),注意病变部位的大小、数量、质地、活动度、压痛、界限、肿块等。最后检查乳头,如有无硬结、分泌物及弹性消失等。另外,还应检查腋窝、锁骨上窝淋巴结的情况(图4-19)。

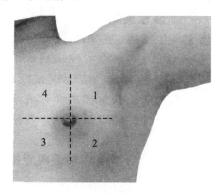

图4-19　乳房划线及分区

(1)质地与弹性:正常乳房呈模糊的颗粒感、柔韧感。年轻女性乳房柔软、质地均匀而有弹性,中年女性可触到乳腺小叶,老年女性乳房松弛、萎缩明显、有纤维结节感。女性月经期乳房小叶充血而有紧绷感,经期后充血消退而复软;妊娠期乳房增大、有柔韧感,哺乳期有结节感。乳房硬度增加、弹性消失考虑为炎症、新生物浸润等;当存在肿瘤时,此处皮肤弹性常消失。

(2)压痛:常提示炎症存在(如急性乳腺炎)或乳腺增生。恶性肿瘤却极少有压痛出现。

(3)包块:见于乳腺癌、乳腺囊状增生、纤维瘤、乳腺管堵塞等。乳腺恶性肿瘤可触到凹凸不平、表面不规则、质硬、无痛、活动度较小或较固定的肿块,但良性肿瘤一般为表面光滑平整、形态较规则、质中等硬度、界限清、活动度好的包块。

🏥 思考与练习

一、单选题

1. Louis角是(　　)的标志。

A.平对第2肋间隙　　　　　　　B.胸骨下角　　　　　　　　　C.肋脊角

D.胸骨上切迹　　　　　　　　　E.连接第2肋软骨

2. 患者,女,62岁,胸廓前后径与左右径之比为1:1,应考虑为(　　)。

A.正常胸廓　　B.扁平胸　　C.桶状胸　　　D.漏斗胸　　　E.鸡胸

3. 胸骨下端压痛和叩击痛常见于(　　)。

A.白血病　　　B.肋软骨炎　　C.肋间神经炎　D.带状疱疹　　E.肋骨骨折

4-5-2
胸部的体
表标志

思考与练习
参考答案

4. 乳房皮肤呈"橘皮样"外观,无压痛,应考虑(　　　)。

A.急性乳腺炎　　　　　　　　B.乳腺囊性增生病　　　　　　C.乳腺纤维瘤

D.乳腺癌　　　　　　　　　　E.导管内乳头状瘤

二、多选题

一侧胸廓隆起,多见于(　　　)。

A.肺不张　　　　　　　　　　B.大量胸腔积液　　　　　　　C.肺纤维化

D.气胸　　　　　　　　　　　E.广泛胸膜增厚和粘连

三、填空题

1. 胸廓前后径短于左右横径的一半,为_____的临床表现特征。

2. 佝偻病胸的表现包括_____、_____、_____、_____。

四、名词解释

漏斗胸

五、简答题

1. 简述上腔静脉梗阻和下腔静脉梗阻时的血流方向。

2. 试述乳腺癌的乳房征象。

（田京京）

任务六　肺与胸膜评估

4-6-1

肺与胸膜评
估教学课件

肺与胸膜评估是胸部评估的重点内容。检查时环境应安静、温暖、光线充足。患者视病情及检查需要可采取坐位或卧位,充分暴露检查部位,按照视诊、触诊、叩诊、听诊的顺序依次检查前胸部、侧胸部、后背部,注意两侧对比。

 情景描述

杨某,男,42岁,以"发热、咳嗽,伴左侧胸痛3天"收治入院,患者于入院前3天不慎淋雨后出现寒战、发热,左侧胸部疼痛,伴全身肌肉酸痛,咳少量铁锈色痰。发病以来精神睡眠欠佳,食欲下降,二便正常。

思考问题:

1. 作为责任护士,你首先要做什么?

2. 此患者需要评估的内容有哪些?

序号	任务内容
1	正确接诊该患者
2	采集该患者的完整病史资料
3	对该患者进行肺与胸膜的评估

一、视诊

视诊的主要内容包括呼吸运动、呼吸频率与深度、呼吸节律等,并注意两侧呼吸运动是否对称。

(一) 呼吸运动

呼吸运动是在呼吸中枢和神经反射的调节下,通过膈肌和肋间肌的收缩和松弛完成的。正常成年男性和儿童的呼吸以膈肌运动为主,形成腹式呼吸。成年女性的呼吸以肋间肌的运动为主,形成胸式呼吸。通常这两种呼吸运动在不同程度上同时存在。

1. 呼吸运动改变

①呼吸运动减弱或消失:见于肺实变、肺部肿瘤、胸腔积液、肺气肿、气胸、肺部空洞、胸膜增厚或粘连等。

②呼吸运动增强:见于酸中毒大呼吸等。

③胸式呼吸减弱而腹式呼吸增强:见于肺炎、肋骨骨折、肋间神经痛、胸膜炎、重症肺结核等胸壁与肺部疾病。

④腹式呼吸减弱而胸式呼吸增强:可见于腹腔大量积液、腹膜炎、腹部巨大肿瘤、肝脾极度肿大等腹部疾病。

2. 呼吸困难　根据临床表现和致病因素不同,呼吸困难可分为吸气性呼吸困难、呼气性呼吸困难和混合性呼吸困难。详见项目三"常见症状评估"中任务六"呼吸困难"。

(二) 呼吸频率、深度及节律

详见本项目任务二"一般状态评估"。

二、触诊

触诊内容包括胸廓扩张度、语音震颤、胸膜摩擦感。

(一) 胸廓扩张度

胸廓扩张度即呼吸时的胸廓动度。一般在胸廓前下部进行检查,呼吸时此处胸廓动度最大。

1. 评估方法　检查前胸廓扩张度时,护士将双手置于被检查者胸廓前下部对称部位,左右拇指分别沿两侧肋缘指向剑突,拇指尖置于前正中线两侧的对称部位;检查后胸廓扩张度时,护士将双手平置于被检查者背部约第 10 肋骨水平,两拇指与后正中线平行,并将两侧皮肤向后正中线轻推;嘱患者深呼吸,观察和比较两手拇指随胸廓运动而分开的距离是否一致(图 4-20)。

2. 临床意义　正常情况下,护士的两侧拇指可随被检查者的胸廓运动而对称性地离合。肺气肿、双侧胸膜增厚等可使双侧胸廓扩张度受限。大量胸腔积液、肺不张、气胸等可使患侧胸廓扩张度降低,此时对侧胸廓扩张度可代偿性增强。

(二) 语音震颤

患者发出语音时,声波沿气管、支气管、肺泡传到胸壁引起的共鸣震动称为语音震颤。可用手触及,又称触觉语颤。

1. 评估方法　检查者将双手掌或双手尺侧缘放在被检查者胸壁的对称部位,嘱其重复发出"yi"的长音,比较两手掌感受到的震颤,然后两手交叉重复检查一次。检查时遵循

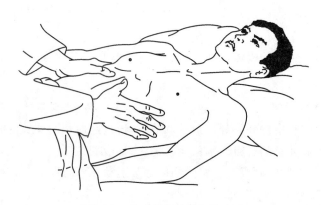

图 4-20　胸廓扩张度的评估方法

自上而下、左右对比、先前胸后背部的原则。

2. 影响因素　语音震颤的强弱受到发音强弱、音调高低、胸壁厚薄、支气管至胸壁的距离等因素的影响。一般前胸部胸骨角附近及背部肩胛间区最强，前胸上部比下部强，右胸上部比左胸上部强，男性比女性和儿童强，消瘦者比肥胖者强。

3. 临床意义　正常人双侧语音震颤基本一致。语音震颤异常：①语音震颤增强：见于肺组织实变，如大叶性肺炎实变期、大片肺梗死；靠近胸壁的肺内大空腔，如空洞型肺结核、肺脓肿等。②语音震颤减弱或消失：见于肺泡内含气过多，如慢性阻塞性肺疾病；大量胸腔积液或气胸；支气管阻塞，如阻塞性肺不张；胸壁皮下气肿或水肿；胸膜显著增厚粘连。

（三）胸膜摩擦感

正常人胸膜腔内有少量液体润滑，呼吸时不产生摩擦感。胸膜炎症或肿瘤时，纤维蛋白沉积于胸膜，使其表面粗糙，呼吸时脏、壁两层胸膜互相摩擦，可被触及，称为胸膜摩擦感。

评估方法：检查者将两手平置于被检查者胸廓前下侧部，嘱被检查者深呼吸，若触及类似两层皮革相互摩擦的感觉，便为胸膜摩擦感。吸气和呼气时均可出现，深吸气末尤为明显，屏气时消失。

三、叩诊

（一）叩诊方法

1. 方法　胸部叩诊的方法有直接叩诊法和间接叩诊法。直接叩诊时，护士以右手指并拢，以手指掌面直接拍击胸壁，用于判断胸部大量积液或气体的大致含量及病变部位。间接叩诊时，护士以左手中指第二指节为板指，以右手中指指端垂直叩击板指。

2. 体位　患者取卧位或坐位，叩诊前胸时，患者胸部稍向前挺；叩诊侧胸时，患者双臂抱头；叩诊后背时，患者头稍低，上身略前倾，双手交叉抱肘。

3. 顺序　自上而下、由外向内、左右对比、逐一肋间进行叩诊。依次检查前胸、侧胸部及后背。

4. 板指方向　叩诊前胸时，板指平贴肋间隙，并与肋骨平行；叩诊肩胛区时，板指与脊柱平行；叩诊肩胛下区时，板指平贴肋间隙并与肋骨平行。

5. 力度　叩击力量需均匀，轻重适当。

（二）正常叩诊音

1. 正常胸部叩诊音　正常胸部肺野区域叩诊为清音；心脏及肝脏被肺覆盖的区域叩诊为浊音；心脏及肝脏未被肺覆盖的区域叩诊为实音；左侧腋前线下方胃泡区叩诊为鼓音，此区又称 Traube's 鼓音区（图 4-21）。

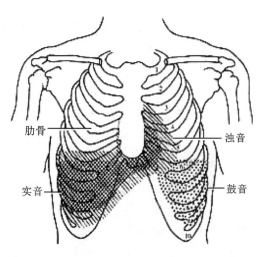

图 4-21　正常前胸部叩诊音

2. 正常肺部叩诊音　正常的肺叩诊音为清音，但与肺含气量、胸壁厚薄及邻近器官有关，各部位略有不同。前胸上部较下部稍浊；右肺上部叩诊较左侧稍浊；右腋下部受肝脏影响，叩诊稍浊；背部较前胸稍浊。

（三）异常叩诊音

在肺脏的正常清音区叩出浊音、实音、鼓音或过清音称为胸部异常叩诊音，提示肺、胸壁或胸膜有病理改变。其类型取决于病变的范围、性质和深度。若病变的直径小于 3 cm、深度距体表 5 cm 以上或有少量胸腔积液，常不能分辨出叩诊音的变化。

1. 浊音或实音　①肺含气量减少的病变，如肺炎、肺结核、肺水肿、肺不张、肺梗死及肺硬化等；②肺内不含气的占位性病变，如肺肿瘤、未液化的肺脓肿、肺包虫或囊虫病；③胸腔积液及胸膜病变等。

2. 过清音　过清音见于肺含气量增多而张力减弱的病变，如慢性阻塞性肺疾病。

3. 鼓音　鼓音见于靠近胸壁的肺内空腔性病变，空腔直径大于 3 cm，如空洞型肺结核、肺囊肿、肺脓肿、气胸等。

（四）肺界叩诊

1. 肺上界　肺上界即肺尖的宽度。自斜方肌前缘中央部向外侧叩诊，清音变为浊音时为肺上界的外侧点。然后由上述中央部向内侧叩诊，清音变为浊音时为肺上界的内侧点，两点之间的距离为肺尖的宽度，正常为 4～6 cm，右侧较左侧窄。肺上界变窄或叩诊为浊音，见于肺结核所致的肺尖浸润、纤维性病变等；肺上界变宽且叩诊呈轻微过清音，见于慢性阻塞性肺疾病。

2. 肺前界　正常人肺前界相当于心脏的绝对浊音界。

3. 肺下界　嘱被检查者平静呼吸，分别从锁骨中线第 2 肋间隙、腋窝顶部、肩胛线第 8 肋间隙向下叩诊，清音转为浊音时为肺下界。正常人平静呼吸时肺下界分别位于锁骨中线、腋中线、肩胛线的第 6、第 8、第 10 肋间隙。肺下界的位置受体型、发育等影响可稍有差异。病理情况下，肺下界下移可见于慢性阻塞性肺疾病、腹腔内脏下垂；肺下界上移可见于肺不张、胸腔积液、腹腔积液、腹腔巨大肿瘤等。

4. 肺下界移动范围 肺下界移动范围相当于深呼吸时膈肌的移动范围（图4-22）。在被检查者的肩胛线上先叩出平静呼吸时的肺下界，做好标记；然后分别叩出其深吸气和深呼气后屏住呼吸的肺下界，逐一标记。深吸气与深呼气两个肺下界之间的距离即为肺下界移动范围，正常为6～8 cm。膈神经麻痹者，肺下界移动范围消失。广泛胸膜粘连、胸腔大量积液或积气时，肺下界及其移动范围不能叩出。肺下界移动范围减小见于肺不张、肺纤维化、肺气肿、肺炎和肺水肿等。

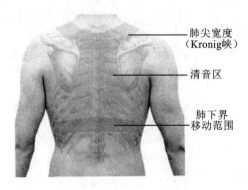

肺尖宽度
（Kronig峡）

清音区

肺下界
移动范围

图 4-22 正常肺尖宽度和肺下界移动范围

四、听诊

听诊是肺脏最重要的评估方法。被检查者取坐位或卧位，微张口均匀呼吸。从肺尖开始自上而下，按前胸、侧胸、背部顺序听诊，注意左右、上下进行对比。必要时可嘱被检查者深呼吸或咳嗽，注意听诊音有无变化。

（一）正常呼吸音

重点：
正常呼吸音的类型、部位及听诊特点

1. 支气管呼吸音 支气管呼吸音为气流进出声门、气管和主支气管形成湍流产生的声音，类似将舌抬起经口呼气时发出的"ha"音。①听诊部位：喉部，胸骨上窝，背部第6、7颈椎和第1、2胸椎附近。②听诊特点：音调高、音响强、呼气相较吸气相长、呼气音较吸气音强。

2. 肺泡呼吸音 吸气时气流进入肺泡，冲击肺泡壁，使肺泡由松弛变为紧张，呼气时肺泡由紧张变为松弛，这种呼吸时肺泡的弹性变化和气流振动形成的声音称为肺泡呼吸音，类似上齿咬下唇吸气时发出的"fu"音。①听诊部位：除支气管呼吸音和支气管肺泡呼吸音分布区域外，其余部位均可闻及肺泡呼吸音。以乳房下部和肩胛下部的肺泡呼吸音最强，其次为腋窝下部，肺尖和肺下缘较弱。②听诊特点：音调较低、音响较弱、性质柔和、吸气相较呼气相长、吸气音较呼气音强。

3. 支气管肺泡呼吸音 兼具支气管呼吸音和肺泡呼吸音的特点，又称混合呼吸音。①听诊部位：胸骨两侧第1、2肋间，肩胛间区的第3、4胸椎水平及肺尖前后部。②听诊特点：吸气音与肺泡呼吸音相似，但音调较高、音响较强。呼气音与支气管呼吸音相似，但音调较低、音响较弱。

升支为吸气时相，降支为呼气时相；线条长短表示时相长短；斜线与垂直线的夹角表示音调高低，角度大为音调低，角度小为音调高（图4-23）。

Note

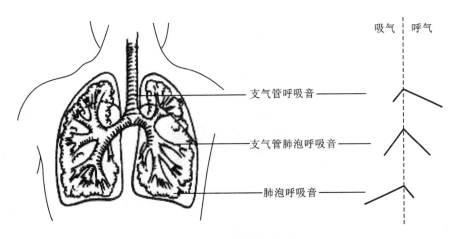

吸气　呼气

支气管呼吸音

支气管肺泡呼吸音

肺泡呼吸音

图 4-23　三种呼吸音示意图

（二）异常呼吸音

1. 异常肺泡呼吸音

（1）肺泡呼吸音减弱或消失：与进入肺泡内的空气量减少，气流速度减慢及呼吸音的传导障碍有关，可出现于单侧、双侧或局部。①胸廓或肺活动受限，如胸痛、肋软骨骨化、肺不张、肺纤维化等；②通气动力不足，如重症肌无力、膈肌麻痹、呼吸中枢受抑制等；③支气管狭窄或阻塞，如阻塞性肺不张、慢性阻塞性肺疾病；④肺泡呼吸音传导障碍，如胸腔积液、气胸、胸膜增厚等；⑤腹部疾病，如腹腔积液、腹部巨大肿瘤等。

（2）肺泡呼吸音增强：与通气功能增强，进入肺泡内的气流增多、流速加快有关。①双侧肺泡呼吸音增强常见于剧烈运动、贫血、发热、酸中毒、代谢亢进等；②单侧肺或胸膜病变，可出现健侧肺泡呼吸音代偿性增强。

（3）粗糙性呼吸音：支气管黏膜水肿或炎症时，管腔狭窄或不光滑，气流进出不畅，使呼吸音粗糙，见于支气管或肺部炎症的早期。

（4）呼吸音延长：下呼吸道狭窄使呼气阻力增加或肺组织弹性减退时，呼气驱动力减弱，出现呼吸音延长，见于支气管哮喘、慢性阻塞性肺疾病等。

2. 异常支气管呼吸音　在正常肺泡呼吸音听诊部位听到支气管呼吸音即为异常支气管呼吸音，又称管状呼吸音。常见于以下情况。

（1）肺组织实变：肺组织实变后较致密，使支气管呼吸音传导较好，可在体表被闻及。实变的范围越大、部位越浅、声音越强，反之则弱。肺组织实变见于大叶性肺炎的实变期、肺结核等。

（2）肺内大空腔：当肺内出现大空腔并与支气管相通，且有周围肺组织实变时，吸入的气体可在空腔内产生共鸣，并通过实变组织传导至体表，就可闻及支气管呼吸音。肺内大空腔见于肺脓肿、空洞性肺结核等。

（3）压迫性肺不张：胸腔积液压迫肺组织可致肺不张，肺组织变致密而传导增强，于积液区的上方可以闻及较弱的支气管呼吸音。

3. 异常支气管肺泡呼吸音　在正常肺泡呼吸音听诊部位听到支气管肺泡呼吸音，即为异常支气管肺泡呼吸音。因肺实变区较小且与正常肺组织掺杂，或肺实变区较深而被正常肺组织覆盖所致。异常支气管肺泡呼吸音见于支气管肺炎、大叶性肺炎初期、肺结核等。

（三）啰音

啰音是呼吸音以外的附加音,根据性质不同可分为干啰音和湿啰音(图4-24)。

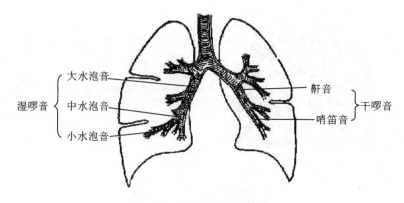

图4-24 啰音的分类与部位

1. 干啰音

（1）形成机制:气管、支气管或细支气管狭窄或部分阻塞,气体通过时发生湍流所致。病理基础:①炎症引起气管、支气管黏膜充血水肿,分泌物增多;②支气管平滑肌痉挛;③异物、肿瘤等使管腔内部分阻塞;④外部肿大的淋巴结或肿瘤压迫管壁。

（2）分类:按照音响的性质分为低调和高调两种类型。①低调干啰音,类似熟睡中的鼾声或呻吟声,称为鼾音,多由气管或主支气管内有较黏稠的分泌物所致;②高调干啰音,类似鸟叫、哨笛或飞箭声,称为哨笛音或哮鸣音,多发生于较小的支气管或细支气管。

（3）听诊特点:①音调高,持续时间较长;②吸气与呼气时均可闻及,以呼气时明显;③性质和部位不稳定,数量可在瞬间明显增减。

（4）临床意义:①局限性干啰音,由局部支气管狭窄所致,见于支气管异物、肿瘤、支气管内膜结核等;②双肺弥漫性干啰音,见于支气管哮喘、心源性哮喘、慢性喘息性支气管炎等。

2. 湿啰音

（1）形成机制:①吸气时气体通过呼吸道内稀薄的分泌物,如渗出液、痰液、脓液等,形成水泡破裂的声音;②小支气管、细支气管、肺泡壁被分泌物黏着而陷闭,吸气时重新充气产生的爆裂音。

（2）分类:①大水泡音,又称粗湿啰音,发生于气管、主支气管或空洞部位,出现于吸气早期;②中水泡音,也称中湿啰音,发生于中等大小的支气管,出现于吸气中期;③小水泡音,又称细湿啰音,发生于小支气管或细支气管,出现于吸气晚期;④捻发音,为极细而均匀的湿啰音,类似在耳边用手指捻搓一束头发的声音,多出现于吸气末。

（3）听诊特点:①多出现于吸气相,以吸气末最明显,也可见于呼气早期;②断续而短暂,一次可连续出现多个;③部位较恒定,性质不易变,咳嗽后可减轻或消失;④大、中、小水泡音可同时存在。

（4）临床意义:①局限性湿啰音见于局部病变,如支气管扩张、肺炎、肺结核等;②两肺底湿啰音见于支气管肺炎、左心功能不全引起的肺淤血;③双肺布满湿啰音见于急性肺水肿、严重的支气管肺炎;④大水泡音常见于肺水肿、支气管扩张、肺结核或肺脓肿空洞,昏迷或濒死患者无力咳出分泌物,有时在气管处不用听诊器也可闻及,称为痰鸣音;⑤中水泡音常见于支气管炎、支气管肺炎等;⑥小水泡音常见于细支气管炎、支气管肺炎、肺淤血及肺梗死等;⑦捻发音常见于肺淤血、肺炎早期等。

（四）语音共振

语音共振又称听觉语音，产生机制与语音震颤相似，但比触诊敏感。检查时嘱被检查者用一般声音强度发出"yi"长音，护士用听诊器听取语音，并上下左右比较。正常人闻及的语音共振音节含糊难辨，在气管或大支气管附近最强，肺底较弱。语音共振改变的临床意义同语音震颤。

（五）胸膜摩擦音

胸膜发生炎症时，纤维素渗出导致胸膜粗糙，呼吸时可听到脏层和壁层胸膜摩擦的声音，类似用一手掩耳，另一手指在该手背摩擦产生的声音。在呼吸动度较大的前下侧胸壁最易闻及，吸气相和呼气相均可出现，以吸气末或呼气初明显，屏气时消失。当胸腔积液较多时，摩擦音可消失。胸膜摩擦音见于纤维素性胸膜炎、胸膜肿瘤、肺梗死、尿毒症等。

4-6-3
肺部评估之
视诊与听诊
——正常呼吸音

4-6-4
肺部听诊
——异常呼吸音

思考与练习

一、单选题

1. 正常肺组织的叩诊音为（　　）。

　A.清音　　　　　B.浊音　　　　　C.实音　　　　　D.鼓音　　　　　E.过清音

2. 患侧胸廓饱满，语音震颤消失，叩诊呈鼓音，呼吸音消失，气管移向健侧，应考虑为（　　）。

　A.肺气肿　　　　B.气胸　　　　　C.胸腔积液　　　　D.胸膜增厚　　　　E.肺炎

3. 两肺底听到小水泡音最常见于（　　）。

　A.肺淤血　　　　B.肺结核　　　　C.支气管肺炎　　D.支气管扩张　　E.胸膜炎

二、多选题

胸部异常叩诊音是指在正常肺脏叩诊到（　　）。

　A.清音　　　　　B.浊音　　　　　C.实音　　　　　D.鼓音　　　　　E.过清音

三、填空题

1. 肺部触诊的内容包括＿＿＿＿＿＿、＿＿＿＿＿＿、＿＿＿＿＿＿。

2. 正常人平静呼吸时肺下界分别位于锁骨中线、腋中线、肩胛线的第＿＿＿＿＿、第＿＿＿＿＿、第＿＿＿＿＿肋间隙。

3. 肺下界移动范围，正常为＿＿＿＿＿＿。

思考与练习
参考答案

四、名词解释

1. 语音震颤　2. 胸膜摩擦感　3. 干啰音　4. 湿啰音

五、简答题

1. 简述肺部叩诊的注意事项。

2. 简述三种正常呼吸音的听诊部位及特点。

六、案例分析题

患者，女，19岁，因"呼吸困难20余小时"收治入院。患者于昨日感鼻咽部发痒，流清鼻涕，打喷嚏，随后出现胸闷、咳嗽，咳白色黏液痰，呼吸困难。今晨呼吸困难加重，不能平卧，张口喘息，大汗淋漓，四肢厥冷，急诊来院。既往有类似发作史。

查体：T 37.6 ℃，P 124 次/分，R 32 次/分，BP 100/60 mmHg。急性危重病容，端坐体位，表情痛苦，口唇发绀，胸廓较膨隆，双侧语音震颤减弱，叩诊过清音，双肺布满哮鸣音,湿啰音少许。心率 124 次/分,律齐,肝脾未触及。

辅助检查:血 WBC 8×10^9/L,其中中性粒细胞 0.70,淋巴细胞 0.22,嗜酸性粒细胞 0.08,X 线透视为肺气肿迹象,两肺纹理粗乱。

请问:

1. 肺源性呼吸困难的常见类型中,该患者属于哪种类型的呼吸困难?

2. 试述肺部体格检查的内容。

(王金霞)

任务七　心脏与血管评估

情 景 描 述

4-7-1
心脏与血管
评估教学课件

张某,女,30 岁,以"心悸半年、胸闷气短 1 月余"收治入院。患者有甲状腺功能亢进病史 3 年,服用抗甲状腺药物治疗,未定期随访。高血压病史 2 年,平素血压 150/90 mmHg 左右,未规律服药。半年前自觉心悸明显,1 个月前逐渐出现活动后胸闷、气短,夜间时有憋醒,间断双下肢水肿。

思考问题:

1. 该患者可能出现了什么问题?

2. 该患者需要评估的内容有哪些?

序号	任务内容
1	正确接诊该患者
2	采集该患者的完整病史资料
3	对该患者进行心脏与血管评估

一、心脏评估

心脏位于胸腔中纵隔内,在第 2～6 肋软骨和胸骨体的后方,第 5～8 胸椎的前方,上方连接大血管,下方为膈。其 1/3 居于正中线右侧,2/3 居于正中线左侧。心脏前部小部分为左心房和左心室,大部分为右心房和右心室,后部小部分为右心房,大部分为左心房,膈部主要为左心室。

心脏的检查按照视诊、触诊、叩诊、听诊的顺序进行,这对初步判断有无心脏病及病因、性质、部位、程度有重要意义。

(一)视诊

患者取仰卧位或坐位,充分暴露胸部。护士立于患者右侧,视线与患者胸廓同高。视诊心前区外形、心尖搏动及有无心前区其他部位的异常搏动。

1. 心前区外形　正常人心前区外形与右侧相应部位基本对称,无异常隆起或凹陷。

重点:
心脏视诊的技巧
和内容

心前区异常隆起见于先天性心脏病,如法洛四联症,儿童期患风湿性心脏病伴右心室增大者。心前区饱满可见于大量心包积液。

2. 心尖搏动　心室收缩时,心尖撞击心前区胸壁,使相应部位软组织向外搏动,称为心尖搏动。

1) 正常心尖搏动　正常人的心尖搏动位于左侧第 5 肋间锁骨中线内侧 0.5～1.0 cm 处,范围直径 2.0～2.5 cm。观察心尖搏动时,要注意其位置、范围、强度有无异常。

2) 心尖搏动位置的改变

(1) 生理因素的影响。①年龄、体型的影响:小儿、妊娠和矮胖体型者,由于横膈位置较高,心尖搏动向外上移位;瘦长体型者,心尖搏动向内下移位,可达第 6 肋间。②体位的影响:仰卧位时,心尖搏动稍上移;左侧卧位时,心尖搏动可向左移 2.0～3.0 cm;右侧卧位时,心尖搏动可向右移 1.0～2.5 cm。

(2) 病理因素的影响。①心脏疾病:左心室增大时,心尖搏动向左下方移位;右心室增大时,心尖搏动向左移位;全心增大时,心尖搏动向左下方移位,伴有心浊音界向两侧扩大。②胸部疾病:一侧胸腔积液或积气,心尖搏动移向健侧;一侧肺不张或胸膜粘连,心尖搏动移向患侧。③腹部疾病:腹腔大量积液或腹部巨大肿瘤可使横膈抬高,心尖搏动向左上方移位。

3) 心尖搏动强度与范围的改变

(1) 生理情况:①胸壁较薄、肋间隙较宽者,心尖搏动较强,范围较大;②胸壁肥厚、肋间隙较窄者,心尖搏动较弱,范围较小;③剧烈运动或情绪激动时,心脏活动增强,心尖搏动也增强。

(2) 病理情况:①心尖搏动增强、范围增大可见于左心室肥大、发热、甲状腺功能亢进、严重贫血等;②心尖搏动减弱可见于扩张型心肌病、心肌梗死等;③心尖搏动减弱或消失见于心包积液、肺气肿、气胸、左侧胸腔大量积液等。

3. 心前区异常搏动

(1) 胸骨左缘第 2 肋间的搏动:见于肺动脉扩张或肺动脉高压;少数正常青年人在体力活动或情绪激动时也可出现。

(2) 胸骨右缘第 2 肋间的搏动:可见于升主动脉扩张或主动脉弓动脉瘤。

(3) 胸骨左缘第 3、第 4 肋间的搏动:见于右心室肥大。

(4) 剑突下的搏动:见于肺气肿、右心室肥大、腹主动脉瘤等。

(二) 触诊

通常先用右手掌置于患者心前区进行触诊,必要时再用手掌尺侧或并拢的示指与中指的指腹进行触诊以准确定位。通过触诊可进一步验证视诊的结果,还可发现心脏病特有的震颤和心包摩擦感。

1. 心尖搏动　触诊对心尖搏动及心前区其他搏动的位置、范围和强弱较视诊更为准确。左心室肥大者,在心脏收缩时,触诊的手指可被强有力的心尖搏动抬起,称为抬举性心尖搏动,是左心室肥厚的重要体征。

2. 震颤　若触诊时手掌或指腹感觉到一种细微的震动感,类似在猫喉部触到的呼吸震颤,又称"猫喘"。震颤的发生系血液流经狭窄的口径或循异常方向流动时形成湍流,引起瓣膜、血管壁或心腔壁的震动传导至胸壁所致。其强度与瓣膜的狭窄程度、血流速度及心脏两腔室之间的压力差大小有关。触及震颤时,应注意其部位及处于心动周期中

重点:
心尖搏动的正常
位置和范围

难点:
心尖搏动强度和
范围改变的临床
意义

难点:
心前区异常搏动
的临床意义

重点:
心脏触诊的内容

难点:
震颤的产生机制
及临床意义

Note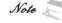

的时相,按照其处于心动周期中的时相可分为收缩期震颤、舒张期震颤及连续性震颤。震颤是器质性心血管疾病的特征性体征,其临床意义见表 4-1。

表 4-1 心前区震颤的部位与临床意义

部 位	时 相	常 见 病 变
心尖区	舒张期	二尖瓣狭窄
胸骨左缘第 2 肋间	收缩期	肺动脉瓣狭窄
胸骨左缘第 2 肋间	连续性	动脉导管未闭
胸骨右缘第 2 肋间	收缩期	主动脉瓣狭窄
胸骨左缘第 3～4 肋间	收缩期	室间隔缺损

重点:
心包摩擦感的听
诊特点

3. 心包摩擦感 正常的心包腔内有少量液体润滑壁层和脏层的心包膜,心包有炎症时可有纤维蛋白渗出,使心包膜粗糙,心脏收缩时,粗糙的壁层和脏层心包膜互相摩擦,产生的振动在心前区可被触及,称为心包摩擦感。通常在胸骨左缘第 4 肋间最易触及,呈收缩期与舒张期双相,以收缩期、深呼气末或前倾坐位最明显,屏气时仍存在。心包积液增多时,壁层与脏层心包膜分离,心包摩擦感消失。

(三)叩诊

心脏不被肺覆盖的部分叩诊呈绝对浊音(实音),其左右缘被肺覆盖的部分叩诊呈相对浊音(图 4-25)。叩诊心界指叩诊心脏的相对浊音界,可反映心脏的实际大小、形态及位置。

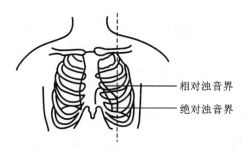

相对浊音界
绝对浊音界

图 4-25 心脏的绝对浊音界和相对浊音界

1. 叩诊方法 心脏叩诊采用间接叩诊法。

(1)体位:患者取仰卧位或坐位。

(2)板指方向:仰卧位时板指与肋间平行;坐位时板指与肋间垂直。

难点:
心脏叩诊的方法
及注意事项

(3)叩诊力度:力度适中,避免过轻或过重,用力均匀。

(4)叩诊顺序:按照先扣左界,后扣右界,自下而上,由外向内的顺序叩诊。叩诊左界时,从心尖搏动最强点外 2～3 cm 处开始,沿肋间由外向内叩诊,当清音变为浊音时,提示已达心脏边界,标记此点。再上移一个肋间叩诊并标记,直至第 2 肋间。叩诊右界时,先沿右锁骨中线第 2 肋间自上而下叩出肝上界,然后于其上一肋间由外向内叩出浊音界并标记,再逐一肋间向上叩诊,直至第 2 肋间。用硬尺测量各标记点距前正中线的垂直距离,并测量锁骨中线距前正中线的距离,记录心脏相对浊音界的位置。

重点:
心脏相对浊音界
的大小

2. 正常心脏浊音界 正常心脏左界于第 2 肋间处几乎与胸骨左缘平齐,从第 3 至第 5 肋间逐渐左移形成一外凸弧形;右界在第 2、第 3 肋间处几乎与胸骨右缘平齐,于第 4 肋间处稍向右偏离 1～2 cm。正常成人的心脏相对浊音界与前正中线的距离见表 4-2。

表 4-2 正常成人的心脏相对浊音界与前正中线的距离

右界与前正中线的距离/cm	肋　　间	左界与前正中线的距离/cm
2～3	2	2～3
2～3	3	3.5～4.5
3～4	3	5～6
	5	7～9

注:正常人左锁骨中线距胸骨中线 8～10 cm。

3. 心脏各浊音界的组成 心脏左界于第 2 肋间相当于肺动脉段,第 3 肋间处为左心耳,第 4、第 5 肋间为左心室,在主动脉与左心室交界的部位向内凹陷,称心腰部。心脏右界位于第 2 肋间,相当于升主动脉和上腔静脉,第 3 肋间以下为右心房(图 4-26)。

难点:
心浊音界的组成

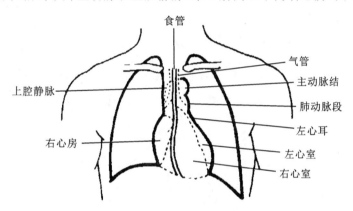

图 4-26 心脏各浊音界的组成

4. 心脏浊音界的改变及临床意义 心脏浊音界的大小、位置和形态可因心脏本身病变或心外因素而发生改变。

(1)心脏本身病变。

①左心室增大:心左界向左下扩大,心腰部变为近似直角,心浊音界呈靴形(靴形心),常见于主动脉瓣关闭不全,又称主动脉型心(图 4-27),也可见于高血压性心脏病。

②右心室增大:轻度增大时,仅见心脏绝对浊音界扩大,相对浊音界无明显变化;显著增大时,相对浊音界向两侧扩大,以左侧扩大明显。常见于肺源性心脏病。

③左、右心室增大:心浊音界向两侧扩大,左界向左下扩大,呈普大型心。常见于扩张型心肌病、全心衰竭、重症心肌炎等。

④左心房增大与肺动脉段扩大:可见心腰饱满或膨出,使心浊音界呈梨形(梨形心),常见于二尖瓣狭窄,又称二尖瓣型心(图 4-28)。

⑤心包积液:心浊音界向两侧扩大,并随体位而变化。坐位时心浊音界呈三角烧瓶形,仰卧位时心底部浊音区增宽,此为心包积液的特征性体征。

重点:
心浊音界的改变
及临床意义

(2)心外因素。

①一侧胸腔大量积液或气胸时,可使心浊音界向健侧移位,患侧心浊音界叩不出。

②肺气肿时心浊音界变小或叩不出。肺部实变、肺肿瘤、纵隔淋巴结肿大时,若病变浊音区与心脏浊音区相连,心浊音界无法叩出。

③腹腔大量积液或巨大肿瘤时可致横膈上抬,心脏呈横位,心浊音界向左扩大。

重点:
心脏各瓣膜听诊
区的位置

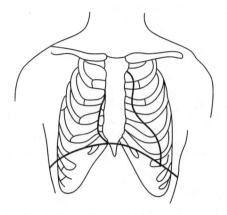

图4-27 主动脉型心(靴形心)

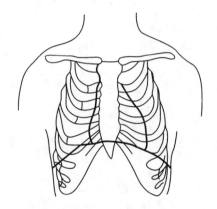

图4-28 二尖瓣型心(梨形心)

(四)听诊

心脏听诊应注意环境安静,患者取仰卧位或坐位,必要时可嘱患者改变体位,或做深吸气、深呼气,或适当运动后再听诊,以更好地辨别心音或杂音。

1. 心脏瓣膜听诊区 心脏各瓣膜开放与关闭时产生的声音,可沿血流方向进行传导,在胸壁听诊最清楚的部位即为该瓣膜的听诊区。通常有以下5个心脏瓣膜听诊区(图4-29)。

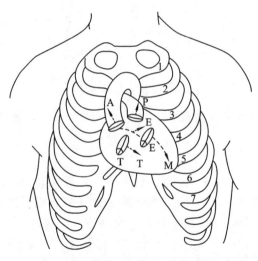

图4-29 心脏瓣膜解剖部位与瓣膜听诊区的位置

注:M—二尖瓣区;A—主动脉瓣区;E—主动脉瓣第二听诊区;P—肺动脉瓣区;T—三尖瓣区。

(1)二尖瓣区(M):位于心尖搏动最强点,一般位于左侧第5肋间锁骨中线稍内侧。

(2)肺动脉瓣区(P):位于胸骨左缘第2肋间。

(3)主动脉瓣区(A):位于胸骨右缘第2肋间。

(4)主动脉瓣第二听诊区(E):位于胸骨左缘第3、4肋间。

(5)三尖瓣区(T):位于胸骨体下端左缘,即胸骨左缘第4、5肋间。

2. 听诊顺序 通常自二尖瓣区开始,循逆时针方向进行,即二尖瓣区、肺动脉瓣区、主动脉瓣区、主动脉瓣第二听诊区、三尖瓣区。

3. 听诊内容 听诊内容主要包括心率、心律、心音、额外心音、杂音和心包摩擦音。

(1)心率:每分钟心脏搏动的次数。通常在心尖部听取第一心音,计数1 min。正常成人心率范围为 60～100 次/分,常见的心率异常有以下两种。

①心动过速:成人心率超过 100 次/分或婴幼儿心率超过 150 次/分,称为心动过速。生理情况主要见于剧烈运动、情绪激动等;病理情况主要见于发热、贫血、心力衰竭、休克、甲状腺功能亢进等。

②心动过缓:心率低于 60 次/分称为心动过缓。生理情况见于运动员或长期体力劳动者;病理情况见于颅内压增高、甲状腺功能减退、房室传导阻滞、胆汁淤积性黄疸等。

(2)心律:心脏跳动的节律。正常人心律基本规则,部分儿童和青年随呼吸出现心律不齐,吸气时心率增快,呼气时心率减慢,称为窦性心律不齐,一般无临床意义。听诊能发现的最常见的心律失常有期前收缩和心房颤动。

①期前收缩:在原本规则心律的基础上突然提前出现的心跳。听诊特点:a.规则的心律中,心音提前出现,其后有一个较长的间歇(代偿间歇);b.期前收缩的第一心音增强,第二心音减弱;c.代偿间歇后第一次心跳的第一心音常减弱,第二心音增强。期前收缩规律出现则形成联律,每次正常心搏后出现一次期前收缩称为二联律;每两次正常心搏后出现一次期前收缩,或每一次正常心搏后出现两次期前收缩,称为三联律。联律多为病理性,可见于洋地黄中毒、低血钾、器质性心脏病等。

②心房颤动:因心房内异位起搏点发出冲动产生多个折返所致。听诊特点:a.心律绝对不规则;b.第一心音强弱不等;c.脉率低于心率,即脉搏短绌。心房颤动常见于二尖瓣狭窄、甲状腺功能亢进、冠状动脉粥样硬化性心脏病等。

(3)心音:按照心音在心动周期中的顺序,依次命名为第一心音(S_1)、第二心音(S_2)、第三心音(S_3)和第四心音(S_4)。一般只能闻及第一心音和第二心音,部分儿童和青少年可闻及第三心音,第四心音多为病理性,一般不易闻及。

①正常心音:第一心音出现于心室收缩早期,主要由二尖瓣和三尖瓣关闭引起的振动形成,标志心室收缩期的开始。第二心音出现于第一心音之后,主要由主动脉瓣和肺动脉瓣关闭引起的振动形成,标志心室舒张期的开始。心脏听诊的首要环节就是能够正确区分第一、第二心音,这样才能判定额外心音和杂音所处的心动周期的时相。第一心音与第二心音的听诊特点见表 4-3。

表 4-3　第一心音与第二心音的听诊特点

区　别　点	第一心音(S_1)	第二心音(S_2)
音调	较低	较高
强度	较响	较 S_1 弱
性质	较钝	较清脆
时限	较长,约 0.1 s	较短,约 0.08 s
S_1 与 S_2 间隔	S_1 与 S_2 间隔较短	S_2 与下一心动周期 S_1 间隔较长
最响部位	心尖部	心底部
与心尖搏动的关系	同时出现	在其后出现

②心音强度的改变:a. S_1、S_2 同时增强:见于心脏活动增强时,如运动、情绪激动、贫血等。b. S_1、S_2 同时减弱:见于心肌严重受损或循环衰竭时,如心肌炎、心肌病、心肌梗死、左侧胸腔大量积液、肺气肿、休克等。c. S_1 强度改变:S_1 增强常见于心肌收缩力增强时,如高热、甲状腺功能亢进等。二尖瓣狭窄时,在心尖部可闻及高调、清脆、呈拍击声的第一心音,称为"拍击性第一心音"。S_1 减弱常见于心肌收缩力减弱时,如心肌炎、心肌

病、心力衰竭、心肌梗死、二尖瓣关闭不全等。S_1 强弱不等见于心房颤动和频发室性期前收缩。d. S_2 强度改变：包括主动脉瓣第二心音（A_2）和肺动脉瓣第二心音（P_2）。A_2 增强：由体循环阻力增高或血流增多而致主动脉内压力增高所致，如高血压、动脉粥样硬化等。A_2 减弱：由主动脉内压力降低所致，如主动脉瓣狭窄、主动脉瓣关闭不全等。P_2 增强：由肺循环阻力增大或血流增多而致肺动脉内压力增大所致，如肺源性心脏病、二尖瓣狭窄伴肺动脉高压、房间隔缺损、室间隔缺损、动脉导管未闭等。P_2 减弱：由肺动脉内压力降低所致，如肺动脉瓣狭窄、肺动脉瓣关闭不全等。

③心音性质的改变：心肌受损严重时，S_1 失去原有特征而与 S_2 相似，伴有心率增快时，收缩期和舒张期时限几乎相等，听诊类似钟摆声，称为"钟摆律"或"胎心律"，见于大面积急性心肌梗死或重症心肌炎等。

④心音分裂：正常情况下，心室收缩和舒张时，两个半月瓣和两个房室瓣的关闭并非完全同步，肺动脉瓣较主动脉瓣迟约 0.03 s，三尖瓣较二尖瓣迟 0.02～0.03 s，人耳很难分辨出来，听诊时仍为一个声音，当间隔时间明显延长时，可听诊到一个心音分成两个心音，称为心音分裂。

S_1 分裂：偶见于健康的儿童和青年，病理情况可见于完全性右束支传导阻滞。

S_2 分裂：较常见，以肺动脉瓣区听诊最清楚，分为生理性分裂、通常分裂、固定分裂、反常分裂 4 种类型。a. 生理性分裂：可出现于部分健康青少年深吸气末。b. 通常分裂：最常见的 S_2 分裂，见于二尖瓣狭窄伴肺动脉高压、肺动脉瓣狭窄等导致右心室射血时间延长的疾病，或二尖瓣关闭不全、室间隔缺损等使左心室射血时间缩短，主动脉瓣关闭时间提前的疾病。c. 固定分裂：S_2 分裂不受呼吸的影响，两个成分时距较固定，可见于先天性心脏病房间隔缺损。d. 反常分裂：又称逆分裂，见于完全性左束支传导阻滞、严重的主动脉瓣狭窄、重度高血压等导致主动脉瓣关闭明显迟于肺动脉瓣的疾病。

（4）额外心音：在正常的 S_1 和 S_2 之外出现的附加心音，多为病理性。收缩期和舒张期都可出现，以舒张早期最多见。

舒张早期额外心音发生在 S_2 之后，与 S_1 和 S_2 组成三音律，在心率＞100 次/分时，听诊犹如马奔跑的蹄声，又称舒张早期奔马律。发生机制：心室舒张期负荷过重，心肌张力降低，顺应性减退，在舒张早期，心房血液快速注入心室时，已过度充盈的心室壁产生振动所致。舒张早期奔马律是心肌严重损害的重要体征之一，常见于急性心肌梗死、心力衰竭、重症心肌炎、扩张型心肌病等。

此外，人工器材在心脏的植入也可产生相应的额外心音，如人工瓣膜音、人工起搏音等。

（5）杂音：在心脏收缩或舒张的过程中，除心音与额外心音外的异常声音，持续时间较长，其强度、频率不同，可与心音分开或连续，甚至完全掩盖心音。

①杂音的产生机制：正常情况下血液呈层流状态，不产生声音。当血流速度加快、心脏或大血管之间血液通道异常、瓣膜口狭窄或关闭不全、心腔内有漂浮物等使血液产生湍流或漩涡，血液撞击心壁、瓣膜、腱索或大血管壁，使之振动而产生杂音（图 4-30）。

②杂音的听诊要点：杂音的听诊要注意其最响部位与传导方向、时期、性质、强度，以及体位、呼吸和运动对杂音的影响等。

a. 最响部位与传导方向：一般情况下杂音在病变部位的瓣膜区最响。如二尖瓣病变的杂音在心尖部最响；主动脉瓣病变的杂音在主动脉瓣区最响；肺动脉瓣病变的杂音在肺动脉瓣区最响；房间隔缺损者，杂音在胸骨左缘第 2 肋间最响；室间隔缺损者，杂音在胸骨左缘第 3 肋间最响；动脉导管未闭者，杂音在胸骨左缘第 2 肋间稍外侧最响。杂音

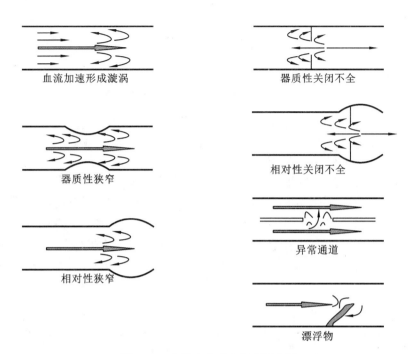

图 4-30　心脏杂音产生机制示意图

可沿血流方向传导,如主动脉瓣狭窄的杂音向颈部传导,二尖瓣关闭不全的杂音向左腋下及肩胛下传导,二尖瓣狭窄的杂音局限于心尖区。

b.时期:S_1 和 S_2 之间的杂音为收缩期杂音;S_2 和下一心动周期 S_1 之间的杂音为舒张期杂音;在收缩期和舒张期连续出现的杂音称连续性杂音。舒张期杂音和连续性杂音为器质性杂音,收缩期杂音有器质性和功能性两种,应注意区分。

c.性质:主要指杂音的音色和音调。杂音的音色常以吹风样、叹气样、隆隆样、机器样、乐音样来描述。按音调的高低分为柔和与粗糙两种,功能性杂音较柔和,器质性杂音较粗糙。杂音的性质可帮助推断不同的病变,如二尖瓣区收缩期粗糙的吹风样杂音提示二尖瓣关闭不全;二尖瓣区舒张期隆隆样杂音提示二尖瓣狭窄;主动脉瓣区舒张期叹气样杂音提示主动脉瓣关闭不全;连续性机器样杂音提示动脉导管未闭;乐音样杂音见于感染性心内膜炎、梅毒性心脏病。

d.强度:杂音的强度即杂音的响亮程度。一般血流速度越快、狭窄程度越重、狭窄的瓣膜口或心室内异常通道两侧的压力差越大时,杂音越强,反之则越弱。但严重狭窄使血流通过极少时杂音反而减弱或消失。

收缩期杂音的强度采用 Levine 6 级分级法表示(表 4-4)。记录杂音强度时 6 级为分母,杂音级别为分子,如杂音响度为 3 级,则记录为 3/6 级杂音。通常认为收缩期杂音在1/6 级和 2/6 级多为功能性,3/6 级及以上多为器质性,但应结合杂音的粗糙程度、性质、是否传导等来判断。舒张期杂音多为器质性,一般不分级。

表 4-4　杂音强度分级

级　别	杂音响度	听诊特点	震　颤
1/6	最轻	需在安静环境下仔细听诊才能听到	无
2/6	轻度	较易听到	无
3/6	中度	明显的杂音	无

续表

级　别	杂音响度	听诊特点	震　颤
4/6	响亮	响亮的杂音	有
5/6	很响	杂音很响,但听诊器离开胸壁即听不到	明显
6/6	最响	杂音极响,听诊器离开胸壁一定距离也能听到	明显

e.体位、呼吸和运动对杂音的影响如下。

体位:主动脉瓣关闭不全的杂音在前倾坐位时更明显;二尖瓣狭窄的杂音在左侧卧位时更明显;二尖瓣、三尖瓣及肺动脉瓣关闭不全的舒张期杂音在仰卧位时更明显。

呼吸:深吸气可使肺动脉瓣、三尖瓣等与右心相关的杂音增强。深呼气可使主动脉瓣、二尖瓣等与左心相关的杂音增强。深吸气后紧闭声门用力做呼气动作(Valsalva 动作)时,胸腔压力增高使回心血量减少,可使与瓣膜有关杂音均减弱,但肥厚型梗阻性心肌病的杂音增强。

运动:运动可使器质性杂音增强。

③杂音的临床意义:杂音对心脏疾病的诊断和鉴别诊断有重要价值,根据产生杂音的部位有无器质性病变,分为器质性杂音和功能性杂音;根据临床意义又可分为病理性杂音和生理性杂音。功能性杂音包括生理性杂音、全身疾病引起血流动力学改变而产生的杂音,以及有心脏病理意义的相对性杂音(相对性狭窄或关闭不全产生的杂音)。相对性杂音与器质性杂音合称为病理性杂音。生理性杂音只限于收缩期,杂音柔和、吹风样、无震颤、无心脏增大。

a.收缩期杂音:常见收缩期杂音见表 4-5。

b.舒张期杂音:常见舒张期杂音见表 4-6。

c.连续性杂音:多见于动脉导管未闭,杂音于 S_1 后不久开始,持续整个收缩期和舒张期,粗糙、响亮,似机器转动,又称机器样杂音,于胸骨左缘第 2 肋间稍外侧处最响。

表 4-5　常见收缩期杂音

听　诊　区	临床意义	听诊特点
二尖瓣区	功能性杂音:见于运动、发热、贫血、甲状腺功能亢进患者及部分正常健康人	杂音柔和、吹风样,强度在 2/6 级以下
	相对性杂音:见于左心室扩张引起二尖瓣相对性关闭不全的疾病,如高血压心脏病、冠状动脉粥样硬化性心脏病、贫血性心脏病和扩张性心肌病等	杂音较粗糙、吹风样,强度在 2/6 级至 3/6 级
	器质性杂音:见于风湿性心脏病二尖瓣关闭不全	杂音粗糙、吹风样、高调、响亮,强度在 3/6 级以上,多占据全收缩期,可遮盖第一心音,向左腋下或左肩胛下传导,呼气及左侧卧位时明显
主动脉瓣区	以主动脉瓣狭窄引起的器质性杂音多见	杂音粗糙,为喷射性或吹风样,向颈部传导,常伴震颤及主动脉瓣区第二心音减弱

续表

听 诊 区	临 床 意 义	听 诊 特 点
肺动脉瓣区	功能性杂音:见于儿童和青少年	杂音柔和、吹风样、短促,强度在2/6级以下
	器质性杂音:见于肺动脉瓣狭窄	杂音粗糙、喷射性、响亮,强度在3/6级以上,伴有震颤
三尖瓣区	功能性杂音多见,如右心室扩大导致的相对性三尖瓣关闭不全	杂音柔和、吹风样,吸气时增强,强度在3/6级以下
胸骨左缘第3、第4肋间	以室间隔缺损引起的器质性杂音多见	杂音响亮而粗糙,常伴震颤

表 4-6　常见舒张期杂音

听 诊 区	临 床 意 义	听 诊 特 点
二尖瓣区	相对性杂音:见于主动脉瓣关闭不全引起的相对性二尖瓣狭窄	杂音柔和,不伴有震颤和开瓣音,又称Austin-Flint杂音
	器质性杂音:见于风湿性心脏病二尖瓣狭窄	在心尖部闻及舒张中晚期低调、隆隆样杂音,较局限,常伴有震颤,心尖部S_1增强或有开瓣音,左侧卧位易闻及
主动脉瓣区	常见于主动脉瓣关闭不全引起的器质性杂音	为舒张早期叹气样杂音,向心尖部传导,于胸骨左缘第3、第4肋间最清晰,前倾坐位及深呼气末屏住呼吸时更明显
肺动脉瓣区	器质性杂音:多由肺动脉高压、肺动脉扩张致肺动脉瓣相对关闭不全所致,如二尖瓣狭窄、肺源性心脏病等	杂音为吹风样或叹气样,于胸骨左缘第2肋间最清晰,平卧位或吸气时增强
三尖瓣区	器质性杂音:可见于三尖瓣狭窄	低调、隆隆样杂音,深吸气末杂音增强

4-7-4
护考相关
在线答题

（6）心包摩擦音：当纤维蛋白沉着使心包膜变得粗糙时,脏层和壁层心包在心脏搏动时相互摩擦出现的声音称为心包摩擦音,见于各种感染性心包炎,急性心肌梗死、尿毒症等。听诊音调高、音质粗糙、类似用指腹摩擦耳廓的声音,可在整个心前区闻及,但以胸骨左缘第3、第4肋间最清晰,坐位前倾及呼气末更明显。与心搏一致,收缩期及舒张期均可闻及,与呼吸无关,屏气时仍存在,可据此与胸膜摩擦音相鉴别。当心包积液达到一定量时,心包摩擦音消失。

重点:
胸膜摩擦音和心包摩擦音的鉴别

二、血管评估

血管评估包括脉搏、血压、血管杂音和周围血管征的评估,脉搏、血压的评估见本项目任务二,以下内容重点阐述血管杂音和周围血管征。

（一）血管杂音

血管杂音的产生机制同心脏杂音,即血流加速或紊乱,形成湍流,致血管壁震动而引起。静脉压力较低,不易出现湍流,杂音一般不明显。动脉杂音较多见,如甲状腺功能亢进时,在肿大的甲状腺上可闻及连续性动脉杂音;多发性大动脉炎时,在受累动脉的狭窄

4-7-5
心脏评估
——视诊

部位可闻及收缩期杂音;肾动脉狭窄时,在上腹部或腰背部可闻及收缩期杂音。

(二) 周围血管征

周围血管征主要见于脉压增大的疾病,如主动脉瓣关闭不全、甲状腺功能亢进、严重贫血等,除可扪及水冲脉外,还可有以下特征。

1. 枪击音 枪击音是指在四肢动脉闻及的与心跳一致、短促、如同枪射击的"tata"音,听诊部位常选择股动脉,部分患者在肱动脉、足背动脉处也可闻及。

2. Duroziez 双重杂音 Duroziez 双重杂音是指将听诊器体件置于股动脉上,稍加压力,在收缩期与舒张期闻及的连续性吹风样杂音。

3. 毛细血管搏动征 用手指轻压指甲末端,或以清洁玻片轻压口唇黏膜,若受压部位边缘出现红、白交替的节律性微血管搏动现象,称毛细血管搏动征。

思考与练习

一、单选题

1. 正常心尖搏动范围的直径为(   )。

A. 0.5~1.0 cm   B. 1.0~1.5 cm   C. 1.5~2.0 cm

D. 2.0~2.5 cm   E. 2.5~3.0 cm

2. 抬举性心尖搏动提示(   )。

A. 左心房肥大   B. 左心室肥大   C. 右心房肥大

D. 右心室肥大   E. 全心扩大

3. 心脏听诊的规范顺序是(   )。

A. 二尖瓣区→主动脉瓣第二听诊区→主动脉瓣区→肺动脉瓣区→三尖瓣区

B. 三尖瓣区→主动脉瓣区→肺动脉瓣区→主动脉瓣第二听诊区→二尖瓣区

C. 主动脉瓣区→肺动脉瓣区→主动脉瓣第二听诊区→二尖瓣区→三尖瓣区

D. 二尖瓣区→肺动脉瓣区→主动脉瓣区→主动脉瓣第二听诊区→三尖瓣区

E. 二尖瓣区→三尖瓣区→主动脉瓣区→主动脉瓣第二听诊区→肺动脉瓣区

4. 器质性二尖瓣狭窄听诊的主要特点是(   )。

A. 心尖区可闻及收缩期吹风样杂音

B. 心尖区可闻及舒张期隆隆样杂音

C. 心尖区可闻及舒张期叹气样杂音

D. 胸骨左缘2~3肋间,可闻及舒张期隆隆样杂音

E. 胸骨左缘2~3肋间,可闻及收缩期吹风样杂音

二、多选题

心房颤动的听诊特点主要有(   )。

A. 心音提前出现,其后有一个较长的间歇

B. 心律绝对不规则

C. 第一心音强弱不等

D. 脉率低于心率,即脉搏短绌

E. 心尖部可闻及收缩期吹风样杂音

三、填空题

1. 二联律和三联律可见于_____、_____、_____等。

重点:
周围血管征的概念及评估内容

4-7-6
心脏评估
——触诊

4-7-7
心脏评估
——叩诊

4-7-8
心脏评估
——听诊

思考与练习
参考答案

Note

2. 心脏听诊的内容包括 _____、_____、_____、_____、_____、_____。

3. 心脏杂音的听诊要注意其_____、_____、_____、_____以及体位、呼吸和运动对杂音的影响等。

四、名词解释

1. 抬举性心尖搏动　2. 主动脉型心　3. 心脏杂音　4. 周围血管征

五、简答题

1. 简述心脏各瓣膜的听诊区。

2. 简述第一心音和第二心音的听诊特点。

（王金霞）

任务八　腹部评估

腹部上起自横膈，下至骨盆。前面和侧面由腹壁组成，后面为脊柱和腰肌，内为腹膜腔及腹腔脏器。评估腹部时，为避免叩诊、触诊对胃肠蠕动的影响，一般按视诊、听诊、触诊、叩诊的顺序进行，但记录时为了统一格式仍按视、触、叩、听的顺序记录。

4-8-1
腹部评估
教学课件

情景描述

李某，女，26 岁，已婚。腹痛、腹泻、发热、呕吐 20 h。患者于入院前 24 h，在路边餐馆吃饭，4 h 后，出现腹部不适，呈阵发性并伴有恶心，自服 654-2 等对症治疗，未见好转，并呕吐胃内容物，发热及腹泻数次，为稀便，无脓血，体温 37～38.5 ℃，来我院急诊。

思考问题：

1. 作为责任护士，你首先要做的是什么？

2. 需要评估的内容有哪些？

序号	任务内容
1	正确接待该患者
2	采集该患者的一般资料
3	对该患者进行腹部评估

一、腹部体表标志及分区

为了准确地描述和记录脏器及病变的位置，必须熟悉腹部的体表标志、腹部分区及各区内脏器的分布情况。

（一）体表标志

常用的体表标志有肋弓下缘、胸骨剑突、腹上角、腹中线、脐、髂前上棘、腹直肌外缘、

重点：
腹部常用的体表标志

Note

119

腹股沟韧带、耻骨联合、肋脊角（图 4-31）。

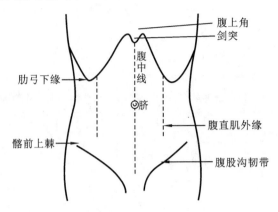

图 4-31　腹部体表标志示意图

（二）腹部分区

腹部分区常用的有四区法和九区法。

1. 四区法　以脐为中心划一水平线和一垂直线，把腹部分为右上腹部、右下腹部、左上腹部、左下腹部四区（图 4-32）。

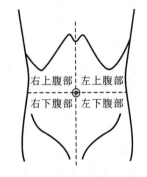

图 4-32　腹部体表四区法示意图

2. 九区法　用两条水平线和两条垂直线将腹部分成九个区，上水平线为两侧肋缘最低点（相当于两侧第 10 肋骨）的连线，下水平线为两侧髂前上棘的连线，左、右两条垂直线是在左、右髂前上棘至腹正中线的水平线的中点上所作的垂直线，这四条线相交，将腹部分成九个区（图 4-33）。各区的主要脏器如下。

（1）右上腹部（右季肋部）：肝右叶大部分、部分胆囊、结肠肝曲、部分右肾、右肾上腺等。

（2）右侧腹部（右腰部）：升结肠、部分回肠、右肾下部。

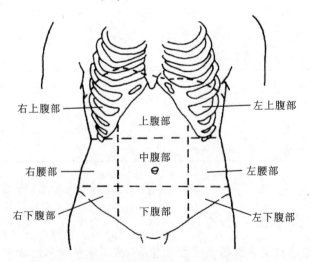

图 4-33　腹部体表九区法示意图

（3）右下腹部（右髂部）：盲肠、阑尾、回肠下端、女性的右侧卵巢及输卵管、男性的右侧精索。

（4）上腹部：肝左叶部分、部分胃、十二指肠大部分、大网膜、胰头和胰体、腹主动脉。

（5）中腹部（脐部）：横结肠、十二指肠下部、空肠和回肠、腹主动脉、输尿管、肠系膜及淋巴结、大网膜等。

（6）下腹部（耻骨上部）：回肠、输尿管、胀大的膀胱、增大的子宫、部分乙状结肠。

（7）左上腹部（左季肋部）：胃、脾、结肠脾曲、胰尾、左肾、左肾上腺。

（8）左侧腹部（左腰部）：降结肠、空肠或回肠、左肾下部。

（9）左下腹部（左髂部）：乙状结肠、女性的左侧卵巢及输卵管、男性的左侧精索。

二、腹部评估方法与内容

（一）视诊

腹部视诊时，室内需温暖，被评估者取仰卧屈膝位，充分暴露腹部，评估者站在被评估者右侧，在光线充足的情况下，由上而下进行观察，保持视线与被评估者的腹部在同一平面上，有利于观察腹部细微的变化。

1. 腹部外形　观察腹部是否对称、有无隆起或凹陷，有腹腔积液或腹部包块时，还应测量腹围的大小。

（1）正常腹部外形：健康正力型成人腹部两侧对称，外形平坦，即仰卧时前腹壁与肋缘至耻骨联合大致位于同一平面，坐位时脐以下部分稍前凸。小儿及肥胖者腹部呈圆形，微隆起，高于肋缘至耻骨联合平面，称腹部饱满。老年人和消瘦者前腹壁稍内凹，低于肋缘至耻骨的水平面，称腹部低平。

（2）异常腹部外形。

①腹部膨隆：仰卧时前腹壁明显高于肋缘至耻骨联合的平面。可分为以下两类：a.全腹膨隆：肝硬化、心功能不全、腹膜转移癌、肾病综合征等所致的腹腔大量积液患者，仰卧时，腹壁松弛，液体下沉于腹腔两侧，称蛙状腹，立位时腹腔积液积于下腹部，称悬垂腹。肠梗阻、肠麻痹所致的胃肠胀气、气腹或巨大卵巢囊肿、畸胎瘤所致的腹腔内巨大包块呈球形患者，两侧腰部膨出不明显，外形不随体位变化。肥胖所致全腹膨隆，脐部多呈凹陷状。b.局部膨隆：见于腹内有增大的脏器、肿瘤、炎性包块、局部积液或胃肠胀气，以及腹壁上的肿物和疝等。应注意局部膨隆的部位、外形、有无搏动和是否随体位改变，或随呼吸运动而移位等。局部膨隆与该局部的脏器有关，但局部肿块亦可来自腹壁，而非腹腔内，应予鉴别。方法：可嘱患者两手托头，仰卧起坐时，腹壁肌肉紧张，若肿块更明显，示肿块位于腹壁上；若肿块变得不明显或消失，示肿块位于腹腔内，此为抬头试验。

②腹部凹陷：仰卧位时前腹壁明显低于肋缘至耻骨联合的平面。可分为以下两种：a.全腹凹陷：见于显著消瘦、严重脱水、恶病质等，严重时腹部向下塌陷几乎贴近脊柱，肋弓、髂嵴和耻骨联合显露，腹外形呈舟状，称舟状腹。b.局部凹陷：多见于腹部手术后瘢痕收缩。

2. 呼吸运动　呼吸时腹壁上下起伏，吸气时上抬，呼气时下陷，称为腹式呼吸运动。正常时，男性及儿童以腹式呼吸为主；成年女性则以胸式呼吸为主。腹式呼吸增强不多见；腹式呼吸减弱常见于腹膜有炎症、腹腔大量积液、腹腔内巨大肿瘤或妊娠；腹式呼吸消失可见于胆道或胃肠穿孔所致的急性腹膜炎或膈肌麻痹等。

3. 腹壁静脉　正常人腹壁静脉一般不显露，在较瘦、肤色较白的人或皮肤薄而松弛的老年人，有时可见细小的静脉网，但不迂曲怒张。当门静脉或上、下腔静脉回流受阻而形成侧支循环时，腹壁静脉可显著扩张或迂曲，称腹壁静脉曲张。检查腹壁曲张静脉的血流方向,有利于判断静脉阻塞的部位。检查血流方向的方法:评估者用示指和中指并拢,压迫一段不分叉的曲张静脉,向两端推挤血液使血管空虚,然后交替抬起一指,观察血液从何端流入而使血管充盈,即可判断血流方向(图4-34)。

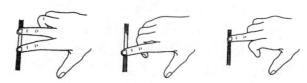

图4-34　判断血流方向的手法示意图

(1)门静脉阻塞引起门静脉高压而形成侧支循环时,曲张的静脉从脐中心向四周伸展,称海蛇头,又名水母头。血流方向:脐水平以上的向上,脐水平以下的向下,与正常的血流方向相同(图4-35(a))。

(2)上腔静脉阻塞时,上腹壁及胸壁静脉曲张,血流方向均为由上而下(图4-35(b))。

(3)下腔静脉阻塞时,曲张的静脉大部分分布在腹壁两侧,脐部上、下的腹壁静脉血流方向均为自下而上(图4-35(c))。

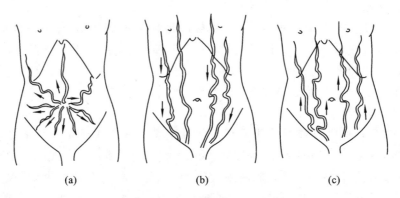

(a)　　　　　　　　　　(b)　　　　　　　　　　(c)

图4-35　腹壁静脉曲张示意图

4. 胃肠型及蠕动波　除腹壁菲薄或松弛的老年人和极度消瘦者外,正常人腹部看不到胃肠轮廓及蠕动波。当胃肠道梗阻时,梗阻上端的胃肠道因内容物积聚而膨隆,可显出各自的轮廓,称胃型或肠型,同时伴有该部位的蠕动增强,故在腹壁上可看到蠕动波。如发生肠麻痹,则蠕动波消失。提示:有时消瘦而腹壁较薄的人,可能看到轻微的胃肠蠕动波,但在轻按时消失;胃肠道器质性梗阻时,用手轻弹或按摩腹壁后,微弱的蠕动波更为明显。

(二)触诊

腹部评估以触诊最为重要。触诊时被评估者一般采用仰卧位,头垫低枕,两手平放于躯干两侧,两腿并拢屈曲,使腹肌放松,做缓慢的腹式呼吸运动。检查肝、脾时,被评估者可分别向左、右侧卧。触诊肾脏时可采取坐位或立位。评估者站在被评估者右侧,面向被评估者,检查时,手应温暖,动作轻柔。对于精神紧张的被评估者,触诊时可与其交谈,转移其注意力,使其腹肌放松。检查顺序应结合问诊,从健康部位开始,逐渐移向病变区域,一般常规体检先从左下腹部开始,循逆时针方向至右下腹部,再至脐部,由下而上,先左后右,由浅入深,并注意比较病变区与健康部位。触诊主要内容如下。

1. 腹壁紧张度　正常人腹壁有一定张力,但触之柔软。某些病理情况可使腹壁紧张度增加、减弱或消失。

重点:
胃肠型及蠕动波
的临床意义

重点:
腹部触诊的方法
及主要内容

重点:
异常腹壁紧张度
的临床意义

（1）腹壁紧张度增加：多为腹膜炎症刺激引起反射性腹肌痉挛。

①弥漫性腹肌紧张：多见于以下情况。a.胃肠道穿孔或实质脏器破裂所致的急性弥漫性腹膜炎，此时腹壁明显紧张，硬如木板，称板状腹；b.结核性腹膜炎、肿瘤的腹膜转移，因腹膜慢性炎症，腹膜增厚，全腹紧张，触诊时如揉面团一样，称揉面感。

②局限性腹肌紧张：多由局限性腹膜炎所致，如右下腹肌紧张多见于急性阑尾炎，右上腹肌紧张多见于急性胆囊炎等。

> **知识链接**
>
> 　　腹肌紧张虽然是诊断腹膜炎的重要体征，但小儿腹部触诊时，因哭闹可使腹壁反应敏感；而年老体弱或腹肌发育不良者，当腹腔内有炎症时，可使腹壁反应迟钝，故在判断时应注意。

（2）腹壁紧张度减低或消失：多为腹肌张力降低或消失所致。全腹紧张度降低，见于慢性消耗性疾病患者、大量放腹腔积液者、年老体弱者、严重脱水的患者等。全腹紧张度消失，见于脊髓损伤所致腹肌瘫痪和重症肌无力等。

2. 压痛及反跳痛　正常腹部在触诊时不引起疼痛，重压时仅有一种压迫感。

（1）压痛：如由浅入深按压腹部发生疼痛，则为压痛。压痛可因腹壁或腹内脏器有病变引起，如脏器的炎症、淤血、破裂、扭转、结石、肿瘤等病变均可引起。广泛性压痛见于弥漫性腹膜炎。压痛局限于一点时，称为压痛点。明确而固定的压痛点，常反映某些特定疾病。如麦氏（McBurney）点（右髂前上棘与脐连线中外 1/3 交界处）压痛多考虑阑尾炎；胆囊点（右锁骨中线与肋缘交界处）压痛考虑胆囊病变等。

（2）反跳痛：评估者用手指在压痛处稍停片刻，使压痛感觉趋于稳定，然后将手迅速抬起，如此时被评估者感觉腹痛加重，并伴有痛苦表情，称为反跳痛，表示炎症已波及腹膜壁层。临床上把腹肌紧张、压痛及反跳痛称为腹膜刺激征，其是急性腹膜炎的可靠体征。

3. 脏器的触诊　腹腔内脏器较多，重要的有肝、脾、胆囊、膀胱等。在发生病变时，常可触到脏器增大或局限性肿块，这有助于诊断。

（1）肝脏触诊：主要了解肝下缘的位置、质地、表面、边缘情况及有无压痛等。触诊时，患者取仰卧位，双腿屈曲并稍分开，使腹壁放松，并做较深的腹式呼吸运动以使肝脏随膈肌运动而上下移动，便于触及。

①触诊方法：可用单手或双手触诊法。a.单手触诊法：较为常用，检查者右手四指并拢，与右肋缘大致平行，掌指关节伸直，平放于被检查者右上腹部，估计肝下缘的下方处，随患者呼气，腹壁松弛下陷时，手指压向腹壁深部；吸气时，腹壁隆起，右手随腹壁抬起，上升的速度要落后于腹壁抬起速度，并以指端桡侧向前上迎触随膈肌下移的肝。如此反复进行，自下而上逐渐触向肋缘，直到触及肝缘或肋缘（图 4-36）。需在右锁骨中线或前正中线上，分别触诊肝缘并测量其与肋缘或剑突根部的距离，并以厘米表示。b.双手触诊法：在单手触诊的基础上，检查者将左手掌与四指平放于被检查者右腰部后方，拇指张开，置于右季肋上，右手触诊下压时，左手向前托起肝脏便于触及（图 4-37）。若被检查者腹腔有大量积液，则可用冲击触诊法。

②肝脏触诊内容：触诊肝脏时应注意以下内容。a.大小：正常成人的肝脏在肋缘下一般不能触及，但腹壁松软的体瘦者，于深吸气时在右肋缘下可触及肝下缘约 1 cm 以内；剑突下多在 3 cm 以内。若肝下缘超过上述标准，可能是肝大，也可能是肝下移，要结

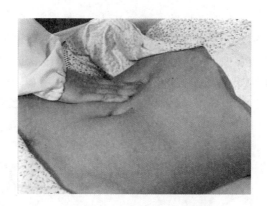

图 4-36　肝脏单手触诊示意图

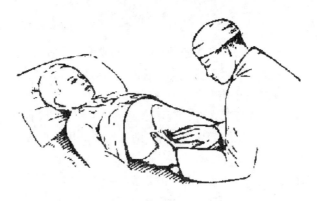

图 4-37　肝脏双手触诊示意图

合肝上界的位置：如肝上界正常或升高，则提示肝大；若肝上界相应降低，肝上下径正常，则为肝下移，见于肺气肿、右侧胸腔积液及腹壁松弛、内脏下垂等。弥漫性肝大常见于肝炎、肝淤血、脂肪肝、血吸虫病等。局限性肝大见于肝脓肿、肝肿瘤、肝囊肿等。b.质地：一般将肝脏质地分为三个等级，即质软（如触唇）、质韧（如触鼻尖）和质硬（如触额部）三种。质软见于正常肝；质韧见于急性肝炎、慢性肝炎、脂肪肝、肝淤血；质硬见于肝硬化、肝癌，尤其肝癌患者肝脏质地最坚硬。c.表面：正常肝脏、脂肪肝、肝淤血时表面光滑；肝硬化时表面可略不平，有时可触及小结节；肝癌时表面高低不平，有结节样隆起或大块状隆起。d.边缘：正常肝脏边缘稍锐利或稍圆钝；肝硬化时边缘锐利；充血性肝大时边缘圆钝；肝癌时边缘不规则。e.压痛：正常肝脏无压痛，当肝包膜有炎症反应或肝大使肝包膜张力增加时，肝区有压痛。轻度弥漫性压痛见于急性肝炎、肝淤血，局限性明显压痛见于较表浅的肝脓肿、肝肿瘤。

知识链接

　　当右心功能不全引起肝淤血肿大时，用力压迫肝脏，使颈静脉怒张更明显，称为肝颈静脉回流征阳性。

　　（2）脾脏触诊：正常脾脏不能触及。若内脏下垂、左侧胸腔大量积液或气胸时膈下降，可使脾向下移位而被触及，除此之外，若能触及脾脏则提示脾大至正常2倍以上。

　　①触诊方法：当脾脏明显肿大而位置又较表浅时，用浅部触诊法就可以触到。若脾

脏位置较深或腹壁较厚,则用双手触诊法。方法:被评估者仰卧,双腿稍屈曲,评估者左手绕过被评估者腹前方,手掌置于其左腰部9～11肋处,将脾脏从后向前托起,右手掌平放于被评估者左侧腹部,与左肋弓垂直,配合呼吸由下而上进行,直到触及脾下缘或左肋缘(图4-38)。脾脏轻度肿大而仰卧位不易触到时可嘱被评估者改用右侧卧位双手触诊法检查。

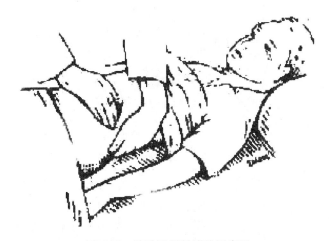

图4-38　脾脏双手触诊法示意图

②测量方法:当触及肿大的脾脏时,可用三线记录法(图4-39),用厘米表示。a.1线又称甲乙线,测量左锁骨中线与左肋缘交叉点至脾下缘的距离;b.2线又称甲丙线,测量交叉点至脾尖的最远距离;c.3线又称丁戊线,表示脾右缘到前正中线的垂直距离。超过正中线以"＋"表示,未超过则以"－"表示。

脾轻度肿大时只做1线测量,高度肿大时,应加测2线、3线,并作图表示。

③脾大分度及临床意义:临床上常将脾大分为轻度、中度、高度。轻度脾大为深吸气时,

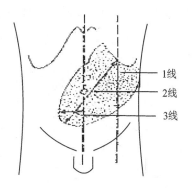

图4-39　脾大测量方法示意图

脾在肋下不超过2 cm,见于急性肝炎、伤寒、急性疟疾等,质软;中度脾大为脾在肋下超过2 cm,在脐水平线以上,见于肝硬化、慢性淋巴细胞性白血病、系统性红斑狼疮等,质地较硬;高度脾大为超过脐水平线或前正中线,见于慢性粒细胞性白血病、淋巴瘤、血吸虫病等。

(3)胆囊触诊:可用单手触诊法或钩手触诊法,要领同肝脏触诊。正常人胆囊不能触及。胆囊肿大时,在右肋缘下、腹直肌外缘可触及一张力较高、呈圆形或梨形的肿块,随呼吸上下移动,常有触痛。肿大的胆囊呈囊性感,且压痛明显者,见于急性胆囊炎。肿大的胆囊呈囊性感,无压痛者,见于壶腹周围癌。肿大的胆囊呈实性感,见于胆囊结石或胆囊癌。此外,触诊胆囊时还要进行胆囊触痛征检查,即评估者将左手掌平放在被评估者的右肋缘部,左手拇指指腹勾压在腹直肌外缘与右肋缘交界处(胆囊点),然后嘱被评估者缓慢深呼吸,如果深吸气时被评估者发炎的胆囊下移碰触用力按压的拇指,可引起疼痛,称胆囊触痛,如因剧烈疼痛而致吸气终止,称墨菲(Murphy)征阳性(图4-40)。胆囊触痛和墨菲征阳性均提示急性胆囊炎。

重点:
脾大的临床意义

重点:
墨菲征阳性

4-8-3
护考相关
在线答题

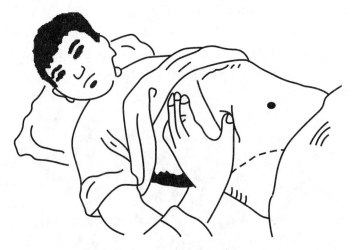

图 4-40 墨菲征检查示意图

（4）膀胱触诊：一般采用单手滑行触诊法，被评估者取仰卧屈膝位，评估者以右手自脐开始向耻骨联合方向触摸。正常膀胱空虚时隐于盆腔内，不易触及。当膀胱积尿而充盈增大时，超过耻骨联合上缘，在下腹正中部可触到圆形、表面光滑的囊状物，不能用手推移，排尿后包块消失，此点可与妊娠子宫、卵巢囊肿及直肠肿瘤相鉴别。尿潴留常见于尿道梗阻、脊髓病、昏迷、腰椎或骶椎麻醉及手术后患者。

（三）叩诊

腹部叩诊有直接叩诊法和间接叩诊法，一般多采用间接叩诊法，主要用于评估腹部脏器的大小、位置和叩击痛，胃肠道充气情况以及腹腔内有无积气、积液和肿块等。腹部叩诊内容如下。

1. 腹部叩诊音 可从左下腹部开始逆时针方向至右下腹部，再至脐部，以便获取总体印象。正常腹部叩诊大部分呈鼓音，在肝脏、脾脏、充盈的膀胱、增大的子宫以及两侧腹部近腰肌处呈浊音或实音。胃肠高度胀气、人工气腹和胃肠穿孔致气腹时，则鼓音范围明显扩大。实质脏器极度肿大、腹腔内肿瘤或腹腔大量积液时，病变部位可出现浊音或实音，鼓音范围缩小。

2. 肝脏叩诊 通过肝脏叩诊可确定肝脏的界限和肝区有无叩击痛。

（1）肝界叩诊：肝脏是不含气体的实质性脏器，在不被肺遮盖的部分，叩诊呈实音。叩诊肝脏上界时，一般沿右锁骨中线、右腋中线和右肩胛线，由肺区自上而下叩向腹部，当清音转为浊音时，即为肝上界，此处相当于被肺遮盖的肝顶部，故又称为肝脏相对浊音界。继续向下叩，浊音转为实音时，此处肝脏不再被肺所遮盖，即为肝脏绝对浊音界（即肺下界）。确定肝下界时，最好由腹部鼓音区沿右锁骨中线或正中线向上叩，由鼓音转为浊音处即为肝下界，也可由肝脏绝对浊音界继续向下叩，由实音转为鼓音处即为肝下界。一般肝下缘较薄，又与胃、结肠等重叠，很难叩准，故多用触诊确定，叩得的肝下界比触得的肝下缘上移 1~2 cm；若肝缘明显增厚，则叩诊与触诊结果较为接近。在确定肝脏的上下界时要注意体型，匀称体型者肝上界在右锁骨中线上第 5 肋间，肝下界位于右肋弓下缘；在右腋中线上，其上界为第 7 肋间，下界相当于第 10 肋骨水平。瘦长体型者肝上、下界均可低一个肋间，矮胖体型者则可高一个肋间。肝上、下界之间的距离称肝上下径，正常成人为 9~11 cm，又称肝浊音区。

肝浊音界变化的临床意义如下：

①肝浊音区扩大：见于肝脓肿、肝癌、肝炎、肝淤血等。

②肝浊音区缩小：见于肝硬化、急性肝坏死及胃肠胀气等。

③肝浊音区消失，代之以鼓音：主要见于急性胃肠穿孔。

④肝浊音界上移：见于右肺纤维化、严重腹腔积液等。

⑤肝浊音界下移：见于慢性肺气肿、右侧张力性气胸、右侧胸腔大量积液等。

（2）肝区叩击痛：评估者将左手掌平放于被评估者肝区所在部位，右手握空拳，轻轻叩击左手手背。如被评估者出现较明显的疼痛，即为肝区叩击痛。正常肝区无叩击痛。叩击痛对诊断肝炎、肝脓肿、肝癌等患者有一定的意义。

3. 腹腔积液叩诊　评估时，患者先取仰卧位，腹腔内若有较多液体潴留，因重力关系，液体积于腹部低处，叩诊腹两侧呈浊音。而腹部中间因肠管内有气体而浮在液面上，故叩诊呈鼓音。然后让被评估者取左侧卧位，因腹腔积液积于下部而肠管上浮，故下部的左侧腹部叩诊为浊音，上部的右侧腹部叩诊呈鼓音，再让被评估者取右侧卧位，此时左侧腹部呈鼓音，而右侧腹部转为浊音。此种因体位不同而出现浊音区变动的现象，称移动性浊音。腹部移动性浊音阳性提示腹腔内游离液体超过 1000 mL。腹腔积液常见于肝硬化、结核性腹膜炎、肾病综合征等。

> **重点：**
> 移动性浊音及其临床意义

知识链接

> 如果腹腔积液量少，可采取膝胸卧位，使脐部处于最低位，叩脐部，如该部由仰卧位的鼓音转为浊音，则提示有腹腔积液的可能。

腹腔积液应与下列情况相鉴别：

（1）肠梗阻时肠管内有大量液体潴留，也可因患者体位移动，而出现移动性浊音，但常伴有肠梗阻征象。

（2）巨大卵巢囊肿与腹腔积液鉴别点：①卵巢囊肿与腹腔积液相反，在仰卧时，浊音区在腹中部，鼓音区在腹部两侧。这是由肠管被卵巢囊肿挤压至两侧腹部所致。②卵巢囊肿浊音不呈移动性。③尺压试验也可鉴别，让被评估者取仰卧位，评估者用一硬尺横置于两髂前上棘连线的腹壁上，用两手将尺下压，若尺发生与心搏一致的节奏性跳动，则为卵巢囊肿。因瘤体将腹主动脉冲动导向腹壁所致。如为腹腔积液，则尺不跳动（图4-41）。

> **难点：**
> 鉴别卵巢囊肿和腹腔积液

4. 脾叩诊　采用轻叩法进一步检查不易触及的脾脏大小。被评估者取仰卧位或右侧卧位，在左腋中线上进行叩诊。正常脾浊音区在左侧第 9～11 肋之间，宽度为 4～7 cm，前方不超过腋前线。脾浊音区缩小或消失见于左侧气胸、胃扩张、肠胀气等；脾浊音区扩大见于各种原因所致的脾大。

5. 膀胱叩诊　当膀胱触诊不满意时，可用叩诊来判断膀胱膨胀的程度。嘱被评估者取仰卧位，用间接叩诊法在耻骨联合上方自上而下进行，由鼓音转为浊音。膀胱空虚时，因耻骨联合上方有肠管存在，叩诊呈鼓音，叩不出膀胱的轮廓。当膀胱被尿液充盈时，耻骨联合上方叩诊呈圆形浊音区，排尿后浊音区消失，则为膀胱。以此可与妊娠的子宫、子宫肌瘤或卵巢囊肿等相鉴别。腹腔积液时，耻骨上叩诊也可有浊音，但浊音区的弧形上缘凹向脐部，而胀大膀胱的浊音区的弧形上缘凸向脐部。

> **难点：**
> 鉴别充盈膀胱和腹腔积液、卵巢囊肿等

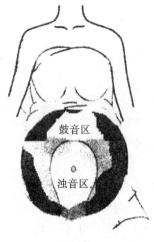
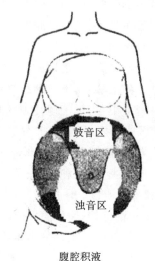

巨大卵巢囊肿　　　　　　　　腹腔积液

图 4-41　巨大卵巢囊肿与腹腔积液鉴别示意图

6. 肾区叩击痛　评估者将左手掌平放于被评估者的肾区（肋脊角处），右手握拳用尺侧轻叩左手背，如被评估者感到疼痛即为叩击痛。正常人肾区无叩击痛，叩击痛阳性见于肾炎、肾盂肾炎、肾结核、肾结石及肾周围炎等。

（四）听诊

腹部听诊应全面听诊腹部各区，尤其注意脐部、上腹部、右下腹部及肝、脾各区，听诊内容主要有肠鸣音、振水音、血管杂音等。妊娠 5 个月以上，还可在脐下方听到胎儿心音（130～160 次/分）。

1. 肠鸣音　当肠蠕动时，肠管内气体和液体随之流动，产生一种断断续续的咕噜声（或气过水声），称肠鸣音。正常情况下，肠鸣音每分钟 4～5 次，全腹均可闻及，以脐部最明显，其声响和音调变异较大，餐后频繁而明显，休息时稀疏而微弱。临床上肠鸣音异常见于以下情况。

（1）肠鸣音活跃：肠蠕动增强时，肠鸣音每分钟在 10 次以上，但音调不是特别高亢，见于急性胃肠炎、服泻药后或胃肠道大出血等。

（2）肠鸣音亢进：肠鸣音次数多且音调响亮、高亢，甚至呈叮当声或金属音，见于机械性肠梗阻。

（3）肠鸣音减弱：持续 3 min 以上才听到一次，见于老年性便秘、腹膜炎、低钾血症及胃肠动力低下等。

（4）肠鸣音消失：持续 3～5 min 听不到或用手轻叩腹部仍无肠鸣音，见于麻痹性肠梗阻、急性腹膜炎等。

2. 振水音　被评估者取仰卧位，评估者将听诊器体件放于被评估者上腹部，同时用稍弯曲的手指在被评估者的上腹部做连续的冲击动作。若胃内有液体积存，则胃内气体与液体相撞击而发出声音，此为振水音。正常人在摄入大量的液体后可出现振水音，但若在空腹或饭后 6 h 以上仍有振水音，则表示胃内有液体潴留，见于幽门梗阻或胃扩张等。

3. 血管杂音　正常腹部无血管杂音。血管杂音有动脉性杂音和静脉性杂音。动脉性杂音多在腹中部或腹部两侧。收缩期血管杂音出现在腹中部者常提示腹主动脉瘤或腹主动脉狭窄;出现在左、右上腹部者常提示肾动脉狭窄,可见于年轻的高血压患者;出现在下腹部两侧应考虑髂动脉狭窄。肝血管瘤或左叶肝癌压迫肝动脉或腹主动脉,在肿大的肝表面听到连续性血管杂音。静脉性杂音为连续性潺潺声,常出现在脐周或上腹部,提示肝硬化门静脉高压症。

案例分析

　　患者,男,37 岁。因腹胀、下肢水肿 1 年余,加重 3 个月,于 2014 年 3 月 9 日入院就诊。经询问病史:患者于 2013 年无诱因出现恶心、食欲减退、腹痛、腹胀,下肢水肿,到当地医院就诊,入院后又发现患有乙型肝炎,肝功能异常,经治疗病情有所好转,但出院后不久病情反复。入院查体:腹胀,下肢水肿,腹腔积液,脾大。初步诊断为"肝硬化并发腹腔积液"。

　　请归纳和总结腹部评估的主要内容、方法,比较其正常与异常状态。

思考与练习

一、单选题

1. 蛙状腹常见于(　　　)。

A.恶病质　　　　B.肺气肿　　　　C.胃扩张　　　　D.腹腔积液　　　　E.腹膜炎

2. 舟状腹常见于(　　　)。

A.胃溃疡　　　　　　　　　　B.腹膜炎　　　　　　　　　　C.肝硬化

D.恶病质　　　　　　　　　　E.十二指肠球部溃疡

3. 腹式呼吸减弱常见于(　　　)。

A.膀胱炎　　　　B.肝炎　　　　C.腹膜炎　　　　D.肠炎　　　　E.胃扩张

4. 上腹部出现明显胃蠕动波,常见于(　　　)。

A.胃癌　　　　B.肠梗阻　　　　C.急性胃炎　　　　D.幽门梗阻　　　　E.膀胱炎

5. 腹部视诊的主要内容不包括(　　　)。

A.胃肠型　　　　B.腹壁紧张度　　　C.腹壁静脉　　　D.呼吸运动　　　E.蠕动波

6. 腹部触诊正确的检查方法是(　　　)。

A.由深入浅进行触诊　　　　　　　　　　B.检查时顺序是自上而下

C.先检查病变部位　　　　　　　　　　　D.一般从左下腹部开始

E.一般从右下腹部开始

7. 腹部触诊时腹肌广泛紧张、强直,称为(　　　)。

A.球状腹　　　　B.蛙状腹　　　　C.舟状腹　　　　D.板状腹　　　　E.平腹

8. 腹部反跳痛的发生机制是(　　　)。

A.空腔脏器扩张　　　　　　　　B.腹腔脏器炎症累及脏层腹膜

C.腹腔脏器炎症累及壁层腹膜　　D.腹膜后淋巴结肿大　　　　　E.腹腔肿瘤

9. 腹膜刺激征是(　　　)。

A.全腹压痛　　　　　　　　B.腹部压痛、肠鸣音消失

4-8-6
腹部紧张
度评估

4-8-7
肝硬化常
见体征

4-8-8
阑尾的评估

4-8-9
肠鸣音听诊

思考与练习
参考答案

C. 腹部膨隆、腹肌紧张　　　　　　D. 腹肌紧张、压痛、反跳痛　　　　E. 全腹反跳痛

10. 腹壁较松弛的正常人,深吸气时在肋弓下缘可触及肝脏下缘,但在(　　　)。

　　A. 1 cm 以上　　B. 3 cm 以内　　C. 2 cm 以内　　D. 1 cm 以内　　E. 4 cm 以内

11. 腹部触诊肝脏,右肋下触及 0.5 cm,质软,无触痛,此为(　　　)。

　　A. 正常肝脏　　　　　　　　B. 肝下移　　　　　　　　　　C. 肝硬化

　　D. 肝脏情况不定　　　　　　E. 肝上移

12. 肝大、质韧、表面光滑、有压痛。肝-颈静脉回流征(＋),见于(　　　)。

　　A. 肝淤血　　　B. 肝炎　　　C. 肝硬化　　　D. 脂肪肝　　　E. 肝脓肿

13. 肝大、质硬、有均匀小结节、边缘较锐利、无压痛,见于(　　　)。

　　A. 肝硬化　　　B. 肝癌　　　C. 急性肝炎　　　D. 脂肪肝　　　E. 慢性肝炎

14. 肝逐渐肿大、质地坚硬如石、有大小不等的结节,见于(　　　)。

　　A. 肝癌　　　B. 脂肪肝　　　C. 肝硬化　　　D. 肝淤血　　　E. 急性肝炎

15. 下列对脾脏触诊叙述正确的是(　　　)。

　　A. 坐位前倾可触及　　　　　　　　B. 正常情况下脾脏不能被触及

　　C. 左侧卧位可触及　　　　　　　　D. 右侧卧位可触及

　　E. 半坐卧位可触及

16. 脾脏高度肿大是指(　　　)。

　　A. 深吸气时,脾脏在肋下 3 cm 至脐水平　　　　B. 深吸气时,脾脏超过脐水平

　　C. 深吸气时,脾脏在肋下不超过 3 cm　　　　　D. 深吸气时,脾脏在肋下超过 3 cm

　　E. 深吸气时,脾脏在肋下超过 2 cm

17. 脾脏高度肿大见于(　　　)。

　　A. 肝癌　　　B. 慢性白血病　　C. 肝硬化　　　D. 伤寒　　　E. 肝炎

18. 肝浊音上界位于(　　　)。

　　A. 右锁骨中线第 4～5 肋间　　　　　B. 右锁骨中线第 5 肋间

　　C. 右锁骨中线第 6～7 肋间　　　　　D. 右锁骨中线第 4 肋间

　　E. 右锁骨中线第 3 肋间

19. 下列对腹部叩诊叙述正确的是(　　　)。

　　A. 正常腹部叩诊均为鼓音　　　　　　B. 正常腹部叩诊大部分为鼓音

　　C. 肝硬化时,肝浊音界扩大　　　　　　D. 胃肠穿孔时,肝浊音界扩大

　　E. 急性肝炎,肝浊音界扩大

20. 肝浊音界下移见于(　　　)。

　　A. 肝癌　　　B. 脂肪肝　　　C. 肺气肿　　　D. 肺不张　　　E. 肺炎

21. 肝浊音界消失见于(　　　)。

　　A. 肺气肿　　　B. 气胸　　　C. 胃肠穿孔　　　D. 肝淤血　　　E. 肝癌

22. 腹部叩出移动性浊音时,说明游离腹腔积液量至少有(　　　)。

　　A. 500 mL　　B. 800 mL　　C. 1000 mL　　D. 1500 mL　　E. 1800 mL

23. 对腹部检查的叙述错误的是(　　　)。

　　A. 正常人不能触及脾脏　　　B. 正常成人肝脏一般触不到

　　C. 振水音见于幽门梗阻　　　D. 肠鸣音超过 6 次/分称肠鸣音亢进

　　E. 正常腹部叩诊均为鼓音

二、填空题

1. 肝脏触诊的内容有_____、_____、_____、_____、_____。

2. 正常人肝上界在右腋中线上第_____肋间、右锁骨中线上第_____肋间。

3. 正常肝脏叩诊上下径之间的距离是_____。

4. 肠鸣音亢进时每分钟听诊大于_____次。

三、名词解释

1. 腹膜刺激征　2. 墨菲征　3. 移动性浊音　4. 肠鸣音

四、简答题

1. 简述脾大的分度及其临床意义。

2. 简述肠鸣音异常的临床意义。

3. 请列举肝硬化失代偿期患者腹部的主要体征。

（刘洪洲　李　霞）

任务九　脊柱与四肢评估

脊柱、四肢的形态是身体外形的特征性表现之一,脊柱、四肢的功能与运动和机体活动状态密切相关。脊柱、四肢的评估方法以视诊、触诊和叩诊为主,内容包括脊柱弯曲度、活动度、有无压痛及叩击痛,四肢形态有无异常及运动功能有无障碍。

4-9-1
脊柱与四肢
评估教学课件

情 景 描 述

患者,女,25岁。患者自述从出生起右脚就有畸形,两周岁时曾被送往当地医院接受检查,确诊为先天性马蹄内翻足,曾接受过石膏固定治疗,无明显效果。现来我院接受进一步治疗。

思考问题:

1. 作为责任护士,你首先要做的是什么?

2. 需要评估的内容有哪些?

序号	任务内容
1	正确接待该患者
2	采集该患者的一般资料
3	对该患者进行四肢评估

重点:

脊柱评估的方法和内容

一、脊柱评估

脊柱由7块颈椎、12块胸椎、5块腰椎、1块骶骨、1块尾骨组成,起着支撑体重、维持躯体各种姿势、保护脊髓的作用。评估脊柱以视诊为主,结合触诊和叩诊,应注意其弯曲

Note

度、有无畸形、活动范围是否受限及有无压痛、叩击痛等。

1. 脊柱弯曲度 正常成人脊柱存在四个生理性弯曲：颈曲、胸曲、腰曲和骶曲，其中颈曲和腰曲向前凸，胸曲和骶曲向后凸，使脊柱呈"S"形。从后面观察，正常脊柱无侧弯。评估时，患者取立位或坐位，上肢自然下垂，从侧面观察其有无前凸、后凸畸形；从后面观察脊柱有无侧凸或用手指沿脊柱的棘突以适当的压力往下划压，至皮肤出现一条红色充血痕，观察脊柱有无侧凸。

脊柱病理性变形表现：①脊柱后凸，俗称驼背，脊柱过度后凸，多发生于胸段，在小儿多因佝偻病引起；青少年常见于胸椎结核；成年人则常见于类风湿性脊柱炎；老年人多发生于上部胸椎的骨质退行性变；另外，外伤后脊椎骨折、发育期姿势不良或脊椎骨软骨炎也可导致脊柱后凸畸形。②脊柱前凸，脊柱过度向前弯曲，多发生于腰椎，常见于晚期妊娠、腹腔大量积液、腹腔巨大肿瘤及髋关节病。③脊柱侧凸，脊柱偏离正中线向两侧偏曲，可发生于脊柱胸段、腰段或二者同时发生。分为姿势性侧凸和器质性侧凸。前者常见于儿童发育期坐姿不良或椎间盘脱出症、脊髓灰质炎后遗症，改变体位可使侧凸得以纠正；器质性侧凸见于佝偻病、脊椎损伤、慢性胸膜粘连等，改变体位不能使侧凸得以纠正（图 4-42）。

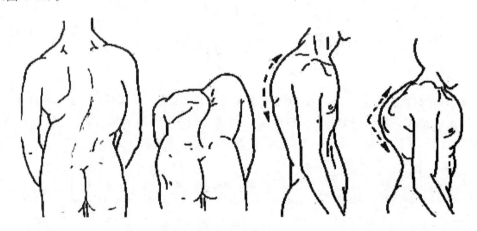

图 4-42 脊柱侧凸与后凸

2. 脊柱活动度 评估时，嘱被评估者最大限度地做前屈、后伸、左右侧弯及旋转运动，观察脊柱的活动情况及有无畸形。正常人脊柱有一定活动度，但各部位活动范围明显不同，以颈段及腰段活动范围较大，胸段活动范围很小，骶椎和尾椎几乎不活动。其正常活动度如下：颈段在固定双肩、头部正直的条件下前屈、后伸 35°～45°，左右侧弯 45°，旋转约 70°；腰段在臀部固定条件下，前屈 75°～90°，后伸 30°，左右侧弯 20°～35°，旋转 30°。脊柱活动受限常见于脊柱软组织损伤、骨质增生、脊椎骨折或脱位、椎间盘脱出症、结核或肿瘤所致的骨质破坏等。

3. 脊柱压痛与叩击痛 评估压痛时，患者取坐位，身体稍向前倾。护士用右手拇指自上而下逐个按压脊柱棘突及椎旁肌肉，观察有无压痛。评估叩击痛时，护士可用中指或叩诊锤直接叩击各棘突，或间接以左手掌置于患者头顶部，右手握空拳以尺侧叩击左手背，观察脊柱有无叩击痛。正常人脊柱无压痛及叩击痛。急性腰肌劳损者常出现椎旁肌肉压痛，脊柱结核、骨折、肿瘤时受损部位可出现压痛、叩击痛，椎间盘突出症者常有棘突间及棘突两侧压痛和向下肢放射的叩击痛。

脊柱侧凸的早期诊断

　　早发现、早治疗是脊柱侧凸的关键，可以防止畸形越来越严重。脊柱侧凸早期表现：双肩高低不平，脊柱偏离中线，肩胛骨一高一低，一侧胸部出现皱褶皮纹，前弯时双侧背部不对称。早期发现主要靠父母、学校老师和校医，简单的检查是弯腰试验：让患儿脱上衣，双足立于平地上，立正位。双手掌对合，置双手于双膝之间，逐渐弯腰，检查者坐于患儿前方或后方，双目平视，观察患儿双侧背部是否等高，如果发现一侧高，表明可能存在侧凸伴有椎体旋转所致的隆凸。如果弯腰试验阳性，应到医院及时就诊。

二、四肢评估

　　四肢评估主要从形态和功能两个方面进行，以视诊、触诊为主，主要是对四肢及其关节的形态、肢体位置、活动度或运动情况等进行检查。正常人四肢及其关节左右对称，形态正常，无肿胀及压痛，活动自如。

（一）形态异常

　　1. 匙状甲　匙状甲又称反甲，指（趾）甲中央凹陷，边缘翘起，指甲变薄，表面粗糙有条纹（图4-43）。常见于缺铁性贫血等。

　　2. 杵状指（趾）　手指或足趾末端增生、肥厚，呈杵状膨大，即末端指节明显增宽、增厚，指甲从根部到末端呈拱形隆起（图4-44）。常见于支气管扩张、支气管肺癌、慢性肺脓肿、发绀型先天性心脏病、亚急性感染性心内膜炎等。一般认为与肢体末端慢性缺氧、代谢障碍、中毒性损伤有关。

重点：

四肢形态异常的类型

4-9-2

护考相关
在线答题

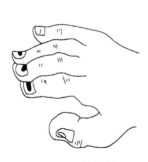

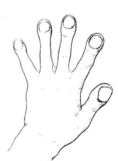

図 4-43　匙状甲　　　　　図 4-44　杵状指

　　3. 梭形指　近端指间关节呈梭形畸形，晚期活动受限，手指和腕部向尺侧偏移，且多为双侧对称性改变（图4-45）。常见于类风湿关节炎。

　　4. 腕关节和手部畸形　常见腕关节和手部畸形（图4-46）：①垂腕征：见于桡神经损伤。②爪形手：掌指关节过伸，指间关节屈曲，骨间肌和大小鱼际肌明显萎缩，手关节呈鸟爪样变形；见于尺神经损伤、进行性肌萎缩、脊髓空洞症、麻风病等。③猿掌：见于正中神经损伤。④餐叉样畸形：见于Colles骨折。

　　5. 膝关节变形　正常人双脚并拢直立时，双膝和双踝可靠拢。常见膝关节畸形（图4-47）：双踝并拢时双膝分离呈"O"形，小腿向内偏斜，称膝内翻；双膝靠拢时，双踝分离呈

Note

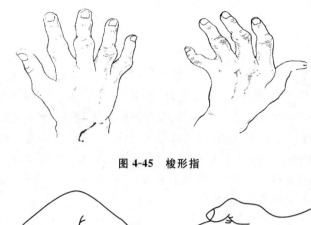

图 4-45　梭形指

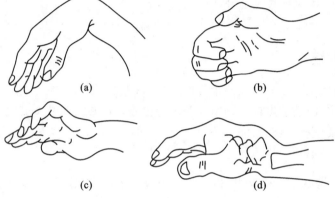

图 4-46　常见腕关节和手部畸形

（a）垂腕征；（b）猿掌；（c）爪形手；（d）餐叉样畸形

"X"形，小腿向外偏斜，称膝外翻；膝内、外翻常见于佝偻病。膝关节过度后伸形成向前的反弓状称膝反张，见于小儿麻痹后遗症、膝关节结核。关节周围明显肿胀，当膝关节屈曲90°时，髌骨两侧的凹陷消失，多为关节腔内有过多液体积聚，称关节腔积液。

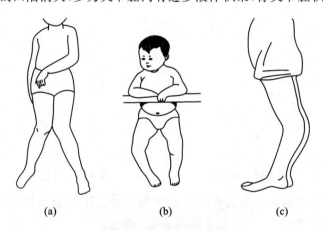

图 4-47　常见膝关节畸形

（a）膝外翻；（b）膝内翻；（c）膝反张

　　6. 足畸形　正常人当膝关节固定时，足掌可向内翻35°、外翻35°，复原时足掌、足跟可全面着地。足部常见畸形（图4-48）：足内翻、外翻畸形者足呈固定内翻、内收位或外翻、外展位，见于脊髓灰质炎后遗症、先天性畸形；马蹄足者踝关节趾屈，前半足着地，足不能背屈，常取旋后及内收位，多与足内翻并存，见于跟腱挛缩或腓总神经麻痹；扁平足者足纵弓塌陷，直立时足底中部内侧也能着地，常由先天性、慢性劳损等引起；高弓足多见于神经肌肉疾病,如脊髓灰质炎、大脑性瘫痪等;跟骨畸形见于小腿三头肌麻痹。

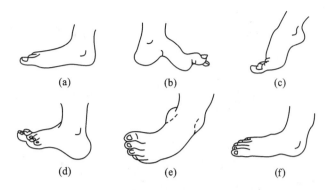

图 4-48　常见的足部畸形

(a)扁平足;(b)高弓足;(c)马蹄足;(d)跟骨畸形;(e)足内翻;(f)足外翻

(二) 运动障碍

四肢的运动功能是在神经的调节下,由肌肉、肌腱带动关节的活动来完成的,其中任何一个环节受损,均可造成运动功能障碍。评估时嘱被评估者做主动运动或被动运动,以便观察其活动是否受限。关节的创伤、炎症、肿瘤、退行性变均可引起关节疼痛、肌肉痉挛、关节失稳,以及关节囊、关节腔、肌肉肌腱的挛缩和粘连,从而使关节出现运动障碍。

案 例 分 析

胡某,男,42 岁。因四肢关节疼痛、肿大、僵硬、发热、活动受限 2 年余,加重 3 个月,于 2014 年 4 月 8 日入院就诊。病史:患者于 2012 年无诱因出现右手指关节疼痛,肿胀呈渐行性加重。曾于当地治疗(具体治疗方案不详),疼痛减轻,但关节功能受限,生活不能自理。入院查体:四肢关节疼痛、肿胀、僵硬、发热、活动明显受限。初步诊断为"类风湿性关节炎"。

请归纳和总结脊柱与四肢评估的主要内容、方法,比较其正常与异常状态。

思考与练习

一、单选题

1. 脊柱过度后弯称为脊柱后凸,也称为驼背,多发生于(　　)。

A. 颈段脊柱　　　B. 胸段脊柱　　　C. 腰段脊柱　　　D. 骶椎　　　E. 腰椎

2. 脊柱过度向前凸出性弯曲,称脊柱前凸,多发生于(　　)。

A. 颈段脊柱　　　B. 胸段脊柱　　　C. 颈胸段脊柱　　　D. 腰段脊柱　　　E. 腰、骶椎段

3. 青少年时期出现脊柱后凸,多见于(　　)。

A. 佝偻病　　　　　　　　　　　　　B. 胸椎结核

C. 类风湿性脊柱炎　　　　　　　　　D. 椎间盘突出

思考与练习
参考答案

E.颈椎病

4. 老年人骨质退行性变时,常出现(　　)。

A.脊柱前凸　　B.脊柱后凸　　C.脊柱侧凸　　D.杵状指　　E.腰椎侧凸

5. 脊柱颈椎段活动受限常见原因应排除(　　)。

A.颈部肌纤维炎及颈肌韧带劳损　　　　　　B.椎间盘突出

C.结核或肿瘤浸润使颈椎骨质破坏　　　　　D.颈椎外伤、骨折或关节脱位

E.颈椎关节脱位

6. 匙状甲多见于(　　)。

A.支气管扩张　　B.支气管肺癌　　C.缺铁性贫血　　D.风湿热　　E.关节炎

7. 先天性心脏病患者常出现(　　)。

A.匙状甲　　　　B.杵状指　　　　C.肢端肥大症　　D.膝内翻　　E.膝外翻

8. 关于膝内翻、外翻的叙述,下列哪一项是不正确的?(　　)

A.正常人双脚并拢直立时,两膝及双踝均能靠拢

B.如双脚内踝靠拢时两膝部因双侧胫骨向外侧弯曲而呈"O"形,称膝内翻

C.当双膝关节靠拢时,两小腿斜向外方呈"X"形弯曲,使两脚内踝分离,称膝外翻

D.膝内、外翻多见于先天性畸形

E.膝内、外翻可见于佝偻病和大骨节病

9. 关于扁平足的叙述,下列哪一项是不正确的?(　　)

A.足底变平　　　　　　　　　　　　　　B.直立时足底中部内侧不能着地

C.多为先天性异常　　　　　　　　　　　D.患者不能持久站立

E.双足负重水平侧位

10. 检查髋关节运动功能时,下列哪一项叙述是不正确的?(　　)

A.屈曲时股前部与腹壁相贴　　B.后伸可达30°　　　　　C.外展约80°

D.内收约24°　　　　　　　　　E.外旋与内旋各45°

11. 引起膝内、外翻最常见的病因是(　　)。

A.脊椎退行性变　　　　　　B.类风湿性关节炎　　　　　C.结核病

D.佝偻病　　　　　　　　　E.关节脱位

二、填空题

1. 脊柱的病变主要表现为_____、_____及_____。

2. 正常人直立,臀部固定条件下,颈段脊柱可前屈_____,后伸_____,左右侧弯各_____,旋转约_____。

3. 直立位时,两膝紧贴,两踝不靠拢,称_____或_____。

4. 佝偻病患者,脊柱检查可发现_____或_____,四肢检查可发现_____或_____。

三、名词解释

1. 匙状指　2. 杵状指　3. 膝外翻　4. 膝内翻　5. 足内翻　6. 足外翻

四、简答题

脊柱后凸的常见病因有哪些?

(张前法)

任务十 神经系统评估

神经系统包括中枢神经系统和周围神经系统,其评估内容主要包括感觉功能、运动功能、神经反射等。进行神经系统评估前,首先要确定被检查者的意识状态,本节所涉及的许多检查需要在被检查者意识清晰的状态下完成。

4-10-1
神经系统评估教学课件

情景描述

李某,男,56 岁,以"情绪激动后突然倒地,不省人事 1 h"收治入院,患者于 1 h 前与家人争吵后突然倒地,意识不清,伴大小便失禁。既往有高血压病史 10 余年,间断服用降压药物,未规律监测血压。

思考问题:

1. 患者可能出现了什么问题?

2. 该患者需要评估的内容有哪些?

序号	任务内容
1	正确接诊该患者
2	采集该患者的完整病史资料
3	对该患者进行神经系统的评估

一、感觉功能

进行感觉功能评估时,要求被检查者意识清晰、闭目、注意力集中,环境安静。向被检查者解释检查的目的及方法以取得配合。检查时应避免暗示性提问,从感觉障碍区向正常部位移行,注意左右及远近端的比较,以明确感觉障碍的性质、程度、范围和类别,必要时可重复进行。

(一)浅感觉

浅感觉包括皮肤黏膜的痛觉、触觉、温度觉。

1. 痛觉　用大头针的针尖均匀地轻刺被检查者皮肤,让其陈述感受,并比较双侧对称部位的痛觉有无差别,判断有无痛觉障碍及其范围和类型(正常、过敏、减退或消失)。痛觉障碍见于脊髓丘脑侧束病损。

2. 触觉　用棉签轻触被检查者的躯干及四肢的皮肤或黏膜,询问其有无轻痒的感觉。正常人对轻触感觉十分敏感,触觉障碍见于脊髓丘脑前束和后索病损。

3. 温度觉　用盛有热水(40～50 ℃)和冷水(5～10 ℃)的试管交替接触被检查者的皮肤,让其陈述冷热感觉。正常人对冷热能准确辨别,温度觉障碍见于脊髓丘脑侧束病损。

(二)深感觉

深感觉是指肌肉、肌腱、关节等深部组织的感觉,包括运动觉、位置觉和振动觉。深

重点:
浅感觉的类型

重点:
深感觉的类型

Note

137

感觉障碍见于脊髓后索病损。

1. 运动觉 检查者以示指和拇指轻持被检查者手指或足趾的两侧，做被动伸或屈的动作，嘱其根据感觉说出"向上"或"向下"，观察其判断是否正确。

2. 位置觉 检查者将被检查者肢体置于某一位置，让其描述肢体所处的位置，或用对侧肢体模仿。

3. 振动觉 将振动的音叉置于被检查者骨隆起处，如外踝、内踝、指尖、尺骨茎突、髂前上棘、胫骨结节等，询问其有无振动感并进行两侧对比。正常人有共鸣性振动感。

（三）复合感觉

复合感觉是大脑综合分析和判断的结果，包括皮肤定位觉、两点辨别觉、实体觉和体表图形觉等，又称皮质感觉。

1. 皮肤定位觉 检查者以手指或棉签轻触被检查者的某处皮肤，嘱其指出被触部位，皮肤定位觉障碍见于皮质病变。

2. 两点辨别觉 检查者以分开的钝角分规同时轻触被检查者皮肤上的两点，若其能分辨为两点，则逐步缩小其间距，直至被检查者感觉为一点，测量其实际间距，进行双侧对比。正常人的舌尖、鼻端、指尖对两点辨别觉的敏感度最高，四肢近端和躯干较差。触觉正常而两点辨别觉障碍见于顶叶病变。

3. 实体觉 让被检查者用单手触摸熟悉的物件，如钥匙、硬币、钢笔等，嘱其说出物件的名称，实体觉障碍见于皮质病变。

4. 体表图形觉 用钝物在被检查者皮肤上书写简单的数字或画简单的几何图形，观察其能否识别，并双侧对照。体表图形觉障碍常为丘脑水平以上病变。

二、运动功能

运动分为随意运动和不随意运动。随意运动由锥体束支配，不随意运动由椎体外系和小脑支配。运动功能评估的内容包括肌力、肌张力、不随意运动、共济运动等。

（一）肌力检查

肌力指肌肉运动时的最大收缩力。评估肌力时，嘱被检查者用力做肢体的屈伸动作，检查者从相反的方向给予阻力，评估被检查者对阻力的克服力量，并进行双侧对比。

肌力的分级采用0～5级的6级分级法。

0级：完全瘫痪，无肌肉收缩。

1级：有肌肉收缩，但无肢体运动。

2级：肢体能在床上水平移动，但不能抬离床面。

3级：肢体能抬离床面，但不能抵抗阻力。

4级：肢体能做抗阻力动作，但力量较弱。

5级：正常肌力。

肌力减退或消失称为瘫痪。按程度可分为完全性瘫痪和不完全性瘫痪。肌力为0级者为完全性瘫痪，肌力1～4级者为不完全性瘫痪。按瘫痪的部位不同，瘫痪可分为如下几类：①单瘫：单一肢体的瘫痪，常见于脊髓灰质炎。②偏瘫：一侧肢体的瘫痪，常伴同侧脑神经损害，常见于脑出血、脑血栓形成、脑栓塞、脑肿瘤等。③截瘫：双下肢的瘫痪，见于脊髓横贯性损伤。④交叉性偏瘫：一侧肢体的瘫痪及对侧脑神经的损害，常见于脑干病变。

（二）肌张力检查

肌张力指静息状态下肌肉的紧张度。评估肌张力时,嘱被检查者肢体完全放松,检查者通过触摸感受肌肉的硬度及根据肢体被动运动时的阻力来做出判断。

1. 肌张力增高　触诊肌肉坚实,被动运动时阻力增加,见于锥体束或锥体外系损害。

2. 肌张力降低　触诊肌肉松软,被动运动时阻力降低,可出现关节过伸,见于周围神经炎、小脑病变、脊髓前角灰质炎等。

（三）不随意运动

不随意运动指患者在意识清晰的状况下,随意肌不自主收缩产生的一些无目的的异常动作,多见于锥体外系损害。

1. 震颤　震颤为躯体某部分出现不自主但有节律性的抖动。

（1）静止性震颤:于安静时出现,运动时减轻,睡眠时消失,常伴有肌张力的增高,见于帕金森病。

（2）姿势性震颤:身体维持某一特定姿势时出现,运动及休息时消失,震颤幅度及频率较静止性震颤细而快。姿势性震颤包括甲状腺功能亢进、焦虑状态、应用肾上腺素后等引起的震颤,评估时嘱被检查者双上肢平伸,可见手指出现细微的不自主震颤;也包括肝性脑病、尿毒症、慢性肺功能不全等全身代谢障碍的患者出现的扑翼样震颤,评估时嘱其双上肢前伸,手指及腕部伸直维持一定姿势时,出现腕关节突然屈曲,而后又迅速伸直恢复原来的位置,如此反复如扑翼状,称扑翼样震颤。

（3）动作性震颤:在运动时出现,动作越接近目标物时震颤越明显,休息时消失,又称意向性震颤,见于小脑病变。

2. 舞蹈样动作　舞蹈样动作为面部肌肉及肢体不自主地出现快速、无目的、不规则、不对称的运动,如做鬼脸、耸肩、转颈、伸臂、摆手、手指间断性伸屈等动作,难以维持一定的姿势,睡眠时减轻或消失。舞蹈样动作多见于儿童期脑风湿病变。

3. 手足搐搦　发作时手足肌肉出现紧张性痉挛,上肢表现为手指伸展、拇指内收靠近掌心并与小指相对、掌指关节屈曲、腕关节屈曲;下肢表现为踝关节及趾关节均屈曲。手足搐搦见于低钙血症、碱中毒。

（四）共济运动

机体完成任一动作时所依赖的某组肌群协调一致的运动称共济运动,需要小脑、前庭神经、深感觉及锥体外系的共同参与。上述结构发生病变而致动作协调发生障碍,称为共济失调。常用检查方法如下。

1. 指鼻试验　嘱被检查者前臂外展伸直,先在睁眼的状态下,用食指触碰自己的鼻尖,先慢后快反复进行,后闭眼重复上述动作。同侧指鼻不准提示小脑半球病变;睁眼指鼻准确,闭眼指鼻障碍为感觉性共济失调。

2. 跟-膝-胫试验　被检查者仰卧,先在睁眼的状态下,抬起一侧下肢,将足跟置于对侧膝部,沿胫骨前缘向下移动至足背,后闭眼重复上述动作。若动作不稳,提示小脑损害;闭眼时足跟难以寻到膝盖为感觉性共济失调。

3. 快速轮替动作　嘱被检查者伸直手掌,反复做快速的旋前旋后动作,或用一手的手掌、手背连续交替拍打对侧手掌,观察其动作是否协调。共济失调者动作缓慢、不协调。

4. 闭目难立征　闭目难立征又称 Romberg 征,嘱被检查者双足并拢直立,双臂前

难点:

不随意运动的类型

4-10-3

护考相关在线答题

难点:

共济失调的评估方法

Note

139

伸，然后闭目，观察能否平稳站立。睁眼、闭眼皆站不稳提示小脑蚓部病变；若睁眼时能站稳，闭眼时站不稳为感觉性共济失调。

三、神经反射

神经反射受高级神经中枢的控制，通过反射弧完成。反射弧包括感受器、传入神经、中枢、传出神经和效应器，其中任何一个环节病变均可使反射减弱或消失；若病变部位在锥体束以上，可使一些反射因失去抑制而亢进。

神经反射的评估内容包括生理反射、病理反射、脑膜刺激征等。生理反射又包括浅反射和深反射。评估时要进行双侧对比，若反射不对称，临床意义较大。

（一）浅反射

浅反射为刺激皮肤、黏膜或角膜引起的反射。

1. 角膜反射　嘱被检查者眼睛向内上方注视，护士用细棉签纤维由其眼外侧向内接近并轻触角膜，正常时该眼睑迅速闭合，称直接角膜反射；若刺激一侧角膜时对侧眼睑也出现闭合，称为间接角膜反射。直接角膜反射消失但间接角膜反射存在，提示该侧面神经瘫痪（传出神经障碍）；直接角膜反射与间接角膜反射均消失，提示三叉神经病变（传入神经障碍）；深昏迷患者角膜反射完全消失。

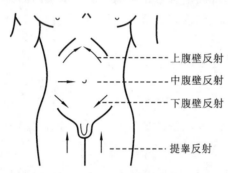

图 4-49　腹壁反射与提睾反射

2. 腹壁反射　嘱被检查者仰卧，双下肢屈曲，放松腹壁，护士用钝头竹签迅速由外向内轻划上（肋缘下）、中（平脐部）、下（腹股沟上）3 个部位的腹部皮肤，并双侧对比。正常时可见受刺激部位的腹壁肌肉收缩（图 4-49）。

上腹壁反射消失见于胸髓 7～8 节病损，中腹壁反射消失见于胸髓 9～10 节病损，下腹壁反射消失见于胸髓 11～12 节病损。一侧腹壁反射消失见于同侧锥体束病损，双侧腹壁反射均消失见于昏迷或急腹症患者。肥胖者、老年人及经产妇因腹壁松弛，腹壁反射也可减弱或消失。

3. 提睾反射　嘱被检查者仰卧，用钝头竹签由下而上轻划股内侧上方皮肤，正常时可引起同侧提睾肌收缩、睾丸上提（图 4-49）。一侧提睾反射消失或减弱见于锥体束损害；双侧提睾反射消失见于腰髓 1～2 节病损。

4. 跖反射　嘱被检查者仰卧，双下肢伸直，检查者左手持其踝部，右手持钝头竹签从足跟沿足底外侧划到小趾根部时再转向拇趾侧。正常时可见足趾向跖面屈曲，跖反射消失见于骶髓 1～2 节病损。

（二）深反射

深反射为刺激骨膜、肌腱时引起的反射。评估时叩击的力量要均匀，注意双侧对比，嘱被检查者完全放松受检的肢体。

1. 肱二头肌反射　检查者用左手托扶被检查者屈曲的肘部，将拇指置于其肱二头肌肌腱上，右手持叩诊锤叩击左手拇指（图 4-50）。正常反应为肱二头肌收缩使前臂快速屈曲。反射中枢为颈髓 5～6 节。

2. 肱三头肌反射　检查者用左手托扶被检查者屈曲的肘部,右手持叩诊锤叩击其鹰嘴上方的肱三头肌肌腱(图 4-51)。正常反应为肱三头肌收缩使前臂稍伸展。反射中枢为颈髓 7~8 节。

3. 膝腱反射　坐位评估时,嘱被检查者小腿自然下垂、完全放松;平卧位评估时,检查者以左手在腘窝处托起被检查者双下肢,使髋、膝关节屈曲 120°左右,右手持叩诊锤叩击其髌骨下方的股四头肌肌腱(图 4-52)。正常反应为股四头肌收缩使小腿伸展。反射中枢为腰髓 2~4 节。

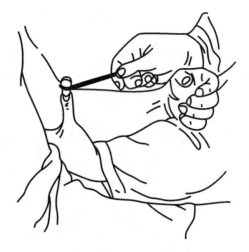

图 4-50　肱二头肌反射

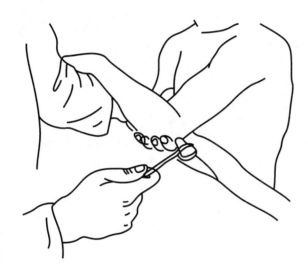

图 4-51　肱三头肌反射

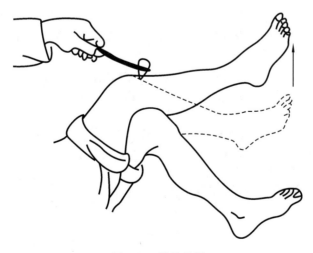

图 4-52　膝腱反射

4. 跟腱反射 仰卧位评估时,嘱被检查者髋、膝关节屈曲,下肢呈外旋外展位,检查者以左手推压其足掌,使足部背屈呈过伸位,右手持叩诊锤叩击跟腱(图 4-53)。正常反应为腓肠肌收缩使足向跖面屈曲。仰卧位不能引出者,嘱被检查者跪于床边,双足自然下垂,叩击跟腱,正常反应同前。反射中枢为骶髓 1～2 节。

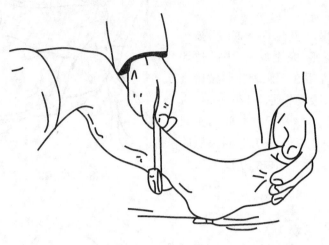

图 4-53　跟腱反射

深反射减弱或消失多见于器质性病变,如神经根炎、末梢神经炎、脊髓前角灰质炎等。肌肉疾病和骨关节病也可出现深反射减弱或消失。深反射亢进多见于上运动神经元瘫痪。

5. 阵挛 若深反射高度亢进,突然牵拉引出该反射的肌腱使之持续紧张,可出现被牵拉部位持续性、节律性的收缩,称为阵挛。常见的有髌阵挛和踝阵挛,见于锥体束以上病变。

（三）病理反射

重点:
病理反射的概念和评估方法

病理反射指锥体束受损时,大脑失去对脑干和脊髓的抑制作用而出现的异常反射,也称锥体束征。1 岁半以内的婴幼儿,其神经系统尚未发育完善,也可出现双侧类似反射,但不属于病理性。

1. Babinski 征 检查方法同跖反射,若出现拇趾背伸,其余四趾呈扇形展开为阳性反应。

2. Oppenheim 征 被检查者仰卧,检查者用拇指及示指沿其胫骨前缘自上而下用力滑压。阳性表现同 Babinski 征。

3. Gordon 征 检查者将拇指和其余四指分别置于被检查者腓肠肌的两侧,并以适度的力量进行捏压,阳性表现同 Babinski 征(图 4-54)。

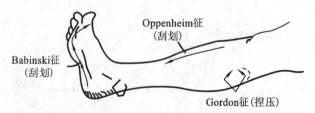

图 4-54　病理反射

以上 3 种体征阳性表现及临床意义相同,以 Babinski 征最常见,也最易在锥体束受损时被引出。

4. Hoffmann 征　检查者以左手握持被检查者腕关节上方,右手中指、示指夹持被检查者中指第二指节,稍向上提使其腕部轻度过伸,然后以右手拇指迅速弹刮其中指指甲(图4-55)。阳性反应为其余四指轻度掌屈,多见于颈髓病变。

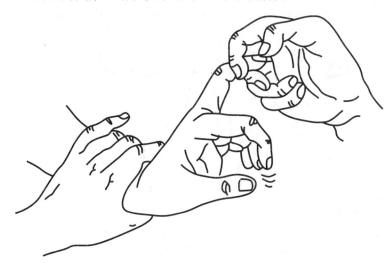

图 4-55　Hoffmann 征

（四）脑膜刺激征

脑膜刺激征为脑膜受刺激时出现的体征,见于颅内压增高、脑膜炎、蛛网膜下腔出血等。

1. 颈强直　被检查者仰卧,检查者右手置于其胸前,左手托其枕部做被动屈颈动作,测试其颈肌的抵抗力,若抵抗力增强或颈部不能前屈并有痛苦表情,称为颈强直。在排除颈椎或颈部肌肉局部病变后,即可认为有脑膜刺激征。

2. Kernig 征　被检查者仰卧,检查者将其一侧髋、膝关节屈曲成直角,以左手固定膝关节,右手将其小腿抬高伸膝(图4-56)。正常时膝关节可伸达135°以上。如伸膝受阻且伴疼痛与屈肌痉挛,则为阳性。

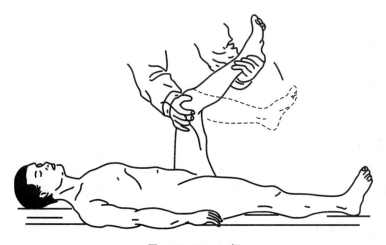

图 4-56　Kernig 征

3. Brudzinski 征　被检查者仰卧,下肢伸直,检查者右手按于其胸前,以维持胸部位置不变,左手托其枕部使头部前屈(图4-57),若双侧髋关节与膝关节同时屈曲则为阳性。

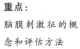

重点:
脑膜刺激征的概念和评估方法

Note

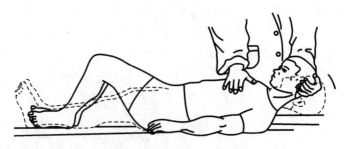

图 4-57 Brudzinski 征

思考与练习

一、单选题

1. 扑翼样震颤常见于( )。

A. 帕金森病 B. 甲状腺功能亢进 C. 焦虑状态

D. 肝性脑病 E. 小脑病变

2. 患者肢体能抬离床面,但不能抵抗阻力,肌力分级属于( )。

A. 1 级 B. 2 级 C. 3 级 D. 4 级 E. 5 级

3. 下列不属于浅反射的是( )。

A. 角膜反射 B. 腹壁反射 C. 提睾反射 D. 跖反射 E. 跟腱反射

二、多选题

下列属于共济失调常用的检查方法有( )。

A. 指鼻试验 B. 跟-膝-胫试验 C. 快速轮替动作

D. Hoffmann 征 E. Romberg 征

三、填空题

1. 浅感觉包括_____、_____、_____。

2. 刺激_____、_____时引起的反射称为深反射。

3. 瘫痪按部位可分为_____、_____、_____、_____。

四、名词解释

1. Babinski 征 2. 偏瘫 3. 脑膜刺激征

五、简答题

1. 简述肌力的分级。

2. 简述病理反射的概念及检查内容。

六、案例分析题

患者,女,70 岁,以"右侧半身运动障碍"收治入院,患者晨起发现右侧半身运动障碍,伴头晕、头痛,说话含糊不清,无大小便失禁。患者有糖尿病病史十余年,血糖控制尚可。

请问:

1. 该患者可能出现了什么状况?

2. 试述为该患者进行神经系统评估的内容。

(王金霞)

项目五　实验室检查的评估

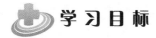

学习目标

知识目标	• 了解常用实验室检查项目。 • 掌握常用实验室检查标本采集的方法与标本处理方法。 • 熟悉常用实验室检查的内容、目的与临床意义。
能力目标	• 能够结合被评估者身体评估情况，向被评估者解释肝功能、肾功能、临床常用生物化学检查结果。 • 能够根据实验检查项目要求正确采集标本。 • 能正确分析血液、尿液、粪便检查异常的常见原因。 • 清楚肝功能检查、肾功能检查、临床常用生物化学检查的检查目的和临床意义。

　　实验室检查是临床诊断与评估重要的辅助项目，主要运用物理学、化学和生物学等实验技术和方法，通过感官、试剂反应、仪器分析和动物实验等手段，对患者的血液、体液、分泌物、排泄物以及组织细胞等标本进行检验，以获得反映机体功能状态、病理变化或病因等的客观资料。不但为诊断、治疗疾病提供依据，而且为护士观察、判断病情，做出护理诊断提供客观资料。同时，在临床工作当中，由于大部分的实验室检查标本需要护士采集，因此，护士学习实验室检查知识非常重要。

任务一　血液检查与护理

5-1-1
血液检查与
护理教学课件

情景描述

　　患者，男，48岁。左上腹部发现肿块3年，近10天来高热，全身酸痛。贫血貌，胸骨有压痛，脾大平脐。血红蛋白72 g/L，白细胞210×10^9/L，原粒细胞＋早幼粒细胞0.36，血小板35×10^9/L。骨髓有核细胞极度增生，原粒细胞0.17，早幼粒细胞0.28。中性粒细胞碱性磷酸酶活性增高。

思考问题:

1. 作为责任护士,你对这些血液检查的结果做何判断?

2. 针对血液检查结果的异常,应做好哪些方面的护理?

序号	任务内容
1	正确接待该患者
2	对该患者做好血液检查结果的监测

血液检查,既能直接反应血液系统疾病的相应变化,又能直接或间接反映全身各组织器官的病理改变。

一、血常规检查

血常规检查包括红细胞、血红蛋白、白细胞计数及分类。

知识链接

近年来,自动血细胞分析仪已广泛用于血常规检查,多数包括血小板计数及其他多项计算参数,故又称全细胞计数(CBC)。

(一)红细胞检查

1. 红细胞(RBC)计数和血红蛋白(Hb)测定

标本采集方法:毛细血管采血或静脉采血。

参考值:见表 5-1。

重点:
成人红细胞计数和血红蛋白测定的正常参考值

表 5-1　红细胞计数和血红蛋白参考值

人　群	红细胞计数/($\times 10^{12}$/L)	血红蛋白/(g/L)
成年男性	4.3~5.8	130~175
成年女性	3.8~5.1	115~150
新生儿	6.0~7.0	170~200

临床意义如下。

1)红细胞与血红蛋白减少　红细胞与血红蛋白减少通称为贫血,是指单位容积血液中红细胞数与血红蛋白含量低于参考值低限。贫血按照病因和机制分为红细胞生成不足(如造血原料不足、骨髓功能障碍等)、红细胞破坏过多和失血(特别是慢性失血)三类。

重点:
红细胞与血红蛋白减少的临床意义

(1)生理性减少:妊娠中、后期为适应胎盘血循环的需要,通过神经、体液的调节,使血浆容量明显增加而引起血液稀释。某些老年人主要由造血功能明显衰退所致。生理性减少也可见于婴幼儿、15 岁前儿童。

(2)病理性减少:可由造血原料不足、造血功能障碍或红细胞丢失、破坏过多等原因引起。病理性减少见于缺铁性贫血、再生障碍性贫血、溶血性贫血和失血性贫血等。

(3)其他疾病:慢性炎症性疾病、霍奇金病、器官衰竭等。

2)红细胞与血红蛋白增多　红细胞与血红蛋白增多是指单位容积血液中红细胞数与血红蛋白含量高于参考值高限。

（1）相对性增多：常由血浆中水分丢失使血液中有形成分相对增加所致。如连续呕吐、频繁腹泻、多汗、多尿、大面积烧伤等。

（2）绝对性增多：常由各种生理、病理原因引起的缺氧所致，生理性见于胎儿、新生儿、高原生活者、剧烈的体力活动者；病理性见于严重的肺气肿、肺源性心脏病和某些先天性心脏病、真性红细胞增多症等。

2. 红细胞平均参数

（1）红细胞平均体积（MCV）：血液中每一个红细胞的平均体积，以飞升（fL）为单位。

（2）红细胞平均血红蛋白量（MCH）：血液中每一个红细胞血红蛋白的平均含量，以皮克（pg）为单位。

（3）红细胞平均血红蛋白浓度（MCHC）：压积红细胞的血红蛋白浓度，以 g/L 为单位。

参考值如下。MCV：82～92 fL。MCH：27～31 pg。MCHC：320～360 g/L。

临床意义：综合分析 MCV、MCH、MCHC 三个平均值，进行贫血的细胞形态学分类，见表5-2。

表5-2　贫血的细胞形态学分类

贫血类型	MCV /fL	MCH /pg	MCHC /(g/L)	病　因
正细胞性贫血	82～92	27～31	320～360	急性失血性贫血、急性溶血性贫血、再生障碍性贫血、白血病等
大细胞性贫血	>92	>31	320～360	缺乏叶酸、维生素 B_{12}，如营养性巨幼红细胞贫血和恶性贫血
单纯小细胞性贫血	<82	<27	320～360	慢性感染及中毒引起的继发性贫血等
小细胞低色素性贫血	<82	<27	<320	慢性失血性贫血、缺铁性贫血等

（二）白细胞检查

1. 白细胞计数及分类计数　循环血液中的白细胞包括中性粒细胞、嗜酸性粒细胞、嗜碱性粒细胞、淋巴细胞和单核细胞五种。

标本采集方法：毛细血管采血或静脉采血。

白细胞计数参考值：成人 $(3.5～9.5)×10^9/L$；新生儿 $(15～20)×10^9/L$；6 个月至 2 岁 $(11～12)×10^9/L$。白细胞分类计数参考值见表5-3。

表5-3　白细胞分类计数参考值

名　称	百分数/(%)	绝对值/(×10⁹/L)
中性杆状核粒细胞	1～5	0.04～0.5
中性分叶核粒细胞	50～70	2～7
嗜酸性分叶核粒细胞	0.5～5	0.02～0.5
嗜碱性分叶核粒细胞	0～1	0～0.1
淋巴细胞	20～40	0.8～4

续表

名 称	百分数/(%)	绝对值/(×10⁹/L)
单核细胞	3～8	0.12～0.8

重点:
白细胞计数异常的临床意义

临床意义:白细胞数高于 $9.5×10^9/L$ 称白细胞增多;低于 $3.5×10^9/L$ 称白细胞减少。病理情况下,造血功能紊乱或器质性损害,各种内源性或外源性物质刺激如微生物、化学药物、代谢毒物等,均可引起白细胞总数及分类计数的改变。由于外周血中白细胞的组成以中性粒细胞为主,故白细胞的增多或减少通常与中性粒细胞的增多或减少有密切的关系和相同意义。

1) 中性粒细胞(N)

(1) 中性粒细胞增多:白细胞增多最常见的类型。生理性增多常见于新生儿、妊娠妇女及分娩时、寒冷时、酷热时、饱餐后、剧烈运动后等,多为一过性。病理性增多常见于以下情况:①急性感染:如败血症、扁桃体炎、急性风湿热或阑尾炎等,常伴有白细胞总数增高,其增高程度与感染灶的范围、严重性及机体反应性有关。②组织严重损伤或坏死:严重外伤、手术创伤、大面积烧伤及血管栓塞等,常在 1～2 天内白细胞增高。③急性失血:特别是内出血,如消化道大出血、脾出血或宫外孕输卵管破裂出血,白细胞可在短时间内迅速增多,可达 $(10～20)×10^9/L$。④急性中毒:急性外源性化学药物或化学毒物如安眠药、农药等中毒;生物毒素中毒,动物性如昆虫毒、蛇毒等中毒,植物性如毒蕈中毒;内源性因素,如尿毒症、糖尿病酮症酸中毒等,多以中性分叶粒细胞增高为主。⑤白血病及恶性肿瘤:可有白细胞总数的增多。

(2) 中性粒细胞减少见于以下情况:①感染性疾病:病毒感染为常见原因,如流感、麻疹、病毒性肝炎等。细菌性感染(如伤寒、副伤寒)常引起粒细胞减少。②血液系统疾病:如再生障碍性贫血、粒细胞减少症、粒细胞缺乏症等。③慢性理化损伤:机体长期接受放射线、放射性核素、化学物品等均可引起粒细胞减少。④自身免疫性疾病:系统性红斑狼疮由于自身免疫性抗核抗体导致白细胞减少。

2) 嗜酸性粒细胞(E)　嗜酸性粒细胞与免疫系统之间有密切关系。嗜酸性粒细胞增多见于以下情况:①变态反应性疾病,如支气管哮喘、荨麻疹、药物过敏性反应等导致嗜酸性粒细胞增多。②寄生虫病,如蛔虫、钩虫感染,尤其寄生在肠道外组织的寄生虫,如血吸虫、肺吸虫、丝虫等,嗜酸性粒细胞增多更明显。③血液病,如慢性粒细胞白血病、恶性淋巴瘤等有嗜酸性粒细胞增多。④某些恶性肿瘤:尤其转移性或有坏死灶的恶性肿瘤。嗜酸性粒细胞减少见于长期使用肾上腺皮质激素、某些急性传染病的早期。

3) 嗜碱性粒细胞(B)　嗜碱性粒细胞增多见于慢性粒细胞白血病、骨髓纤维化、慢性溶血及脾切除。

4) 淋巴细胞(L)　淋巴细胞具有与抗原起特异性反应的能力,是人体重要免疫活性细胞。病理性增多见于以下情况:①感染,主要为病毒感染如麻疹、风疹、水痘、流行性腮腺炎、病毒性肝炎,及传染性淋巴细胞增多症等;②肿瘤性疾病,急、慢性淋巴细胞白血病、淋巴肉瘤;③急性传染病恢复期;④移植排斥反应。淋巴细胞减少主要见于肾上腺皮质激素、抗淋巴细胞球蛋白等治疗,免疫缺乏性疾病及接触放射线等。可以认为淋巴细胞的增减与中性粒细胞的增减相反。

5) 单核细胞(M)　单核细胞增多见于以下情况:①某些感染,如疟疾、结核病、感染性心内膜炎等;②血液病,如单核细胞白血病、粒细胞缺乏症恢复期,淋巴瘤、骨髓增生异常综合征等;③急性传染病或急性感染的恢复期。单核细胞减少无意义。

2. 白细胞的形态改变

1) 中性粒细胞毒性变化　中性粒细胞毒性变化常见于感染、中毒时,有如下形态改变:①中性粒细胞大小不均匀,见于某些病程较长的化脓性炎症;②中毒颗粒,为中性粒细胞质中出现粗大、大小不等、分布不均匀、染深紫黑色的颗粒,见于严重的化脓性感染、大面积烧伤和中毒等;③空泡变性,在中性粒细胞质中出现一个或数个空泡,常见于严重感染,是细胞质脂肪变性的结果;④杜勒小体,是中性粒细胞质中局部嗜碱性区域,其形态可呈圆形、梨形或云雾状,为天蓝或灰蓝色,直径为 $1\sim2\ \mu m$,是胞质局部不成熟,核浆发育不平衡的表现,为感染严重的标志;⑤核变性,可呈现核肿胀、溶解或核固缩等改变,见于严重感染。

上述变化反映细胞受到了损害,它们可同时出现,亦可单独出现,可出现在中性粒细胞,也可出现于单核细胞。

2) 中性粒细胞的核象变化　中性粒细胞在骨髓中由原始细胞发育至成熟的中性粒细胞,核经历了由圆形到出现凹陷、变成杆状、最后分叶的变化。正常人周围血主要以分叶核为主,杆状核不到 5%,无原始和幼稚细胞。病理情况下,周围血白细胞的核象发生如下两种变化。

(1) 核左移:周围血中性粒细胞杆状核增多,其比值大于 5%,出现晚幼粒、中幼粒和早幼粒等细胞时称为核左移。核左移常见于各种病原体所致的感染、急性溶血、急性中毒和白血病。核左移可同时伴白细胞总数增多或减少,以及细胞出现毒性变化等形态改变。核左移伴白细胞总数增多表示骨髓造血功能旺盛,释放功能好,是具有一定抵抗力的表现,如急性化脓性感染;核左移伴白细胞数量减少为抵抗力低的表现,与骨髓功能受到一定程度的抑制有关,常见于伤寒。

(2) 核右移:周围血中中性粒细胞核出现 5 叶或更多分叶,超过 3% 者称核右移。此时常伴白细胞总数减少,是造血功能衰退的表现。核右移可由维生素 B_{12} 或叶酸缺乏所致的 DNA 合成障碍继而引起细胞分裂障碍所致,见于营养性巨幼红细胞贫血、恶性贫血和应用抗代谢药物治疗肿瘤时。在患病期突然出现核右移表示预后不良,而在炎症恢复期可出现一过性核右移。

二、止血凝血机制检查

(一) 血小板(PLT)计数

标本采集方法:毛细血管采血或静脉采血。

参考值:$(125\sim350)\times10^9/L$。

临床意义如下。

1. 生理性改变　运动、进食、午后、妊娠中晚期,血小板轻度增加。女性月经期第 1 天降低,第 3~4 天恢复正常或稍高。

2. 病理性改变　病理性增加多见于急性失血、急性溶血、出血性血小板增多症、真性红细胞增多症、脾切除或慢性粒细胞性白血病等。病理性减少见于以下情况:①造血功能障碍,如再生障碍性贫血、急性白血病、放射病、多发性骨髓瘤、骨髓转移瘤等;②血小板破坏增加,如原发性血小板减少性紫癜、脾功能亢进、系统性红斑狼疮等;③血小板消耗过多,如弥漫性血管内凝血、血栓性血小板减少性紫癜、巨大血管瘤等;④感染或中毒,如伤寒、败血症、化学药物应用等。凡血小板低于 $50\times10^9/L$,就有自发性出血的可能。

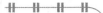

（二）出血时间(BT)测定

出血时间是指皮肤微血管经人工刺破后,血液自行流出到自行停止的时间,用以观察血管壁、血小板相互关系。出血时间长短主要与毛细血管壁的功能、血小板质与量及皮肤弹性等有关。当发生异常时,BT 延长。

标本采集方法:用采血针在指端刺出约 3 mm 小伤口,从血液自然流出时开始计时,每隔 30 s 用干燥滤纸或棉球吸去流出的血液直至流血自然停止。注意所刺伤口不要太深,伤口切勿挤压。

参考值(Duke 氏法):正常 1～3 min,超过 4 min 为异常。

临床意义:BT 延长主要见于血管壁病变,如毛细血管扩张症、血管性假性血友病;或血小板功能障碍,如血小板无力症;也可见于血小板减少所致的出血,如原发性或继发性血小板减少性紫癜,但其价值不如血小板计数。其他见于弥漫性血管内凝血、严重肝病、抗凝物质过多、纤维蛋白原极度降低及硬皮病等。BT 与凝血因子关系不大,如血友病时因凝血功能障碍而出血不止,BT 却正常,凝血酶原缺乏及肝素过多时 BT 亦正常。

（三）凝血时间(CT)测定

凝血时间指血液离体后至完全凝固所需要的时间,用以测定血液凝固能力。CT 长短与各凝血因子的含量和功能有关,因此,常用于检查第一阶段的内源性凝血机制有无障碍。常用试管法检查。

标本采集方法:抽取静脉血 3 mL,除去针头后将血沿试管壁缓缓注入 3 个试管,每管 1 mL,记录即刻时间后送检。

参考值(试管法):4～12 min。

临床意义如下。

1. 延长 CT 延长见于各型血友病、纤维蛋白或凝血酶原缺乏症、抗凝物质过多、纤溶亢进等。

2. 缩短 CT 缩短见于弥漫性血管内凝血早期、血栓性疾病等。

（四）凝血酶原时间(PT)测定

向血浆中加入组织凝血活酶(兔脑粉)和钙离子后,测定血液凝固时间,即为 PT。当血液中纤维蛋白原、凝血酶原、Ⅴ因子、Ⅶ因子、Ⅹ因子含量减少时,PT 均可延长。PT 试验为检测外源性凝血系统有无障碍的筛选试验。

标本采集方法:抽取静脉血 1.8 mL,注入含 3.8% 枸橼酸钠溶液 0.2 mL 的试管内,充分混匀。

参考值:11～13 s,应进行正常对照,超过正常值上限 3 s 有诊断意义。

临床意义。PT 延长见于以下情况:①先天性外源性凝血因子缺乏,如纤维蛋白原、凝血酶原、Ⅴ因子、Ⅶ因子、Ⅹ因子缺乏症;②获得性外源性凝血因子缺乏,如阻塞性黄疸、肝疾病、胃肠功能紊乱等;③其他,如抗凝物质过多、弥漫性血管内凝血等。

三、血液其他检查

（一）红细胞比容(PCV 或 Hct)测定

红细胞比容是指抗凝血在一定的条件下,经离心沉淀压紧后,红细胞占全血容积的百分比。

标本采集方法:抽取静脉血 2 mL,置于含双草酸盐抗凝剂的带盖试管内,充分混匀。

抽血前检验试管中抗凝剂是否足够,抽血后将注射器的针头取下,使血沿试管壁缓缓注入试管,混匀时不要用力振荡。

参考值:成年男性0.40～0.50;成年女性0.37～0.48;1～3岁儿童0.35～0.47;新生儿0.47～0.67。

临床意义:Hct是影响全血黏度的主要因素之一,增高可致全血黏度增加,严重的黏度增高,可造成黏滞综合征,引起组织血流量不足,造成缺氧和易致血栓形成等后果。凡引起红细胞绝对或相对增高的病因均可引起Hct增高,反之则减少,详见红细胞及血红蛋白测定的临床意义。

(二) 网织红细胞(Ret)计数

网织红细胞是晚幼红细胞到成熟红细胞之间未完全成熟的红细胞。

标本采集方法:毛细血管采血。

参考值(百分数):成人0.5%～1.5%,平均1%;新生儿2%～6%。绝对值参考值为$(24～84)×10^{12}$/L。

临床意义:网织红细胞反映骨髓造血功能,其计数对评估化疗后骨髓造血功能的恢复以及骨髓移植的效果也有一定价值。对贫血的诊断和鉴别诊断有重要参考价值。①网织红细胞增多:见于溶血性贫血、急性大量溶血、急性失血;缺铁性贫血及巨幼红细胞贫血时,网织红细胞可轻度增高。②网织红细胞减少:见于再生障碍性贫血。③作为贫血疗效判断和治疗性诊断试验的观察指标,如缺铁性贫血及巨幼红细胞贫血,给予铁剂或叶酸治疗后,3～5天开始上升,7～8天达高峰,2周左右网织红细胞逐渐下降而血红蛋白才逐渐增高。此现象称为网织红细胞反应,可作为贫血治疗时早期判断的指标。

(三) 红细胞沉降率(ESR)测定

红细胞沉降率是指红细胞在一定条件下沉降的速度,简称血沉。正常红细胞在血浆中有相对的悬浮稳定性,沉降缓慢。病理情况下,红细胞沉降率明显增快。

标本采集方法:静脉采血1.6 mL,与抗凝剂(3.8%枸橼酸钠)0.4 mL混匀送检。

参考值(魏氏法):男性1 h末ESR 0～15 mm;女性1 h末ESR 0～20 mm。

临床意义如下。

(1) 生理性血沉加快见于幼儿生理性贫血及孕妇和产妇、老年人。

(2) 病理性血沉加快见于一些器质性疾病和病变的活动期。如:①急性炎症类疾病、风湿热活动期血沉加快,病情好转血沉减慢,无活动时可正常。②组织损伤及坏死,手术创伤,心肌梗死后3～4 h血沉加快并持续1～3周;而心绞痛患者正常。③恶性肿瘤。④各种原因所致的高球蛋白血症:如多发性骨髓瘤、巨球蛋白血症、恶性淋巴瘤、亚急性感染性心内膜炎等疾病所致的高球蛋白血症,血沉明显加快。

案 例 分 析

患者,女,25岁,因面色苍白、头晕、乏力1年余,加重伴心慌1个月就诊。

患者1年前无明显诱因头晕、乏力,家人发现其面色不如从前红润,但能照常上班,近1个月加重伴活动后心慌,曾到医院检查说血红蛋白低(具体不详),给硫酸亚铁口服,因胃难受仅用过1天,病后进食正常,不挑食,二便正常,无便血、黑便、尿色异常、鼻衄或齿龈出血。睡眠好,体重无明显变化。既往体健,无胃病史,无药物过敏史。结婚半年,月经初潮14岁,7天/27天,末次月经半个

重点:
网织红细胞计数的临床意义

5-1-2
护考相关
在线答题

月前,近2年月经量多,近半年来更明显。

Hb 60 g/L,RBC 3.0×10^{12}/L,MCV 70 fL,MCH 25 pg,MCHC 357 g/L,WBC 6.5×10^9/L。分类:中性分叶核粒细胞70%,淋巴细胞27%,单核细胞3%,血小板260×10^9/L,网织红细胞1.5%,尿蛋白(一),镜检(一),大便潜血试验(一)。

请归纳和总结血液检查的内容和临床意义,初步判断该患者的病情。

思考与练习

一、单选题

1. 成年女性血红蛋白正常参考值为多少?(   )

A. 100～140 g/L   B. 130～175 g/L   C. 120～160 g/L

D. 110～150 g/L   E. 170～200 g/L

2. 引起生理性红细胞增多的因素不包括(   )。

A. 妊娠中期   B. 多汗   C. 冷水刺激   D. 恐惧   E. 新生儿

3. 引起红细胞绝对性增多的因素不包括(   )。

A. 慢性肺心病   B. 法洛四联症

C. 真性红细胞增多症   D. 新生儿

E. 大面积烧伤

4. 正常女性的红细胞计数参考值是(   )。

A. (3.0～5.0)×10^{12}/L   B. (3.8～5.1)×10^{12}/L

C. (6.0～7.0)×10^{12}/L   D. (4.3～5.8)×10^{12}/L

E. (100～300)×10^9/L

5. 正常成人的白细胞计数是(   )。

A. (2～5)×10^{12}/L   B. (3.5～9.5)×10^9/L

C. (15～20)×10^9/L   D. (4～10)×10^{12}/L

E. (11～12)×10^9/L

6. 寄生虫感染时白细胞中以哪一种细胞增多为主?(   )

A. 中性粒细胞   B. 淋巴细胞   C. 单核细胞

D. 嗜酸性粒细胞   E. 嗜碱性粒细胞

7. 下列哪一种疾病以淋巴细胞增多为主?(   )

A. 急性细菌感染   B. 急性病毒感染   C. 伤寒

D. 再生障碍性贫血   E. 脾功能亢进

8. 下列哪一项检查对判断贫血作用最小?(   )

A. RBC 计数   B. Hb 含量   C. 血细胞比容

D. 血小板计数   E. 网织红细胞计数

9. 网织红细胞减少见于(   )。

A. 上消化道出血   B. 缺铁性贫血   C. 溶血性贫血

D. 再生障碍性贫血   E. 白血病

10. 中度贫血是指血红蛋白量为（　　）。

A. ＞90 g/L　　　　　　　　B. 60～90 g/L　　　　　　　　C. 30～60 g/L

D. ＜60 g/L　　　　　　　　E. ＜30 g/L

11. 下列哪一项属于小细胞低色素性贫血？（　　）

A. 缺铁性贫血　　　　　　　　　　　　　　B. 溶血性贫血

C. 急性失血性贫血　　　　　　　　　　　　D. 巨幼红细胞贫血

E. 再生障碍性贫血

12. 中性粒细胞增多最常见的原因是（　　）。

A. 急性溶血　　B. 急性中毒　　C. 急性感染　　D. 大面积烧伤　　E. 恶性肿瘤

13. 除下列哪一种情况外,都可引起血小板减少？（　　）

A. 再生障碍性贫血　　　　　　B. 急性大失血　　　　　　　C. 放射治疗

D. 脾功能亢进　　　　　　　　E. 弥散性血管内凝血

二、填空题

成年女性红细胞计数正常值为_____,血红蛋白测定的正常值为_____;成人白细胞计数的正常值为_____;成人血小板计数的正常值为_____。

三、名词解释

核左移

四、简答题

简述白细胞计数和中性粒细胞计数病理性增多的临床意义。

（陈　燕）

任务二　尿液检查与护理

情景描述

患者,男,72岁,因"腰痛伴肉眼血尿半个月"入院。患者半个月前进食"螺蛳"后出现腰痛,腹部胀痛,伴肉眼血尿,尿频尿急尿痛,患者未重视治疗。期间患者腰痛和腹部胀痛呈进行性加重,肉眼血尿持续存在,未治疗。一周前上述症状较前加重,门诊以"急性肾盂肾炎"收入院,患者既往有高血压病史。

身体评估:T 38.2 ℃,P 102 次/分,BP 105/80 mmHg,神志清,急性面容,右侧肾区叩击痛,左侧肾区无叩击痛,双下肢中度凹陷性水肿。

辅助检查:上下腹部盆腔平扫示右侧肾周渗出性改变。血常规示 WBC 10.7×10^9/L,中性粒细胞比例 86.4%。尿常规示隐血(＋＋),尿蛋白(＋＋＋)。生化示肌酐 87 μmol/L。

思考问题:

1. 如何为该患者采集尿液标本?

2. 该患者尿液检查结果有哪些异常表现? 临床意义是什么?

5-2-1

尿液检查与护理教学课件

序号	任务内容
1	正确采集与保存尿液标本
2	正确判断尿液检查结果及其临床意义

尿液是泌尿系统排泄的废物。尿液中各成分含量的改变，可以反映机体的血液循环、内分泌、肝胆功能及代谢等情况，尤其是泌尿系统本身的病变。尿液检验主要用于诊断和观察：①泌尿系统自身疾病诊断，如肾小球肾炎、肾结核、泌尿系统肿瘤及结石；②其他系统疾病的诊断，如糖尿病、急性胰腺炎、急慢性肝炎等；③用药的监测，如庆大霉素、卡那霉素、磺胺类药物等，可引起肾损害。用药时观察尿液变化，有利于用药监护。

一、尿液标本的采集与保存

尿液标本的正确采集与保存是临床护理工作的基本要求。

1. 容器 尿液的一般检查应使用清洁干燥的大口瓶，必要时加盖。尿液做细菌培养时应使用具塞的无菌大试管。

2. 留尿要求 根据临床需要和实际情况，留尿的要求大致可分为下列三种。

（1）随意留尿：随时留取任何时间的尿液。多用于门诊、急诊患者，但易受饮食、药物、运动、温度等因素的影响，导致结果有时产生误差。

（2）晨尿：清晨起床后第一次排尿时收集的尿液标本。适用于肾脏疾病进一步明确诊断及疗效观察。尿液在膀胱内储存时间较长（6 h 以上），尿液浓缩和酸化程度高，尿中细胞、管型等有形成分检出率较高。

（3）计时尿：包括 3 h 尿、12 h 尿或 24 h 尿。适合对尿液中的有形成分和微量物质如 17-羟皮质类固醇、17-酮皮质类固醇、葡萄糖、蛋白质、电解质等进行定量检测。

3. 留尿方法 检验项目不同留尿方法有所不同。

（1）一般检查：通常应留取新鲜尿液 10～100 mL 不等。女性应避开月经期，防止阴道分泌物混入尿中，男性避免精液及前列腺液的污染。留尿时避开初段尿液，留取中段尿液以免尿道口不洁成分影响检验结果。

（2）细菌培养：留尿前停用抗生素 5 天，留尿时先给患者冲洗外阴部或用 1：1000 苯扎溴铵（新洁尔灭）棉球擦拭外阴后留取中段尿液，必要时可以用导尿的方法留取标本。留尿全程应遵守无菌操作原则，防止尿道中的细菌或环境中的细菌污染标本，留好的尿液标本应及时送检。

（3）尿液中所含物质定量检查（多用 12 h 尿或 24 h 尿）：可在正常饮食情况下留取尿液。24 h 尿收集上午 8 时至次日上午 8 时的全部尿液（上午 8 时先排尿弃去）。12 h 尿收集晚 8 时至次晨 8 时之间的全部尿液。如果尿液放置时间较长，应将尿液冷藏或置于阴凉处保存，必要时添加防腐剂。常用尿液防腐剂的种类和用法见表 5-4。

重点：
尿液标本采集的方法与处理

表 5-4 常用尿液防腐剂的种类和用法

尿液防腐剂	加 入 量	使 用 目 的	适 用 范 围
甲苯	于尿液表面加数滴	形成薄膜，阻止尿液与空气接触，保持标本中化学成分的稳定，防止细菌污染	用于尿糖与尿蛋白定量检查

续表

尿液防腐剂	加　入　量	使用目的	适用范围
甲醛	每 30 mL 尿液加 40％甲醛液 1 滴	凝固蛋白,抑制细菌生长,固定尿中有形成分	用于检出管型与细胞时防腐
浓盐酸	24 h 尿中共加入 5～10 mL	保持尿液在酸性环境中,防止尿中激素被氧化	用于内分泌系统的检测,如尿 17-酮皮质类固醇、17-羟皮质类固醇等

4. 尿液的送检

(1)送检时间:一般完成尿液标本收集后均立即送检。留尿至检测完毕时间最好不超过 2 h。留取 12 h 尿或 24 h 尿标本应按前述要求添加防腐剂,如遇特殊情况不能及时检测,应将标本置入冰箱(2～8 ℃)保存 6～8 h。

(2)送验单:送检时应仔细核查瓶签并注明标本的种类、留取的准确时间、所加防腐剂种类等。

二、尿常规检查

尿常规检查包括以下内容:①一般性状检查:尿量、气味、外观、比重、酸碱度等。②化学检查:尿蛋白、尿糖、尿酮体、尿胆原、尿胆红素等。③显微镜检查:细胞、管型、结晶体等。

(一) 一般性状检查

1. 尿量

1)参考值　正常成人尿量为 1000～2000 mL/24 h,平均 1500 mL/24 h。尿量与当日饮水量及其他途径排出的体液量有关。

2)临床意义

(1)少尿或无尿:24 h 尿量少于 400 mL 或每小时尿量持续少于 17 mL 称为少尿;24 h 尿量少于 100 mL 称为无尿。常见病因:①肾前性,由各种原因所致的休克、严重脱水、心力衰竭等有效循环血容量减少引起;②肾性,见于各种肾脏实质性改变;③肾后性,即各种原因所致尿路梗阻,如肿瘤、结石、尿路狭窄等;④假性少尿,见于膀胱潴留、前列腺肥大等。

(2)多尿:24 h 尿量多于 2500 mL 者称为多尿。暂时性多尿可见于饮水过多、输液、应用利尿剂类药物等。病理性多尿见于如下情况:①内分泌疾病,如糖尿病、尿崩症;②肾脏疾病,如慢性肾盂肾炎、慢性间质性肾炎、慢性肾衰竭早期、急性肾衰竭多尿期等。

2. 颜色

1)正常尿液颜色　正常尿液为无色澄清或淡黄色透明液体。尿液颜色受尿胆素、尿胆原等影响,还与尿量的多少及某些食物、药物的摄入有关。进食大量胡萝卜、服用维生素 B_2 等时,尿液呈亮黄色;服用痢特灵、大黄时,尿呈黄色或棕褐色等。

2)病理性尿液颜色改变

(1)血尿:每升尿中含血量超过 1 mL,尿液呈淡红色、红色、洗肉水样或混有凝血块,称肉眼血尿。除剧烈运动后可出现一过性血尿外,血尿多见于泌尿系统感染、肾或泌尿道结石、肾肿瘤、肾结核、外伤等,也可见于出血性疾病,如血小板减少性紫癜、血友病等。

(2)血红蛋白尿:当血红蛋白出现于尿中,可使尿液呈浓茶色或酱油色,称血红蛋白尿,主要见于严重的血管内溶血,如溶血性贫血、血型不合的输血反应、阵发性睡眠性血红蛋白尿等。

（3）脓尿和菌尿:尿内含有大量脓细胞、炎性渗出物或细菌时的混浊尿液。此两种尿呈白色混浊状、云雾状。此两种尿不论加热还是加酸,其混浊均不消失,见于泌尿系统感染,如肾盂肾炎、膀胱炎等。

（4）乳糜尿:乳糜液进入尿中,尿液呈不同程度乳白色。主要见于丝虫病或其他原因引起的肾周围淋巴管引流受阻时。

（5）胆红素尿:尿内含有大量结合胆红素,尿液呈豆油样改变,振荡后出现黄色泡沫且不易消失,见于阻塞性黄疸、肝细胞性黄疸。

3. 气味

（1）正常气味:正常尿液的气味因尿内含有挥发性酸而呈特殊芳香气味,久置后由于尿素分解可出现氨臭味。

（2）异常气味:进食葱、蒜等含特殊气味的食物过多时,尿液也出现相应的特殊气味;如刚排出的新鲜尿液即有氨味,可能为慢性膀胱炎或尿潴留,因尿液在排出前已分解所致;糖尿病患者因尿中含有大量酮体,其尿液可有烂苹果气味;有机磷农药中毒者,尿液可有蒜臭味。

4. 酸碱性（pH）　尿液的酸碱性改变受疾病、用药及饮食的影响,如进食蛋白质多时,尿 pH 降低,进食蔬菜多时,尿 pH 可升高。每次进食后,随胃黏膜盐酸分泌增多,尿 pH 可呈一过性增高。夜间入睡后随呼吸减慢,尿 pH 可较白天有所降低。尿液放置过久细菌分解尿素,也可使酸性尿液变为碱性尿液。因此,在结果判定时只有排除上述干扰因素,pH 过高或过低才具有临床意义。

1）参考值　正常新鲜尿液多呈弱酸性,尿 pH 约 6.5,波动在 4.5～8.0 之间。

2）临床意义

（1）pH 降低（酸度增高）:见于酸中毒、高热、脱水、痛风或服用氯化铵、维生素 C 等酸性药物。

（2）pH 增高（碱性尿）:见于碱中毒、尿潴留、肾小管性酸中毒或服用碱性药物等。

5. 比重　尿液比重与所含溶质的浓度成正比,受年龄、饮水量和出汗量的影响。饮水多时尿比重降低,尿量增多;机体缺水时尿比重增高,尿量减少。在没有水代谢紊乱的情况下,尿比重的高低可反映肾小管的浓缩稀释功能。

1）参考值　正常成人为 1.015～1.025,晨尿在 1.020 左右。

2）临床意义

（1）尿比重增高:①肾前性少尿,如高热、脱水、出汗过多、周围循环衰竭、肾小球肾炎、心力衰竭等,其尿少而比重高;②糖尿病,因尿中含有大量的葡萄糖,其尿多而比重高;③清蛋白尿。

（2）尿比重降低:见于慢性肾衰竭、尿崩症、急性肾小管坏死、急性肾衰竭等。当肾实质破坏、肾浓缩稀释功能丧失时,尿比重低且固定在 1.010±0.003,称等张尿。

（二）化学检查

1. 尿蛋白

参考值:尿内蛋白质含量甚微,正常尿蛋白定性试验呈阴性反应,定量试验为 0～80 mg/24 h 尿。

临床意义:尿蛋白定性试验阳性或定量试验超过 150 mg/24 h 尿时,称蛋白尿。

1）生理性蛋白尿　泌尿系统无器质性病变,尿内暂时出现蛋白质,程度较轻,持续时间短,诱因解除后消失,可见于剧烈运动、发热、受寒、情绪激动及直立性蛋白尿等。尿蛋白定性一般不超过（＋）,定量不超过 0.5 g/24 h 尿。

2）病理性蛋白尿　因各种肾脏及肾外疾病所致的蛋白尿,多为持续性蛋白尿。

（1）肾小球性蛋白尿:这是最常见的一种蛋白尿。主要因炎症、免疫因素等使肾小球基底膜损伤、孔径变大导致滤过膜通透性增加及静电屏障作用减弱,大分子清蛋白大量滤过产生蛋白尿。常见于肾小球肾炎、肾病综合征等原发性肾小球损害性疾病,及糖尿病、高血压、系统性红斑狼疮（SLE）、毒物损害等继发性肾小球损害性疾病。

（2）肾小管性蛋白尿:肾小管因炎症、中毒发生病变,重吸收能力降低,导致尿中以低分子量蛋白质为主,常见于肾盂肾炎、间质性肾炎、肾小管酸中毒、药物（如庆大霉素、磺胺类）和重金属（如汞、铋）中毒等。

（3）混合性蛋白尿:肾脏病变同时侵犯肾小球和肾小管,蛋白尿所含成分具有上述两种蛋白尿的特点。混合性蛋白尿见于以下情况:①各种肾小球病后期,先侵犯肾小球,后累及肾小管,使肾小球及肾小管均受损害,如慢性肾小球肾炎、肾移植排斥反应等;②各种肾小管间质病变,先侵犯肾小管间质,后累及肾小球,使两者均受损害,如间质性肾炎、慢性肾盂肾炎等;③全身性疾病同时侵犯肾小球和肾小管,如糖尿病肾病、狼疮性肾炎。

（4）溢出性蛋白尿:肾小球滤过及肾小管重吸收功能均正常,但由于血液中异常低分子量蛋白质产生增多,超过肾小管重吸收能力,从尿中排出,而产生蛋白尿,称溢出性蛋白尿。溢出性蛋白尿见于以下情况:①急性血管内溶血,如溶血性贫血、血型不合的输血反应、阵发性睡眠性血红蛋白尿等;②急性肌肉损伤,如挤压综合征、横纹肌溶解综合征,释放出大量肌红蛋白,形成肌红蛋白尿,可引起急性肾衰竭;③其他,如多发性骨髓瘤等。

（5）组织性蛋白尿:在尿液形成过程中,肾小管代谢产生的蛋白质和组织分解产生的蛋白质以及由于炎症或药物刺激泌尿系统分泌的蛋白质,形成组织性蛋白尿。组织性蛋白尿多见于肾脏的炎症、中毒等。

（6）偶然性蛋白尿:因尿中混有血、脓等导致蛋白定性试验阳性,称偶然性蛋白尿,一般不伴有肾脏本身损害,治疗后很快恢复。

2. 尿糖　正常人尿中可有微量葡萄糖。尿糖定性试验阴性。当血糖浓度超过 8.88 mmol/24 h（160 mg/dL）时,尿中含糖量增高,临床上称此时的血糖水平为肾糖阈,可看作部分肾单位重吸收功能达到饱和时的血糖浓度。尿中是否出现葡萄糖取决于血糖浓度、肾血流量和肾糖阈。

尿糖临床意义如下。

（1）血糖增高性糖尿:多见于内分泌疾病。①糖尿病,因胰岛素分泌相对或绝对不足,体内各组织对葡萄糖的利用率降低,血糖升高,此时排出尿糖的含量常与血糖高低成正比。②其他使血糖升高的内分泌疾病,如甲状腺功能亢进、嗜铬细胞瘤、库欣综合征等均可出现糖尿,又称为继发性高血糖性糖尿。③其他:肝硬化、胰腺炎、胰腺癌等。

（2）肾性糖尿（血糖正常性糖尿）:因为肾小管对葡萄糖重吸收能力减退,肾糖阈降低致糖尿。肾性糖尿常见于慢性肾炎、肾病综合征、间质性肾炎和家族性糖尿等。

（3）暂时性糖尿:①超过"肾糖阈"的生理性糖尿,如大量进食碳水化合物或静脉注射大量葡萄糖（每次超过 200 g）。②应激性糖尿,如颅脑外伤、脑出血、心肌梗死时,肾上腺素或胰高血糖素分泌过多或延脑血糖中枢受到刺激,可出现暂时性高血糖和糖尿。

（4）其他糖尿:如乳糖、半乳糖、果糖、甘露糖以及一些戊糖,也可在肾小管重吸收,但吸收率比葡萄糖低。当上述糖类进食过多或体内代谢失调使血中浓度升高时,可出现相应的糖尿。

3. 酮体 酮体是β-羟丁酸、乙酰乙酸、丙酮的总称,为体内脂肪代谢的中间产物。当大量的脂肪分解而使这些物质氧化不全时,血中酮体浓度增高而由尿排出。

参考值:定性试验阴性。

临床意义:①糖尿病性酮尿,糖尿病患者一旦出现酮尿,应立即考虑到酮症酸中毒,为发生酮中毒性昏迷的前兆。②非糖尿病性酮尿,婴儿或儿童可因发热、严重呕吐、腹泻、未能进食等出现酮尿,妊娠妇女可因严重的妊娠反应、剧烈呕吐、重症子痫不能进食等而出现酮尿。

4. 尿胆红素与尿胆原

1)参考值 正常人尿胆红素含量≤2 mg/L,定性试验为阴性;尿胆原含量≤10 mg/L,定性试验为阴性或弱阳性。

2)临床意义

(1)尿胆红素阳性见于以下情况:①肝细胞性黄疸、胆汁淤积性黄疸(梗阻性黄疸);②门静脉周围炎、纤维化及药物所致的胆汁淤积。

(2)尿胆原阳性见于肝细胞性黄疸和溶血性黄疸。

(3)尿胆原减少见于胆汁淤积性黄疸。

正常人及不同类型黄疸患者的实验室检查鉴别详见表5-5。

表 5-5　正常人及不同类型黄疸患者的实验室检查鉴别

类　型	血液胆红素/(μmol/L)			尿液			粪便
	STB	UCB	CB	颜色	尿胆原	尿胆红素	颜色
正常人	1.7～17.1	1.7～10.2	0～6.8	淡黄	—	—	黄褐色
溶血性黄疸者	增高	↑↑↑	↑	酱油色	++	—	加深
肝细胞性黄疸者	增高	↑↑	↑↑	加深	+	+	不变或变浅
胆汁淤积性黄疸者	增高	↑	↑↑↑	加深	—	++	白陶土色

(三)显微镜检查

显微镜检查指用显微镜对新鲜尿液标本中沉渣进行检查,检查细胞、管型和结晶等。

1. 细胞

(1)上皮细胞:正常人尿中可见少量的复层鳞状上皮细胞,由肾、尿路等处脱落而混入。肾实质损害时可见肾小管上皮细胞。

①肾小管上皮细胞:正常人尿中见不到。如在尿中出现,常表示肾小管病变。如急性或慢性肾小球肾炎、肾小管坏死,肾移植后排异反应期。

②移行上皮细胞:此类细胞是由肾盂、输尿管、膀胱及尿道近膀胱段等处的移行上皮组织脱落而来。正常人尿中偶可见到。输尿管、膀胱、尿道炎症时数量增多。大量出现时应警惕移行上皮细胞癌。

③复层鳞状上皮细胞:来自尿道前段及阴道表层,细胞形态扁平而大,似鱼鳞,不规则,成年女性尿中易见,少量出现无临床意义,尿道炎时大量出现。

(2)白细胞和脓细胞:正常尿液中可见少量的白细胞,以中性粒细胞多见,亦可见到少量的淋巴细胞及单核细胞。脓细胞是指在炎症过程中破坏和死亡的中性粒细胞。正常人尿沉渣镜检每高倍视野不超过5个。如每高倍视野中白细胞超过5个称镜下脓尿。常见于泌尿系统感染,如肾盂肾炎、肾结核、膀胱炎或尿道炎等。

（3）红细胞：正常人尿中见不到或偶可见到红细胞。尿液外观无变化，离心沉淀后镜检，每高倍视野红细胞平均超过 3 个，称镜下血尿。若红细胞通过肾小球滤过膜时，受到挤压损伤，在肾小管中受到不同 pH 和渗透压变化的影响，可发生变形，呈多形性，多形性红细胞超过 80％时，称肾小球源性血尿，见于急性或慢性肾小球肾炎等。若镜下血尿多表现为类似外周血中红细胞，呈双凹圆盘形，多形性红细胞低于 50％时，称非肾小球源性血尿，主要与肾小球以下的部位和泌尿道出血有关，如肾结石、肾盂肾炎、急性膀胱炎等。

2. 管型　管型是蛋白质、细胞或细胞碎片在肾小管（远曲）、集合管中凝固而成的圆柱形蛋白聚体，多见于肾实质性损害。管型形成的必要条件：①尿中的少量清蛋白和由肾小管上皮细胞产生的 T-H 糖蛋白是构成管型的基质；②肾小管有使尿浓缩和酸化的能力，浓缩可提高蛋白质含量、盐类的浓度，尿液酸化后使蛋白质沉淀；③有提供交替使用的肾单位，处于休息的肾单位，尿液在肾小管内有一定滞留时间，使蛋白质浓缩、凝结。管型可有多种类型，常见的有以下几种。

（1）透明管型：管型为无色透明、内部结构均匀、无细胞的细圆柱体，两端钝圆，偶含少量颗粒。由于折光性低，需在弱视野下观测，健康人尿液每高倍视野 0 个或偶尔可见。运动、发热、重体力劳动及使用麻醉剂、利尿剂等可使透明管型一过性增多。老年人清晨浓缩尿中也可见到。在肾病综合征、慢性肾炎、恶性高血压及心力衰竭等患者中可增多。

（2）颗粒管型：由肾实质病变之变性细胞分解产物或由血浆蛋白及其他物质崩解的大小不等颗粒聚集于 T-H 糖蛋白中形成。管型内的颗粒量常超过 1/3，故称颗粒管型。其中的颗粒可分为粗颗粒和细颗粒两种，开始多为粗颗粒，在肾脏滞留时间较长后，粗颗粒碎化为细颗粒。①粗颗粒管型，见于慢性肾炎、肾盂肾炎或某些原因引起的肾小管损伤；②细颗粒管型，多见于慢性肾炎或急性肾小球肾炎后期。

（3）细胞管型：管型内常含有细胞和细胞碎片等物质，常以蛋白为基质而嵌入，其所含细胞量超过管型体积的 1/3 时称细胞管型。根据所含细胞命名：①肾小管上皮细胞管型，见于各种原因所致的肾小管损伤；②红细胞管型，意义同血尿；③白细胞管型，意义同脓尿。

（4）蜡样管型：由颗粒管型、细胞管型在肾小管中长期停留变性或直接由淀粉样变的上皮细胞溶解后逐渐形成，呈质地厚、有切迹或扭曲、折光性强的浅灰或浅黄色蜡烛状。该类管型多提示有严重的肾小管变性坏死，预后不良。

（5）脂肪管型：在管型基质中含有多数脂肪滴或嵌入含有脂肪滴的肾小管上皮细胞时，称为脂肪管型。脂肪尿及脂肪管型常见于肾病综合征、慢性肾炎急性发作等。

尿中常见管型见图 5-1。

3. 结晶　正常尿液有时有盐类结晶析出，大多与饮食和代谢有关。常见的结晶有以下几类。

（1）易在酸性尿中出现的结晶：尿酸、草酸钙、胆红素、亮氨酸、酪氨酸、胱氨酸、磺胺结晶等。因磺胺类药物易在酸性尿液中形成结晶，诱发结石及肾小管损伤，因此用药时应嘱患者多饮水并在服用过程中采取碱化尿液的措施。

（2）易在碱性尿中出现的结晶：磷酸钙、碳酸钙和尿酸钙晶体等。

三、尿液其他检查

（一）Addis 尿沉渣计数

留取患者夜间 12 h 尿液标本，定量检验尿沉渣中有机物的数量。现已少用。

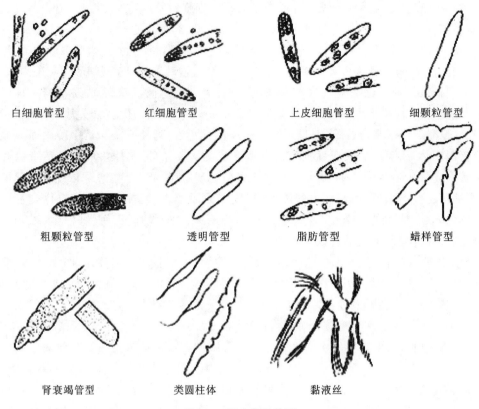

白细胞管型　　　　　红细胞管型　　　　　上皮细胞管型　　　　细颗粒管型

粗颗粒管型　　　　　透明管型　　　　　脂肪管型　　　　　蜡样管型

肾衰竭管型　　　　　类圆柱体　　　　　黏液丝

图 5-1　尿中常见管型

参考值:红细胞<50 万/12 h,白细胞<100 万/12 h,管型(透明)<5000/12 h。

临床意义:各类肾炎患者尿液中的细胞和管型数,轻度或明显增加;肾盂肾炎、尿路感染和前列腺炎时,白细胞数显著增多。

（二）1 h 尿沉渣有形成分计数

留取清晨 3 h(5:30—8:30)内的尿液标本,定量检验尿沉渣中有形成分每小时排泄率。

参考值:成年男性,红细胞<3 万/h,白细胞<7 万/h,管型<3400/h。成年女性,红细胞<4 万/h,白细胞<14 万/12 h,管型<3400/h。

临床意义:同 Addis 尿沉渣计数。

思考与练习

一、单选题

1. 下列关于胆汁淤积性黄疸的描述,错误的是(　　　)。

A. 结合胆红素明显增高　　　　　　　　　　B. 尿胆原增高

C. 粪胆素缺如或减少　　　　　　　　　　D. 尿胆红素强阳性

E. 总胆红素增高

2. 多尿是指 24 h 尿量多于(　　　)。

A. 1500 mL　　B. 2000 mL　　C. 2500 mL　　D. 3000 mL　　E. 3500 mL

3. 患者,24 h 尿量为 4000 mL,尿比重为 1.038,可能是(　　　)。

A. 大量饮水　　B. 糖尿病　　C. 尿崩症　　D. 肾炎晚期　　E. 输液

4. 血红蛋白尿的外观呈(　　)。

A.深黄色　　　　B.浅红色　　　　C.酱油色　　　　D.混浊样　　　　E.洗肉水样

5. 正常人 24 h 尿量为(　　)。

A.900～1500 mL

B.1000～2000 mL

C.1500～2400 mL

D.1000～2200 mL

E.1500～2200 mL

6. 正常人尿液中可见(　　)。

A.细胞管型　　　B.透明管型　　　C.脂肪管型　　　D.颗粒管型　　　E.蜡样管型

二、填空题

1. 24 h 尿量少于＿＿＿＿＿＿或每小时少于＿＿＿＿＿＿称少尿。

2. 24 h 尿量少于＿＿＿＿＿＿称无尿。

3. 尿量增多且比重增高的原因为＿＿＿＿＿＿。

三、名词解释

1. 蛋白尿　2. 管型　3. 镜下血尿

(董燕艳)

任务三　粪便检查与护理

情景描述

　　患者,女,69 岁,因"黑便 2 天,呕血 1 天"入院。患者 2 天前无明显诱因于家中突然解黑便,黑便质软,共解一次,量不多。1 天前无明显诱因呕出咖啡色液体,共约 100 mL,伴头晕、乏力,无黑蒙晕厥,无腹痛、腹泻等不适。

　　身体评估:T 37.5 ℃,P 91 次/分,BP 140/78 mmHg,神志清,精神可,贫血貌。

　　思考问题:

　　1. 作为责任护士,你如何为该患者采集粪便标本?

　　2. 患者还需要做什么粪便检查?

序号	任务内容
1	正确采集粪便标本
2	正确判断粪便检查结果及其临床意义

5-3-1
粪便检查与
护理教学课件

　　粪便是食物在体内经消化的最终产物。粪便检查对了解消化道及通向肠道的肝、胆、胰腺等器官有无病变,间接地判断胃肠、胰腺、肝胆系统的功能状况有重要价值。

一、粪便标本的采集与送检

标本采集通常采集自然排出的粪便,应注意以下事项。

（1）用干燥洁净盛器留取新鲜标本，不得混有尿液或其他物质，如做细菌学检查应将标本盛于加盖无菌容器内，立即送检。

重点：
粪便标本采集的
方法与处理

（2）粪便标本有脓血时，应当挑取脓血及黏液部分进行涂片检查，外观无异常的粪便要多点取样检查。

（3）对某些寄生虫及虫卵的初筛检测，应采用三送三检，因为许多肠道原虫和某些蠕虫卵都有周期性排出现象。

（4）检测粪便中阿米巴滋养体等寄生原虫，应在采集标本后 30 min 内送检，并注意保湿。

（5）粪便隐血试验，为避免出现假阳性，被检查者应禁食铁剂、动物血、肝类、瘦肉及大量绿色蔬菜 3 天，然后留取粪便送检。有牙龈出血者应嘱其勿下咽。

（6）无粪便又必须检测时，可经肛门指诊采集粪便。

二、粪便一般检查

（一）一般性状检查

1. 量　正常人大多每天排便一次，量为 100～300 g，可随食物种类、进食量及消化器官功能情况而变化。如食细粮及肉食者，粪便细腻而量少，进食粗粮及蔬菜者，因纤维素多而粪便量增多。消化道或消化腺有炎症或功能紊乱时，消化吸收不良，粪便量增多。

重点：
粪便一般检查的
内容与临床意义

5-3-2

护考相关
在线答题

2. 颜色与性状　正常粪便排出时为黄褐色圆柱形软便，婴儿粪便为金黄色或黄色糊状便。粪便颜色及性状可受食物、药物影响而发生改变，如服用活性炭、铋剂、铁剂时，粪便可呈黑色，钡剂造影术后粪便可呈灰白色。病理情况下可见如下改变。

（1）糊状或稀汁样便：各种感染性及非感染性因素刺激消化道，使肠蠕动亢进或肠黏膜分泌过多所致。常见于急性肠炎、服导泻药、甲状腺功能亢进等。乳儿消化不良时，因肠蠕动过快，胆绿素由粪便排出，使粪便变为绿色稀便。伪膜性肠炎时，粪便为黄绿色稀汁样便，并含有伪膜，量大，在 3000 mL 以上或更多。艾滋病患者伴肠道孢子虫感染时，可排出大量稀水样便。副溶血性弧菌食物中毒者排洗肉水样便。出血性坏死性肠炎者排出红豆汤样便。

（2）黑便及柏油样便：粪便呈黑色富有光泽，如柏油状，见于各种原因引起的上消化道出血。出血量达 50～70 mL 时，即可呈暗褐色，隐血试验呈阳性或强阳性。

（3）黏液脓血便：正常粪便中有少量黏液不易觉察。若肉眼可见黏液说明其量增多，多由炎症时肠道分泌增加所致。粪便中有脓性分泌物及脓血，见于肠道下段病变。如阿米巴痢疾时，粪便中以血为主，血中带脓，呈稀果酱样便。细菌性痢疾时，粪便中以脓为主，脓中带血。其他还见于直肠癌、结肠癌、溃疡性结肠炎、局限性肠炎等。

（4）胶冻样便：肠激惹综合征（IBS）患者常在腹部绞痛后排出黏冻样、膜状或纽带状物，慢性菌痢也可排出胶冻样便。

（5）鲜血便：直肠息肉、直肠癌、肛裂及痔疮均可见鲜血便。痔疮时常在排便之后有滴血现象，而其他疾病则鲜血附着于粪便表面。

（6）米泔样便：粪便呈淘米水样、量大，见于重症霍乱和副霍乱患者。

（7）白陶土样便：见于各种原因引起的胆管阻塞患者。

（8）细条状便：排出细条状或扁条状便，多见于直肠癌或肠道狭窄。

（9）乳凝块便：乳儿的粪便中有黄白色乳凝块，常见于婴儿消化不良、婴儿腹泻。

（10）硬结便：粪便呈坚硬圆球形或羊粪状。常因习惯性便秘，粪便在结肠内停留过久,水分被过度吸收所致。硬结便多见于老年人和产后排便无力者。

3. 气味　正常粪便因含蛋白质的分解产物,如吲哚、粪臭素、硫醇、硫化氢而有臭味,肉食者味重,素食者味轻。患慢性肠炎、胰腺疾病、结肠癌或直肠癌溃烂时有恶臭。阿米巴肠炎患者粪便有血腥味。脂肪、糖类消化不良时粪便有酸臭味。

（二）显微镜检查

1. 细胞

（1）白细胞:正常粪便中不见或偶见。肠道炎症时增多,小肠炎症时每高倍视野下白细胞(主要是中性粒细胞)数量一般小于 15 个。结肠炎症时如细菌性痢疾,可有大量的白细胞,甚至满视野。过敏性肠炎,肠道寄生虫(如钩虫病)时,粪便中可见较多嗜酸性粒细胞。

（2）红细胞:正常粪便中无红细胞,肠道下段炎症或出血时可出现,如痢疾、溃疡性结肠炎、结肠癌、直肠癌、直肠息肉等。

（3）巨噬细胞:正常粪便中少见,细菌性痢疾、直肠炎时多见,溃疡性结肠炎时偶见。

（4）肿瘤细胞:乙状结肠癌、直肠癌的血性粪便涂片时,可发现成堆的肿瘤细胞。

2. 食物残渣

（1）淀粉颗粒:正常粪便中偶见。腹泻患者粪便中易见,如慢性胰腺炎、胰腺功能不全时,可在粪便中大量出现。

（2）脂肪小滴:正常粪便中很少见到。急、慢性胰腺炎、胰头癌、腹泻、消化不良综合征等,脂肪小滴增多,粪便量增多,多呈泡沫状,有灰白色光泽,有恶臭。

（3）肌肉纤维:肠蠕动亢进、腹泻、胰腺外分泌功能减退时增多。

（4）结缔组织:正常粪便中很少见到,在胃蛋白酶缺乏时,粪便出现较多结缔组织。

（三）化学检查

1. 隐血试验　胃肠道少量出血,粪便颜色无变化,隐血试验可呈阳性。故隐血试验对消化道出血有重要诊断价值。

临床意义如下。

粪便隐血试验阳性见于以下情况:①消化性溃疡的活动期,阳性率为 40%～70%,消化性溃疡的非活动期为阴性;②消化道恶性肿瘤,如胃癌、结肠癌,阳性率可达 95%,呈持续性阳性,因此,粪便隐血试验常作为消化道恶性肿瘤的诊断筛选指标;③其他,如急性胃黏膜病变、肠结核、钩虫病等。

2. 粪胆色素检查

（1）参考值:粪胆红素定性试验阴性;粪胆原及粪胆素试验阳性。

（2）临床意义:肠道梗阻时粪胆素减少或缺如,粪便呈淡黄色或白陶土色,粪胆素试验为阴性,胆道部分梗阻时,呈弱阳性。溶血性黄疸时,粪胆原、粪胆素的含量也会增加,粪色加深,定性检查呈强阳性。

思考与练习

思考与练习
参考答案

一、单选题

1. 粪便呈细条状常见于(　　)。

A. 消化不良　　　B. 直肠癌　　　　C. 便秘　　　　　D. 痔疮　　　　　E. 霍乱

2. 正常粪便中不应有(　　)。

A. 红细胞　　　B. 白细胞　　　C. 淀粉颗粒　　　D. 植物纤维　　　E. 水分

3. 细菌性痢疾患者的大便为（　　　）。

A. 脓血便　　　B. 鲜血便　　　C. 胶冻状便　　　D. 米泔样便　　　E. 稀汁便

4. 粪便隐血试验持续阳性常见于（　　　）。

A. 溃疡病　　　B. 胃癌　　　C. 食动物血　　　D. 肠结核　　　E. 服用中药

5. 上消化道出血患者的大便为（　　　）。

A. 米泔样便　　　B. 柏油样便　　　C. 脓血便　　　D. 鲜血便　　　E. 胶冻样便

二、填空题

细条状便多见于_____，白陶土样便主要见于_____。

（董燕艳）

任务四　肝功能检查与护理

情景描述

患者，女，56 岁，全身乏力、易疲劳、纳差 1 年，恶心 10 余天，呕血、排黑便、腹胀 3 天，呕出咖啡样液体约 500 mL，排柏油样便约 100 g，于 2018 年 7 月 12 日入院。入院查体：T 38.1 ℃，P 105 次/分，R 22 次/分，BP 108/76 mmHg，肝病面容，颈部可见蜘蛛痣，腹壁可见静脉曲张，脾肋下 4 cm，肝脏肋下未触及，腹腔积液征（＋）。

实验室检查结果如下。肝功能结果：总蛋白 53.7 g/L，白蛋白 26.3 g/L，球蛋白 27.4 g/L，白蛋白/球蛋白 0.96，总胆红素 28.2 μmol/L，直接胆红素 9.9 μmol/L，总胆汁酸 23.1 μmol/L。葡萄糖测定：6.42 mmol/L。乙型肝炎标志物测定：HBsAg（＋）、HBeAg（＋）、抗-HBc（＋）。B 超提示：肝硬化、胆囊水肿、脾大伴门静脉增宽、腹腔大量积液。临床诊断：肝硬化，失代偿期，乙型肝炎（大三阳）。

思考问题：

1. 作为责任护士，你如何采集患者血液做肝功能检查？

2. 患者肝功能检查的内容有哪些？各项检查的目的和临床意义是什么？

序号	任务内容
1	正确采集该患者血样，进行肝功能检查
2	对该患者肝功能进行评估

（一）蛋白质代谢功能检查

1. 血清蛋白的测定　肝是合成蛋白质的主要器官，90％以上的血清总蛋白（STP）和全部血清白蛋白（ALB）由肝脏合成，当肝实质受损时，白蛋白合成减少，而单核-巨噬细胞系统受刺激合成球蛋白(GLB)的作用增强,使清蛋白和球蛋白的比值发生改变,因此,血清总蛋白和清蛋白检测是反映肝脏功能的重要指标。

标本采集方法:抽取空腹静脉血 4 mL,注入分离胶促凝真空采血管,送检。

参考范围:正常成人血清总蛋白为 60～80 g/L,血清蛋白为 40～55 g/L,血清球蛋白为 20～30 g/L,清蛋白/球蛋白(A/G)的值为(1.5～2.5)∶1。

血清蛋白测定的临床意义如下。

(1) 血清总蛋白及球蛋白增高:血清总蛋白＞80 g/L 或球蛋白＞35 g/L,称为高蛋白血症。血清总蛋白增高主要是球蛋白增高,尤以 γ 球蛋白增高为主,见于下列情况:①慢性肝脏疾病,如慢性肝炎、肝硬化、慢性酒精性肝病等。②其他:慢性感染性疾病,如结核病、疟疾、慢性血吸虫病等;自身免疫性疾病,如系统性红斑狼疮、类风湿关节炎等;多发性骨髓瘤、淋巴瘤等。

(2) 血清总蛋白与清蛋白增高:见于血液浓缩,如休克、严重脱水。

(3) 血清总蛋白及清蛋白降低:血清总蛋白＜60 g/L,称为低蛋白血症。血清总蛋白及清蛋白降低见于以下几种情况:①蛋白质合成减少:如肝硬化、肝癌、慢性中度以上持续性肝炎。②蛋白质摄入不足:如营养不良。③蛋白质消耗增加:如结核、甲状腺功能亢进、恶性肿瘤。④蛋白质丢失过多:如肾病综合征、严重烧伤、急性大出血。

(4) A/G 的值降低或倒置:清蛋白降低和(或)球蛋白增高均可引起 A/G 的值降低或倒置,常见于严重肝功能损害,如慢性肝炎、肝硬化、原发性肝癌、多发性骨髓瘤等。

2. 血清蛋白电泳　血清中各种蛋白质的相对分子质量不同,以及所带负电荷多少不同,它们在电场中泳动速度也不同,从而可分离出五种蛋白质。

标本采集方法:抽取空腹静脉血 4 mL,注入分离胶促凝真空采血管,送检。

参考范围(醋酸纤维薄膜电泳法):白蛋白为 0.62～0.71(62%～71%),α_1 球蛋白为 0.03～0.04(3%～4%),α_2 球蛋白为 0.06～0.10(6%～10%),β 球蛋白为 0.07～0.11(7%～11%),γ 球蛋白为 0.09～0.18(9%～18%)。

血清蛋白电泳的临床意义如下。

(1) 肝脏疾病:急性肝炎及轻症肝炎时,血清蛋白电泳结果可正常;慢性肝炎、肝硬化、肝细胞肝癌时,可出现清蛋白和 β 球蛋白减少,γ 球蛋白升高,在慢性活动性肝炎和肝硬化失代偿期尤为显著。

(2) 肾病综合征、糖尿病肾病:由于血脂增高,可致 α_1 球蛋白和 β 球蛋白增高,清蛋白及 γ 球蛋白降低;系统性红斑狼疮、类风湿性关节炎等可有不同程度的清蛋白下降及 γ 球蛋白增高。

3. 血氨测定　氨主要来源于肠道,其次是肾脏和肌肉。大部分氨在肝脏被合成为尿素,经肾脏排出体外,当肝脏受损时,多种代谢产物蓄积,合成尿素减少,血氨增高。

标本采集方法:抽取空腹静脉血 4 mL,注入分离胶促凝真空采血管,立即送检。

参考值:酶法,18～72 μmol/L;比色法,10～47 μmol/L。

血氨测定的临床意义如下。

(1) 生理性增高:见于剧烈运动、高蛋白饮食后。

(2) 病理性增高:见于肝性脑病、重症肝炎、尿毒症、休克、上消化道出血等。肝性脑病患者血氨升高可达正常值上限的 2～3 倍或更高,其升高浓度与神经症状严重程度呈正相关。但临床上并非所有肝性脑病患者都有血氨升高,或者有血氨升高者并不一定出现肝性脑病,故肝性脑病的诊断应与临床实际情况相结合,综合分析。

重点:

血清蛋白测定的临床意义

(二)胆红素代谢功能检查

胆红素代谢功能检查包括血清总胆红素(STB)、血清结合胆红素(CB)、血清非结合胆红素(UCB)的测定。

标本采集方法:取空腹静脉血 4 mL,注入分离胶促凝真空采血管,送检,摇晃 5～6 次,避免溶血。

重点:
胆红素参考值

参考值:成人血清总胆红素(STB)1.7～17.1 μmol/L;血清结合胆红素(CB)0～6.8 μmol/L;血清非结合胆红素(UCB)1.7～10.3 μmol/L。

临床意义:血清总胆红素主要用于判断有无黄疸及其程度,血清总胆红素浓度超过正常水平上限称为黄疸。

(1)判断有无黄疸及黄疸的程度:血清 STB 17.1～34.2 μmol/L 为隐性黄疸;34.2～171 μmol/L 为轻度黄疸;172～342 μmol/L 为中度黄疸;大于 342 μmol/L 为重度黄疸。

(2)判断黄疸类型:溶血性黄疸、阻塞性黄疸和肝细胞性黄疸。

血清总胆红素及结合胆红素升高为阻塞性黄疸;血清总胆红素及非结合胆红素升高为溶血性黄疸;血清总胆红素、结合胆红素、非结合胆红素三者都升高为肝细胞性黄疸。

(3)判断黄疸的病因。

完全性梗阻性黄疸:血清总胆红素可达 340～510 μmol/L。不完全性梗阻性黄疸:血清总胆红素可达 170～265 μmol/L。肝细胞性黄疸:血清总胆红素可达 17～200 μmol/L。溶血性黄疸:血清总胆红素很少超过 85 μmol/L。

(三)病毒性肝炎血清标志物检测

重点:
病毒性肝炎血清
各标志物检测的
临床意义

肝炎病毒目前确定的有甲型肝炎病毒(HAV)、乙型肝炎病毒(HBV)、丙型肝炎病毒(HCV)、丁型肝炎病毒(HDV)、戊型肝炎病毒(HEV)、庚型肝炎病毒(HGV)和输血传播病毒(TTV)共 7 种。其中乙型肝炎病毒流行最广,对人类健康威胁最大,也是目前研究得比较清楚的一种类型,其次为甲型肝炎病毒,所以下面重点介绍这两种病毒引起的肝炎血清标志物的检测,血中有无其标志物是诊断肝炎、确定其病变类型、判断其发展及预后的重要指标。

1. 甲型肝炎病毒标志物检测 甲型肝炎病毒主要在肝细胞内复制,然后通过胆汁从粪便中排出。甲型肝炎病毒主要通过粪口传播,感染甲型肝炎病毒后形成一个抗原抗体系统,通过检测甲型肝炎病毒抗原(HAVAg)、抗 HAV-IgM 和抗 HAV-IgG 三种血清标志物来帮助诊断甲型肝炎。

标本采集方法:抽取空腹静脉血 4 mL,注入干燥试管内送检,不抗凝,避免溶血。

参考值(ELISA 法):阴性。

临床意义:

(1)抗 HAV-IgM 阳性:发病后 1～2 周内出现,3 个月后滴度减低,6 个月后不易检出,是早期诊断甲型肝炎的特异性指标。

(2)抗 HAV-IgG 阳性:出现较晚,是甲型肝炎恢复期的标志,是一种保护性抗体,此抗体阳性表示曾感染过 HAV 或注射过甲型肝炎疫苗,表示既往感染。

2. 乙型肝炎病毒标志物检测 乙型肝炎病毒主要通过血行传播,也可通过性接触传播和母婴传播。乙型肝炎病毒标志物有三对:乙型肝炎病毒表面抗原(HBsAg)和其表面抗体(抗-HBs)、乙型肝炎病毒核心抗原(HBcAg)和核心抗体(抗-HBc)、乙型肝炎病毒 e 抗原(HBeAg)和 e 抗体(抗-HBe)等。

标本采集方法:抽取空腹静脉血 4 mL,注入干燥试管内送检,不抗凝,避免溶血。

参考值（ELISA 法）：均为阴性。

临床意义：

（1）乙型肝炎病毒表面抗原（HBsAg）测定：阳性，常作为传染性标志之一，见于乙型肝炎潜伏期和急性期、慢性迁延性肝炎、慢性活动性肝炎、肝硬化、肝癌、慢性 HBV 携带者；阴性，并不能排除患有乙型肝炎。

（2）乙型肝炎病毒表面抗体（抗-HBs）测定：抗-HBs 是保护性抗体，阳性表示既往曾经感染过乙型肝炎病毒或者接种过乙型肝炎疫苗。

（3）乙型肝炎病毒 e 抗原（HBeAg）测定：阳性，这是 HBV 复制的指标，是传染性强的指标，表明乙型肝炎处于活动期，若 HBeAg 持续阳性，表明肝细胞损害严重，易转变成肝炎、肝硬化或肝癌；若转为阴性，表示病毒停止复制。

（4）乙型肝炎病毒 e 抗体（抗-HBe）测定：常继 HBeAg 之后出现在血液中，一般认为是机体 HBV 复制减少的标志，此时患者传染性减低，大部分乙型肝炎病毒被消灭，但并非无传染性；肝炎急性期出现阳性易进展成慢性乙型肝炎；慢性活动性肝炎出现阳性者，可进展为肝硬化；HBeAg 与抗-HBe 阳性，且 ALT 含量升高时可转变为原发性肝癌。

（5）乙型肝炎病毒核心抗原（HBcAg）测定：阳性表示血清中有感染性的乙型肝炎病毒存在，传染性强，预后较差。

（6）乙型肝炎病毒核心抗体（抗-HBc）测定：抗-HBc 可分为抗-HBc-IgM 型和抗-HBc-IgG 型两类。前者既是诊断乙型肝炎近期感染和判断病毒复制、传染性强的重要指标，也见于慢性活动性肝炎，并提示血液有传染性；后者为提示 HBV 既往感染的指标，具有流行病学意义。

（7）HBV-DNA 测定：HBV-DNA 阳性是诊断急性 HBV 感染的直接依据，表明病毒复制及具有传染性。

乙型肝炎病毒标志物五项检验结果综合判断见表5-6。

表 5-6　乙型肝炎病毒标志物五项检验结果综合判断

序号	HBsAg	抗-HBs	HBeAg	抗-HBe	抗-HBc	临床意义
1	－	－	－	－	－	过去和现在均未感染 HBV
2	－	＋	－	－	－	病后或接种乙型肝炎疫苗后获得免疫
3	－	＋	－	＋	＋	HBV 感染恢复期
4	－	－	－	－	＋	曾有 HBV 感染，未产生抗-HBs
5	－	－	－	＋	＋	曾有 HBV 感染或急性感染恢复期
6	＋	－	－	－	－	急性 HBV 感染早期或 HBV 携带者
7	＋	－	－	－	＋	急性 HBV 感染早期，慢性 HBV 携带者
8	＋	－	－	＋	＋	急性 HBV 感染趋向康复，俗称"小三阳"
9	＋	－	＋	－	＋	急性或慢性 HBV 感染，俗称"大三阳"

续表

序号	HBsAg	抗-HBs	HBeAg	抗-HBe	抗-HBc	临床意义
10	＋	－	＋	＋	＋	急性或慢性 HBV 感染
11	－	－	－	＋	－	急性 HBV 感染趋向康复
12	－	－	＋	＋	＋	急性 HBV 感染中期

（四）血清酶学检验

肝脏是人体含酶量最丰富的器官。当肝脏受损时，血液中与肝脏有关的酶浓度会发生变化，因此通过检验血清酶的变化可了解肝脏病变情况及其程度。

1. 血清转氨酶测定

1）标本采集法　取空腹静脉血 3 mL，注入干燥试管内，采血前避免剧烈运动和饮酒。

2）参考值

（1）乳酸脱氢酶法：血清丙氨酸氨基转移酶（ALT）0～50 U/L，血清天冬氨酸氨基转移酶（AST）0～40 U/L；

（2）速率法：血清丙氨酸氨基转移酶（ALT）10～40 U/L，血清天冬氨酸氨基转移酶（AST）10～40 U/L。ALT/AST 的值≤1。

3）临床意义

（1）肝实质受损：ALT 和 AST 是反应肝细胞受损的重要指标，升高多提示肝细胞损伤或坏死，血清酶活力随肝病的进展和恢复而升降，各类肝炎及肝损伤时常用于判断病情进展和估计预后，ALT 较 AST 更敏感。急性重症肝炎初期两者均可升高，如进展期反而下降，而黄疸加重，称"胆酶分离"现象，提示肝细胞严重坏死，预后不佳；肝硬化、肝癌时血清 ALT、AST 含量均可增高，但 AST 含量＞ALT 含量，且增高程度不及急性肝病；如 AST 含量增高较 ALT 含量明显，提示慢性肝炎进入活动期。

（2）急性心肌梗死：血清天冬氨酸氨基转移酶（AST）在心肌中含量较高，其次是肝脏。急性心肌梗死发病后 6～8 h AST 含量增高，18～24 h 可达高峰，且 AST 含量增高程度与心肌坏死的范围和程度有关，4～5 天后恢复正常。如 AST 含量下降后再次升高，提示梗死范围扩大或出现新的梗死。

（3）其他：胆汁淤积、胰腺炎、皮肌炎等转氨酶可轻度增高。

2. 血清碱性磷酸酶（ALP）测定　碱性磷酸酶主要分布在肝脏、骨骼、肾、小肠及胎盘中，血清中的 ALP 大部分来源于肝脏和骨骼。胆道疾病时，由于 ALP 生成增加而排泄减少，致血清 ALP 含量升高。因此血清 ALP 含量常作为肝胆疾病和骨骼系统疾病的检查指标之一。

1）标本采集方法　抽取空腹静脉血 3 mL，采血前被检查者应避免剧烈运动，避免标本溶血。

2）参考值　磷酸对硝基苯酚速率法（30 ℃）：成人，40～110 U/L；儿童，小于 250 U/L。

3）临床意义

（1）肝胆疾病：各种肝内、外胆管梗阻时，胆汁排出不畅、毛细胆管内压力增高时，ALP 产生增加或排泄障碍，从而导致血清 ALP 含量升高，其增高程度与梗阻程度和持续时间成正比且早于黄疸出现。

①胆管阻塞性疾病：血清 ALP 含量明显升高，见于胰头癌、胆管结石、肝内胆汁淤积等。

②肝炎、原发性胆汁性肝硬化、肝癌等，血清 ALP 含量轻度升高。

③骨骼疾病,如成骨细胞瘤、佝偻病等,血清 ALP 含量升高。

(2)鉴别黄疸的类型。

①胆汁淤积性黄疸:血清 ALP 含量和血清胆红素含量明显升高,血清转氨酶含量轻度增高。

②肝细胞性黄疸:血清 ALP 含量和血清胆红素含量明显升高,血清转氨酶含量轻度增高。

③溶血性黄疸:血清胆红素含量增高,血清转氨酶含量和血清 ALP 含量正常。

(3)骨骼疾病:如佝偻病、骨软化症、纤维性骨炎、骨折愈合期等,血清 ALP 含量升高。

(4)生理性增高:见于生长中儿童和妊娠中晚期的妇女。

3. 血清 γ-谷氨酰转移酶(GGT)测定 血清 GGT 主要来源于肝细胞和肝内胆管上皮细胞,当肝胆细胞合成亢进或胆汁排出受阻时,血清 GGT 含量可升高。

1)标本采集方法 抽取空腹静脉血 3 mL,注入干燥试管中送检。

2)参考值 硝基苯酚速率法(37 ℃):10~60 U/L。

3)临床意义

(1)胆道梗阻:原发性肝癌、胰腺癌、胆汁淤积性黄疸等可见血清 GGT 含量显著升高。

(2)肝炎、肝硬化:急性病毒性肝炎、酒精性肝炎、药物性肝炎时,血清 GGT 含量明显或中度升高;慢性肝炎、肝硬化非活动期血清 GGT 含量可正常,若血清 GGT 含量持续升高,提示病情不稳定或有恶化趋势。

(3)其他:胆管感染、胆石症、急性胰腺炎、嗜酒等,血清 GGT 含量均会轻度增高。

思考与练习

一、单选题

1. 急性黄疸患者,尿中胆红素增高,尿胆原消失,最大可能是( )。

A.急性肝炎 B.肝硬化 C.溶血性贫血 D.胆道梗阻 E.肝衰竭

2. 血清总胆红素的正常值是( )。

A.1.0~1.5 μmol/L B.1.7~17.1 μmol/L

C.1.7~2.1 μmol/L D.2.0~2.5 μmol/L

E.1.5~2.5 μmol/L

3. 急性病毒性肝炎首选的检测酶为( )。

A. ALT B. AST C. ALP D. LDH E. GGT

二、多选题

1. 乙型肝炎的传播途径包括( )。

A.血行传播 B.母婴传播 C.性接触传播 D.呼吸道传播 E.消化道传播

2. 反映肝脏功能的重要指标包括( )。

A.血清总蛋白含量 B.清蛋白含量 C.球蛋白含量

D.丙氨酸氨基转移酶 E.肌酐

三、填空题

1. 血清总胆红素为_____时,患者为隐性黄疸;_____时为轻度黄疸;_____时为中度黄疸;_____时为重度黄疸。

2. 正常人血清中的碱性磷酸酶主要来源于_____、_____、_____,其

5-4-3
肝功能之胆红素代谢评估

5-4-4
肝功能之肝炎病毒标志物评估

思考与练习参考答案

中以＿＿＿＿＿和＿＿＿＿＿为主。

四、名词解释

1. 血清总蛋白　2. 黄疸

五、简答题

1. 简述血清总蛋白和清蛋白含量降低的临床意义。

2. 简述血清丙氨酸氨基转移酶(ALT)和血清天冬氨酸氨基转移酶(AST)检验的临床意义。

六、案例分析题

患者,男,56 岁。间歇性乏力、纳差 2 年,既往有乙型肝炎史。身体评估:一般情况可,肝肋下 2.5 cm。肝功能:ALT 121 U/L,AST 141 U/L,TP 83 g/L,ALB 35 g/L。胃镜检查无异常,B 超示肝脾轻度肿大。诊断为肝炎后肝硬化(代偿期)。

请问:血清转氨酶检测的临床意义是什么?

(李　萍)

任务五　肾功能检查与护理

情景描述

陈某,男,58 岁,主因"间断双下肢水肿 3 年,眼睑及左足水肿 1 个月"入院。3 年前无明显诱因出现双下肢水肿,在某医院查尿蛋白(＋＋＋),24 h 尿蛋白定量为 5.175 g,ALB 26.4 g/L,同时测量血压 180/130 mmHg,诊断为"原发性肾病综合征"。给予激素联合环磷酰胺治疗,患者院外自行停用激素,未规范服用环磷酰胺。于 2 年前再次出现双下肢水肿,入住某医院,给予口服"双嘧达莫 2 粒,3 次/日,百令胶囊 2 粒,3 次/日,骨化三醇 1 粒,1 次/日,碳酸钙 1 粒,3 次/日,替米沙坦片 1 粒,1 次/日,雷公藤多苷片 2 粒,3 次/日,醋酸泼尼松 12 片(60 mg),1 次/日",水肿逐渐消退,复查,尿蛋白逐渐减少,遵医嘱将醋酸泼尼松减量。1 年前开始未再复查,自行服用甲泼尼龙每次 8 mg,隔日服。1 个月前出现左足及眼睑、双下肢水肿,2 天前尿量减少,每天 300～400 mL,水肿加重再次就诊,发病以来,精神欠佳,食欲下降,无肝炎、结核等传染病史,无食物、药物过敏史。

身体评估:T 36.5 ℃,P 104 次/分,R 22 次/分,BP 142/88 mmHg。皮肤无皮疹、出血点及瘀斑,浅表淋巴结未触及,颈静脉无怒张,胸骨无压痛,双肺呼吸音清,未闻及杂音,心界不大,心率 104 次/分,心律规整,心音低钝,无杂音,腹软,肝脾肋下未触及,移动性浊音阴性,双肾无叩击痛,双下肢可凹性水肿。尿常规:蛋白(＋＋＋),RBC 2 个/微升,尿比重 1.030,尿蛋白定量 7.75 g/24 h。肾功能测定:尿素 8.9 mmol/L,肌酐 121 μmol/L,尿素/肌酐 0.074。肝功能测定:总蛋白 60.0 g/L,白蛋白 29.5 g/L。风湿抗体测定:抗中性粒细胞胞浆抗体(ANCA)、抗核抗体(ANA)、抗 ds-DNA 均为阴性。B 超示双肾增大。

思考问题：

1. 作为责任护士,你如何采集该患者血液做肾功能检查?

2. 患者肾功能检查的内容有哪些?

序号	任务内容
1	正确采集该患者血样,进行肾功能检查
2	对该患者肾功能进行评估

一、肾脏主要功能

肾脏的主要生理功能是排泄代谢产物,调节水、电解质和酸碱平衡,维持机体内环境稳定。肾脏产生的一些重要生理活性物质,如肾素和红细胞生成素等,对血压、内分泌和造血等起重要调节作用,所以肾脏也是维持内分泌功能稳定的重要器官之一。同时,肾脏还具有强大的储备功能,早期肾损伤仅引起肾组织病理学变化和尿液成分的改变。因此,肾功能检查的目的是了解肾脏是否有损害,借以制订治疗和护理方案;定期复查肾脏,观察其动态变化,这对评估疾病预后有重要意义。

二、肾功能检查内容

(一) 肾小球功能检查

内生肌酐清除率(Ccr)是指肾在单位时间内将若干毫升血浆中的内生性肌酐全部清除出去,相当于肾小球滤过率。人体血液中肌酐有外源性和内生性两种,外源性肌酐主要来自肉类食物,内生性肌酐主要来自肌肉的分解。在严格控制饮食,外源性肌酐被排出的情况下,血浆肌酐的生成量和尿的排出量较恒定。其含量变化主要受内生性肌酐的影响,且肌酐大部分从肾小球滤过,不被肾小管重吸收,肾小管也很少排泄。

1. 标本采集方法

(1) 化验前连续 3 天进食低蛋白饮食(每日蛋白摄入量少于 40 g),避免剧烈运动。

(2) 采集当日早晨 8 时排空膀胱,采集此后至次日早晨 8 时的尿液于添加甲苯3~5 mL 的防腐容器内,将尿量准确记录在化验单上,取 10 mL 送检。

(3) 留尿的当天抽取静脉血 2~3 mL,注入抗凝管,与 24 h 尿液同时送检。

2. 参考值　成人 80~120 mL/min。

3. 临床意义

(1) Ccr 能较早反映肾小球滤过功能是否有损害,是判断肾小球损害的敏感指标。

(2) 评估肾小球功能损害程度:①肾衰竭代偿期:Ccr 51~80 mL/min。②肾衰竭失代偿期:Ccr 20~50 mL/min。③肾衰竭期:Ccr 10~19 mL/min。④尿毒症期和终末肾衰竭:Ccr<10 mL/min。

(3) 指导治疗:Ccr<40 mL/min 时,应限制蛋白质摄入量。Ccr<30 mL/min 提示噻嗪类药物无效。Ccr<10 mL/min 时,应进行血液透析治疗。

(4) 动态观察肾移植排斥反应:肾移植术后 Ccr 应逐渐回升,如果回升后再次下降,提示可能有急性排异反应。

(二) 肾小管功能检查

在日常和特定饮食条件下,通过观察患者尿量和尿比重的变化,来判断肾浓缩和稀

重点:
Ccr 测定的临床意义

释功能的方法,称为肾浓缩稀释功能试验。当肾病变累及远端肾小管和集合管时,肾对水的重吸收改变,肾的浓缩稀释功能下降。

1. 标本采集方法

(1) 3 h 尿比重试验:患者检查前 1 日保持正常饮食和活动,不再另外饮水或给予其他液体,晚 8 时后禁食,第 2 日晨 8 时排尿弃去,此后每隔 3 h 留尿一次至次晨 8 时,并分置 8 个容器中,分别测定尿量和比重。

(2) 莫氏浓缩稀释功能实验:也称昼夜尿比重试验。需要患者在 24 h 内,不同时间点、连续 7 次留取尿液,测定尿量及比重。三餐正常进食,每餐含水量不宜超过 600 mL,不再另外饮水或给予其他液体,晚 8 时后禁食,第 2 日晨 8 时排尿弃去,上午 10 时、12 时,下午 2 时、4 时、6 时、8 时及次晨 8 时各留尿一次,分别测定尿量和比重。

2. 参考值

(1) 3 h 尿比重:白天排尿量应占全日尿量的 2/3～3/4,其中必有一次尿比重高于 1.020,一次低于 1.003。

(2) 昼夜尿比重:24 h 尿总量 1000～2000 mL,晚 8 时至次晨 8 时(12 h)夜尿量低于 750 mL,昼尿量与夜尿量之比是(3～4):1,尿液最高比重应高于 1.020,尿液最高比重与最低比重之差不应低于 0.009。

3. 临床意义

(1) 慢性肾盂肾炎、慢性肾衰竭、急性肾小管坏死多尿期、长期肾小球病变累及肾髓质等,均表现为多尿、低密度尿、夜尿增多。尿最高比重低于 1.018,尿最高比重与最低比重之差低于 0.009,或相对密度固定在 1.010,提示肾小管浓缩功能下降等。

(2) 血容量不足、急性肾炎时,肾小球滤过率(GFR)降低,肾小管功能相对正常,使尿量减少、尿液比重增大。

(三) 血尿素氮和肌酐的测定

血尿素氮(BUN)是人体蛋白质代谢的终末产物,主要经过肾小球滤过而随尿排出,其浓度取决于饮食中蛋白质摄入量、组织蛋白质的分解代谢和肝功能状态,正常时有 30%～40% 尿素被肾小管重吸收,并有少量排泌。目前,采用血尿素氮或血清尿素(BU)测定,观察肾小球的滤过功能。

肌酐(Cr)是肌酸的代谢产物,血浆肌酐主要来源于内生性肌酐,其生成量和排出量较恒定,大部分从肾小球滤过,不被肾小管重吸收且极少分泌。其浓度取决于肉类食物的摄入量和肌肉肌酸的分解量。

两者经肾小球滤过随尿排出,当肾实质受损时,肾小球滤过率降低,导致血中的尿素和肌酐不能从尿中排出而显著上升,因此,测定两者在血中的浓度可作为肾小球滤过功能受损的重要指标,但并非早期诊断指标。

1. 标本采集方法 取空腹静脉血 3 mL,注入干燥试管后送检。

2. 参考值

(1) 尿素酶-谷氨酸脱氢酶法测定。BU:2.8～7.6 mmol/L。BUN:成人,3.2～7.1 mmol/L,婴儿、儿童,1.8～6.5 mmol/L。

(2) 全血肌酐:88.4～176.8 μmol/L。血清或血浆肌酐:男性,53～106 μmol/L,女性,44～97 μmol/L。

3. 临床意义

(1) 血尿素氮和肌酐含量增高主要见于以下情况:①急性肾小球肾炎、慢性肾小球肾炎、严重肾盂肾炎、肾动脉硬化症、肾结核和肾肿瘤等肾小球滤过功能减退的疾病；②消化道出血，大面积烧伤，甲状腺功能亢进等蛋白质分解过多的疾病；③腹腔大量积液、脱水、心功能不全、休克、尿路梗阻等引起显著少尿、无尿的疾病。

（2）可判断肾功能状况。代偿期：Ccr 80～51 mL/min，Cr<178 μmol/L，BUN<9 mmol/L。失代偿期：Ccr<50 mL/min，Cr>178 μmol/L，BUN 9～20 mmol/L。尿毒症期：Ccr<10 mL/min，Cr>445 μmol/L，BUN>20 mmol/L。

（四）血浆二氧化碳结合力测定

二氧化碳结合力（CO_2CP）反映血浆中碳酸氢盐的水平，即碱储量。测定 CO_2CP 可以了解机体内酸碱平衡情况，其是在厌氧条件下取静脉血分离血浆，再与正常人的肺泡气（PO_2 5.32 kPa，PCO_2 13.3 kPa）平衡后，所测得的血浆 CO_2 含量。

1. 标本采集方法　动脉血 2 mL。

2. 参考值　20～30 mmol/L 或 50%～70%。

3. 临床意义　CO_2CP 表示来自碳酸氢盐与碳酸的 CO_2 的总量，受代谢性与呼吸性两个因素的影响。

（1）代谢性碱中毒或代偿后的呼吸性酸中毒：CO_2CP 增高，常见于幽门梗阻，剧烈呕吐，胃酸损失过多；或服过量碱性药物后所致的代谢性碱中毒，以及肺源性心脏病等呼吸中枢抑制疾病所致代偿性呼吸性酸中毒。

（2）代谢性酸中毒或代偿性呼吸性碱中毒：CO_2CP 降低，提示碱储备不足，最常见于感染性休克、流行性出血热等疾病，降低越多，表示病情越重，且预后不良。出血热休克期、少尿期及糖尿病昏迷时降低均较显著。降低还常见于严重腹泻、肾衰竭、肠道瘘管等病引起的代谢性酸中毒，以及各种病因引起的呼吸中枢兴奋，各种呼吸道疾病等呼吸性碱中毒。

思考与练习

一、单选题

1. 肾浓缩稀释功能试验，正常人昼尿量与夜尿量之比为（　　）。

A.（3～4）∶1　　　　　　　　B.（2～3）∶1　　　　　　　　C.（2～4）∶1

D.（4～5）∶1　　　　　　　　E.（3～5）∶1

2. 内生肌酐清除率成人正常值为（　　）。

A. 75～115 mL/min　　　　　　　　　B. 80～120 mL/min

C. 85～125 mL/min　　　　　　　　　D. 90～130 mL/min

E. 70～110 mL/min

3. 内生肌酐清除率（　　）表示应进行人工透析。

A.≤10 mL/min　　　　　　　　　B.≤15 mL/min

C.≤20 mL/min　　　　　　　　　D.≤30 mL/min

E.≤25 mL/min

二、多选题

1. 肾小管浓缩功能差常见于下列哪些疾病？（　　）

A. 慢性肾炎　　　　　　　B. 慢性肾衰竭　　　　　　　C. 慢性肾盂肾炎

D. 尿崩症　　　　　　　　E. 严重感染

重点：

血尿素氮和肌酐测定的临床意义

5-5-2

护考相关

在线答题

5-5-3

知识拓展

思考与练习

参考答案

Note

2. 内生肌酐清除率测定的适应证包括(　　)。

A.评价肾小球滤过功能　　　　　B.肾脏及有关疾病的治疗与用药指导

C.肾脏移植术后的监测　　　　　D.评价肾功能损害的程度

E.消化道出血

三、填空题

1. Ccr 评价肾小球滤过功能受损程度时,_____为轻度受损,_____为中度受损,_____为重度受损。

2. 血清尿素的参考值为_____ mmol/L。

四、名词解释

1. 内生肌酐清除率　2. 高渗尿

五、简答题

1. 简述肌酐测定的临床意义。

2. 简述肾浓缩稀释功能试验的临床意义。

六、案例分析题

患者,男,55 岁,慢性肾小球肾炎 10 年,1 周前受凉后出现食欲减退。恶心、呕吐在晨起时最明显,夜尿增多,内生肌酐清除率为 30 mL/min。

请问:如何根据内生肌酐清除率指导临床治疗?

(李　萍)

任务六　临床常用生化检查与护理

情 景 描 述

患者,男,39 岁,主因恶心、呕吐、精神差、厌食入院。查体:T 37 ℃,P 110 次/分,R 22 次/分,BP 102/70 mmHg,皮肤无皮疹、出血点及瘀斑,浅表淋巴结未触及,颈静脉无怒张,胸骨无压痛,双肺呼吸音清,未闻及杂音,心界不大,心率 110 次/分,心律规整,心音低钝,无杂音。腹软,肝脾肋下未触及,移动性浊音阴性,四肢无力。急查血电解质:K^+ 2.8 mmol/L,Na^+ 115 mmol/L,Cl^- 80 mmol/L。诊断为电解质紊乱。

思考问题:

1. 作为责任护士,你如何采集患者血液做生化检查?

2. 患者生化检查的项目有哪些?

序号	任务内容
1	正确采集患者血样,进行生化检查
2	对该患者目前状态进行评估

（一）血清电解质检查

1. 血清钾测定

1）标本采集方法

（1）取空腹静脉血 3 mL（单项测定时应为 2 mL），注入干燥试管中送检，不抗凝。

（2）注意试管中切勿混入草酸钾、柠檬酸钠等抗凝剂及其他杂质。

（3）测定前应尽量避免引起电解质非自然改变的因素，如大量饮水、剧烈运动、服用利尿剂等。

2）参考值　3.5～5.5 mmol/L。

3）临床意义

（1）血清钾增高：血清钾＞5.5 mmol/L 为高钾血症。血清钾高于 7.5 mmol/L，将引起心律失常甚至心脏骤停，必须给予适当治疗。K^+ 增高常见于以下几种情况：①体内钾排出减少：急性、慢性肾衰竭，肾脏排钾功能障碍，肾上腺皮质功能减退所致肾脏排钾能力下降，长期应用抗醛固酮类药物或保钾利尿剂所致的钾潴留，家族性高钾性周期性麻痹（原发性肾小管排钾缺陷）等。②钾摄入过多：食入或注入大量钾盐，超过肾脏排钾能力所致的血清钾升高，如输入大量库存血、静脉误推氯化钾或静脉滴注氯化钾过速等。③细胞内钾外移：溶血、严重烧伤、组织挤压伤、胰岛素缺乏、代谢性酸中毒、洋地黄中毒等均可致细胞内钾外流、外逸或重新分布引起血清钾增高。

（2）血清钾降低：血清钾＜3.5 mmol/L 为低钾血症。常见于以下几种情况：①体内钾排出过多：呕吐、腹泻、胃肠引流或胃肠功能紊乱所致胃肠道丢钾过多；服用排钾利尿剂以及醛固酮增多症所致的肾脏排钾增多。②钾摄入量不足：长期低钾饮食或禁食后补钾不足、酒精中毒等。③细胞外钾内移：胰岛素注射过量、代谢性碱中毒、心功能不全或肾性水肿等，因细胞外钾内流加速及重新分布，或细胞外液过度稀释导致低钾血症。

2. 血清钠测定

1）标本采集方法

（1）取空腹静脉血 3 mL（单项测定时应为 2 mL），注入干燥试管中送检，不抗凝。

（2）注意试管中切勿混入草酸钾、柠檬酸钠等抗凝剂及其他杂质。

（3）测定前应尽量避免引起电解质非自然改变的因素，如大量饮水、剧烈运动、服用利尿剂等。

2）参考值　135～145 mmol/L。

3）临床意义

（1）血清钠增高：血清钠＞145 mmol/L 为高钠血症。临床较为少见，主要见于输入含钠溶液、原发性醛固酮增多症、肾上腺皮质功能亢进、脱水、脑血管意外或脑外伤等。

（2）血清钠降低：血清钠＜135 mmol/L 为低钠血症。低钠血症是电解质紊乱中最常见的一种，常见于低盐饮食、服用大量排钠利尿剂、慢性肾病、严重呕吐、腹泻、烧伤、肝硬化、低蛋白血症、肿瘤等。

3. 血清氯测定

1）标本采集方法

（1）取空腹静脉血 3 mL（单项测定时应为 2 mL），注入干燥试管中送检，不抗凝。

（2）注意试管中切勿混入草酸钾、柠檬酸钠等抗凝剂及其他杂质。

重点：
血清钾测定的临床意义

5-6-2
知识拓展——
钾的作用

重点：
血清钠测定的临床意义

（3）测定前应尽量避免引起电解质非自然改变的因素，如大量饮水、剧烈运动、服用利尿剂等。

2）参考值　95～105 mmol/L。

3）临床意义

（1）血清氯增高：血清氯＞105 mmol/L 为高氯血症。高氯血症见于以下两种情况：①氯化物摄入过多：长期高盐饮食、静脉输入过多生理盐水等。②氯化物排出减少：急、慢性肾小球肾炎导致的肾功能不全、尿路梗阻、心力衰竭等所致的肾脏排氯减少；癔症或药物刺激引起的过度换气也可因呼吸性碱中毒导致血清氯化物增高。

（2）血清氯降低：血清氯＜95 mmol/L 为低氯血症。临床上一般无失氯的原因，血清氯化物降低多为稀释性，不伴酸碱平衡失调的低氯血症一般无重要的临床意义。其原因如下：①氯化物排出过多：严重呕吐、腹泻、胃肠造瘘或引流等丢失大量含氯消化液而引起血清氯化物降低；慢性肾上腺皮质功能减退、肾衰竭时长期大量使用利尿剂、严重糖尿病等均可导致氯化物经尿排出增加而出现低氯血症。②氯化物摄入不足：长期饥饿、神经性厌食、无盐饮食等所致氯摄入量不足。

4. 血清钙、磷测定

1）标本采集方法

（1）取空腹静脉血 3 mL（单项测定时应为 2 mL），注入干燥试管中送检，不抗凝。

（2）注意试管中切勿混入草酸钾、柠檬酸钠等抗凝剂及其他杂质。

（3）测定前应尽量避免引起电解质非自然改变的因素，如大量饮水、剧烈运动、服用利尿剂等。

2）参考值　血清钙：2.25～2.58 mmol/L。血清磷：0.97～1.61 mmol/L。

3）临床意义

（1）血清钙测定的临床意义如下。

①血清钙增高：血清钙＞2.58 mmol/L 为高钙血症。主要原因：a.骨钙破坏释放加速及肾小管对钙重吸收增加，见于原发性或继发性甲状旁腺功能亢进、原发性或转移性骨髓瘤、急性骨萎缩等；b.肠道吸收及转运钙增加，可见于大量服用维生素 D 或对维生素 D 过敏者引起的维生素 D 中毒。

②血清钙降低：血清钙＜2.25 mmol/L 为血清钙降低，也称为低钙血症。临床发生率明显高于高钙血症，尤其多见于婴幼儿。主要原因：a.甲状旁腺功能减退：原发性甲状旁腺功能减退、甲状腺切除术或甲状腺癌放射治疗等引起的甲状旁腺损伤，可同时伴有血清磷升高。b.维生素 D 缺乏：婴幼儿生长期维生素 D 补充不足、阳光照射不足或消化不良、阻塞性黄疸、妊娠后期等情况导致的体内维生素 D 缺乏，可同时伴有血清磷降低。c.其他：营养不良或胃肠功能紊乱所致的钙吸收减少；严重肝病、肿瘤、肾病综合征引起的血浆蛋白降低；慢性肾小球肾炎、肾病、尿毒症导致的远曲肾小管性酸中毒；新生儿低血钙、代谢性碱中毒离子钙减少引起的手足抽搐等。

（2）血清磷测定的临床意义如下。

①血清磷增高：血清磷＞1.61 mmol/L 为血清磷增高，见于原发性或继发性甲状旁腺功能减退所致的尿磷排出减少，多发性骨髓瘤、骨折愈合期所致的血磷相对升高，尿毒症并发代谢性酸中毒及 Addison 病引起的磷吸收增加及排泄障碍，以及急性重型肝炎、白血病等。

②血清磷降低：血清磷＜0.97 mmol/L 为血清磷降低，见于甲状旁腺功能亢进、骨软化症、佝偻病活动期、糖尿病及肾小管变性所致的尿磷排泄增加，长期腹泻或吸收不良引

5-6-3
知识拓展——
空腹静脉采血

起的磷吸收减少等。

（二）血糖测定

1. 空腹血糖测定　血糖主要是指血液中的葡萄糖,标本不同,其检测结果也不同。常采用空腹血糖(FBG)检测结果判断糖代谢的情况,诊断与糖代谢紊乱有关的疾病,FBG是目前诊断糖尿病的主要依据,也是判断糖尿病病情和控制程度的主要指标。

1)标本采集方法　抽取空腹静脉血3 mL,注入抗凝试管内。

2)参考值　①葡萄糖氧化酶法:3.9~6.1 mmol/L。②邻甲苯胺法:3.9~6.4 mmol/L。

3)临床意义

(1)血糖增高:空腹血糖增高而未达到诊断糖尿病标准时,称为空腹血糖过高(高血糖症)。

①生理性增高:见于高糖饮食、剧烈运动、情绪紧张等。

②病理性增高:a. 糖尿病,空腹血糖增高是诊断糖尿病的主要依据,但空腹血糖正常也不能排除糖尿病的可能性,应检测餐后血糖,必要时做葡萄糖耐量试验。b. 内分泌疾病:如甲状腺功能亢进、库欣病等。c. 肝脏和胰腺疾病:如严重的肝病、坏死性胰腺炎、胰腺癌等。d. 应激性高血糖:如颅脑损伤、脑出血、中枢神经系统感染。

(2)血糖降低。

①生理性降低:见于饥饿时和妊娠期。

②病理性降低:主要见于胰岛素用量过多、口服降糖药过量,及肝硬化、急性肝坏死、严重营养不良等。

2. 口服葡萄糖耐量试验　口服葡萄糖耐量试验(OGTT)是检查人体血糖调节能力的葡萄糖负荷试验。正常人一次口服75 g葡萄糖粉,血糖浓度略升高,且2 h后即恢复正常,称为耐糖现象;当糖代谢紊乱时,口服同样剂量的葡萄糖粉后,血糖水平急剧增高,短时间内不能降至正常水平,称为糖耐量异常。临床上,口服葡萄糖耐量试验主要用于诊断症状不明显或血糖升高不明显的可疑糖尿病。

1)标本采集方法　试验前3天正常进食及活动,停用影响糖代谢的药物;试验日将葡萄糖75 g(儿童按1.75 g/kg体重计算,总量不超过75 g)溶于300 mL水中空腹口服,分别在服用葡萄糖前及服用后30 min、1 h、2 h、3 h取血测定血浆葡萄糖浓度,同时留取尿标本做尿糖定性。

2)参考值　空腹血糖<6.1 mmol/L,服糖后30 min至1 h血糖浓度达升高,一般为7.8~9.0 mmol/L,峰值<11.1 mmol/L,2 h血糖<7.8 mmol/L,3 h血糖应恢复至空腹水平。各检测时间点的尿糖均为阴性。

3)临床意义　口服葡萄糖耐量试验主要用于了解机体对葡萄糖代谢的调节能力,是糖尿病和低糖血症的重要诊断性试验,临床上主要用于诊断糖尿病和判断糖耐量是否异常。

(1)诊断糖尿病:若空腹血糖>7.0 mmol/L,峰值>11.1 mmol/L,并出现尿糖阳性,2 h血糖仍不低于11.1 mmol/L,可诊断为糖尿病。

(2)判断糖耐量是否异常。

①糖耐量减低:空腹血糖<7.0 mmol/L,峰值>11.1 mmol/L,2 h血糖浓度在7.8~11.1 mmol/L之间,多见于2型糖尿病、肥胖症、甲状腺功能亢进及库欣病等。

②糖耐量增高:空腹血糖降低,服葡萄糖粉后血糖上升不明显,2 h后仍处于低水平,

重点:
血糖测定的临床意义

重点:
口服葡萄糖耐量试验的正确方法及临床意义

Note

常见于胰岛 B 细胞瘤、腺垂体功能减退和肾上腺皮质功能减退等。

（三）血清脂质和脂蛋白测定

血清脂质主要包括总胆固醇、甘油三酯、磷脂和游离脂肪酸，临床意义比较高的检测项目主要是总胆固醇、甘油三酯；脂蛋白是血脂在血液中存在、转运及代谢的形式，根据密度不同，脂蛋白可分为乳糜微粒（CM）、极低密度脂蛋白（VLDL）、低密度脂蛋白（LDL）、高密度脂蛋白（HDL），临床意义比较高的检测项目有低密度脂蛋白胆固醇和高密度脂蛋白胆固醇。

1. 标本采集方法　采血前护士应指导患者：①采血前 3 天素食饮食；②采血前 24 h 禁止饮酒；③采血前 12 h 禁饮食（包括零食）。抽取空腹静脉血 2 mL，注入干燥试管内。采集标本时护士应注意防止标本溶血。

2. 参考值　血清脂质和脂蛋白测定结果评价见表 5-7。

表 5-7　血清脂质和脂蛋白测定结果评价

项　　目	英文缩写	参考值 /(mmol/L)	合适水平 /(mmol/L)	边缘水平 /(mmol/L)	异常 /(mmol/L)
总胆固醇	TC	2.86～5.72	<5.2	5.23～5.69	>5.72
甘油三酯	TG	0.56～1.70	≤1.7	—	>1.7
低密度脂蛋白胆固醇	LDL-C	2.60～3.12	≤3.12	3.15～3.16	>3.64
高密度脂蛋白胆固醇	HDL-C	1.03～2.07	>1.04	—	≤0.91

3. 临床意义

1) 总胆固醇异常　血清总胆固醇水平常受多种因素（如年龄、性别、遗传、饮食等）的影响，是某些疾病，特别是动脉粥样硬化的一种危险因素。

（1）增高：见于原发性高脂血症、冠状动脉粥样硬化性心脏病、长期高脂饮食、原发性高血压、糖尿病、肾病综合征、甲状腺功能减退、胆道梗阻等。

（2）降低：见于甲状腺功能亢进、严重肝病、肝硬化、贫血、严重营养不良等。

2) 甘油三酯异常

（1）增高：见于冠心病、原发性高脂血症、动脉粥样硬化、肥胖症、糖尿病、高脂饮食、甲状腺功能减退、肾病综合征和阻塞性黄疸等。

（2）降低：见于重症肝病、肾上腺皮质功能减退、低 β-脂蛋白血症和无 β-脂蛋白血症、甲状腺功能亢进、营养不良、吸收不良等。

3) 低密度脂蛋白胆固醇异常

（1）增高：①低密度脂蛋白胆固醇是动脉粥样硬化的危险因子，增高水平与冠心病发病呈正相关，可用于判断发生冠心病的危险性。在总胆固醇中所占比例越高，发生动脉粥样硬化和冠心病的危险性也越大。②其他：遗传性高脂蛋白血症、甲状腺功能减退、肾病综合征、阻塞性黄疸、肥胖症，以及应用雄激素、糖皮质激素等。

（2）降低：见于无 β-脂蛋白血症、甲状腺功能亢进、吸收不良、肝硬化，以及低脂饮食和运动等。

4) 高密度脂蛋白胆固醇异常

（1）增高：①高密度脂蛋白胆固醇含量与心血管疾病的发病率及病变程度呈负相关。其增高对防止动脉粥样硬化、预防冠心病的发生有重要作用。②还可见于慢性肝炎、原发性胆汁性肝硬化等。

（2）降低：常见于动脉粥样硬化、脑血管病、糖尿病、急性感染、肝硬化、肾病综合征，以及应用雄激素、β受体阻滞剂和孕酮等药物。

（四）血清心肌酶和心肌蛋白测定

心肌酶测定主要包括肌酸激酶及其同工酶测定、乳酸脱氢酶及其同工酶测定。肌酸激酶（CK）主要存在于胞质和线粒体中，CK以骨骼肌和心肌含量最多，在脑组织中也少量存在，正常血清中含量较低。CK有3种同工酶：CK-MM（肌型），主要存在于骨骼肌和心肌中；CK-BB（脑型），存在于脑、前列腺、肺、肠等组织中；CK-MB（心肌型），主要存在于心肌中，其中CK-MB占总CK的5％以下。总CK对心肌缺乏特异性；而CK-MB特异性较总CK高。

乳酸脱氢酶（LDH）主要存在于心肌、骨骼肌、肾中，其次为肝、脾、胰、肺及红细胞，其有多种同工酶，包括LDH1、LDH2、LDH3、LDH4、LDH5等，其中，LDH1在心肌中含量最高。

心肌蛋白主要测定心肌肌钙蛋白（cTn）和肌红蛋白（Mb）。肌钙蛋白（cTn）存在于骨骼肌、心肌和平滑肌细胞中，主要调节蛋白复合物，有三种亚型，分别为肌钙蛋白C（cTnC）、心肌肌钙蛋白T（cTnT）和心肌肌钙蛋白I（cTnI）。cTnC在骨骼肌和心肌中是相同的，而cTnT和cTnI是特异性存在于心肌细胞内的，且不能透过完整的细胞膜，故健康人血中含量极微，是在心肌损伤时，反映心肌损害的较敏感、较特异的诊断指标。肌红蛋白（Mb）是一种低分子量蛋白质，含有亚铁血红素，能结合和释放氧分子，存在于心肌和骨骼肌中，由肾排泄。肌红蛋白对急性心肌梗死（AMI）的诊断具有重要价值，Mb在急性心肌梗死（AMI）后最早升高，是AMI早期诊断的指标之一。

1. 血清肌酸激酶测定

1）标本采集方法　抽取空腹静脉血2 mL，注入干燥试管内，避免溶血。

2）参考值　肌酸激酶（酶偶联法）：男性38～174 U/L，女性26～140 U/L。肌酸激酶同工酶：CK-MM为94％～96％，CK-MB<5％，CK-BB极少或无。

3）临床意义　总CK升高可见于急性心肌梗死（AMI）、进行性肌萎缩、皮肌炎及肌肉其他损伤的患者。CK-MB可用于AMI的早期诊断，而且长期以来一直是诊断心肌梗死的金标准。在AMI发生后6 h就开始升高，24 h达峰值，3～4天后恢复正常。在AMI病程中，如CK-MB再次升高，提示心肌再次梗死或个别梗死范围扩大。

2. 乳酸脱氢酶测定

1）标本采集方法　抽取空腹静脉血2 mL，注入干燥试管内，避免溶血。

2）参考值　速率法（37 ℃），95～200 U/L；连续监测法，104～245 U/L。

3）临床意义　急性心肌梗死（AMI）后8～10 h开始升高，2～3天后达峰值，10～14天恢复正常；心肌梗死时，LDH1/LDH2>1，以LDH1增高为主。LDH诊断AMI灵敏度高，但特异性不高，一定要与临床症状紧密结合，若在病程中LDH持续升高或再次升高，提示梗死范围扩大或再次梗死。另外，心力衰竭、心包炎伴肝淤血时LDH活力可中度增高；肝脏疾病、恶性肿瘤、骨骼肌病和肾病等也可增高。

3. 心肌蛋白测定

1）标本采集方法　抽取空腹静脉血2 mL，注入干燥试管内，避免溶血。

2）参考值（ELISA法）

（1）心肌肌钙蛋白T（cTnT）：0.02～0.13 μg/L，临界值为0.2 μg/L；超过0.5 μg/L，可诊断为AMI。

重点：
血清心肌酶和心肌蛋白测定的临床意义

5-6-4
知识拓展——
同工酶

(2) 心肌肌钙蛋白 I(cTnI):0～0.04 μg/L。

(3) 肌红蛋白(Mb):14.3～65.8 μg/L。

3) 临床意义

(1) 血清心肌蛋白测定,主要用于急性心肌梗死、心肌和骨骼肌损伤、脑及肝脏疾病等的诊断。

(2) 诊断 AMI:cTnT 和 cTnI 是目前 AMI 的确诊标志物,灵敏性、特异性都较 CK-MB高,且诊断窗口期长。cTnT 在心肌损伤后 3～6 h 升高,10～24 h 达峰值,10～15 天恢复正常。cTnI 在 AMI 胸痛发生 2～8 h 开始增高,发病 10～12 h 仍能在血清中检测到。cTnT、cTnI 的变化,对 AMI、围手术期心肌损伤等疾病的诊断、治疗方案的确定及预后判断,具有较高的临床价值。AMI 后心肌蛋白均可增高,但增高及恢复的时间、特异性和敏感性不同。骨骼肌疾病和肾衰竭时 cTnT 也可呈假性增高。

(3) 不稳定型心绞痛预后的判断,如不稳定型心绞痛患者出现 cTn 阳性,提示已发生微小心肌损伤,预后较差。

(4) 肌红蛋白在 AMI 发病后 3 h 内开始升高,5～12 h 达峰值,18～30 h 恢复到正常水平,但在 AMI 的早期诊断时特异性较差;挤压综合征、肾衰竭、心力衰竭和某些肌病时肌红蛋白也可增高。

4. 急性心肌梗死血清心肌酶和心肌蛋白变化 见表5-8。

表 5-8 急性心肌梗死血清心肌酶和心肌蛋白变化

项 目	出现时间/h	峰值时间/h	恢复时间/h	特异性	灵敏度
肌酸激酶	3～8	10～36	72～96	中等	较高
CK-MB	3～8	9～30	72～96	高	高
乳酸脱氢酶及 LDH2	8～10	48～72	240～336	差	高
心肌肌钙蛋白 T	3～6	10～24	240～360	较高	中等
心肌肌钙蛋白 I	2～8	10～20	120～148	高	低
肌红蛋白	0.5～3.0	5～12	18～30	中等	中等

5-6-5
护考相关
在线答题

(五) 血清淀粉酶测定

淀粉酶(AMS)是水解淀粉、糊精和糖原的水解酶,主要来自胰腺和腮腺,心脏、肝脏、肺脏、甲状腺、卵巢、脾脏中也含有少量的淀粉酶。

重点:
血清淀粉酶测定的临床意义

1. 标本采集方法 抽取空腹静脉血 2 mL,注入干燥试管内,不抗凝,避免溶血,避免饮酒。

2. 参考值 Somogyi 法:800～1800 U/L。

3. 临床意义

1) 血清淀粉酶增高

(1) 急性胰腺炎:主要用于急性胰腺炎的早期诊断,急性胰腺炎发病后 6～12 h 血清淀粉酶开始升高,12～24 h 达峰值,3～5 天恢复正常。血清淀粉酶增高超过参考值上限 3 倍可确诊。慢性胰腺炎、胰腺癌、胰管阻塞患者也有淀粉酶升高,血清淀粉酶的高低不一定反映病情的轻重,出血坏死性胰腺炎患者血清淀粉酶可正常或低于正常。

(2) 腺腺癌:腺腺癌早期血清淀粉酶增高。

(3) 其他原因:腮腺炎、消化性溃疡穿孔、上腹部手术后、机械性肠梗阻,胆管梗阻、急性胆囊炎等情况下,血清淀粉酶增高。

 Note

2）血清淀粉酶降低　可见于慢性胰腺炎、胰腺癌晚期。

（六）血清脂肪酶测定

脂肪酶(LPS)主要来源于人体的胰腺,为甘油三酯酰基水解酶。当胰腺发生疾病时,脂肪酶可大量释放至血液,致使血清脂肪酶水平升高。

1. 标本采集方法　抽取空腹静脉血 2 mL,注入干燥试管内,不抗凝,避免溶血。

2. 参考值　0～79 U/L。

3. 临床意义　在急性胰腺炎的患者血清中,脂肪酶明显升高,但是升高相对较迟,脂肪酶在血清中可持续升高 10～15 天,它的特异性较淀粉酶更高,不过当脂肪酶和淀粉酶同时测定时,脂肪酶敏感性非常高。胰腺癌、慢性胰腺炎、空腔脏器穿孔、肠梗阻、腹膜炎、胆总管结石、胆总管癌、十二指肠溃疡患者血清中的脂肪酶也可增高。

思考与练习

思考与练习
参考答案

一、单选题

1. 诊断糖尿病的重要指标是(　　)。

A. 口服葡萄糖耐量试验　　　　B. 空腹血糖　　　　　　　C. 餐后 2 h 血糖

D. 餐后 1 h 血糖　　　　　　　E. 随机血糖

2. 空腹血糖的正常值为(　　)。

A. 3.9～6.1 mmol/L　　　　　　　　　　B. 3.5～6.5 mmol/L

C. 3.7～6.0 mmol/L　　　　　　　　　　D. 3.6～5.8 mmol/L

E. 3.5～7.0 mmol/L

3. 血清低密度脂蛋白胆固醇成人合适水平是(　　)。

A. ≥3.12 mmol/L　　　　　　　　　　B. ＞3.12 mmol/L

C. ≤3.12 mmol/L　　　　　　　　　　D. ＜3.12 mmol/L

E. ＜4.12 mmol/L

二、多选题

1. 血钙增高的原因包括(　　)。

A. 摄入过多　　　　　　　　B. 溶骨作用增强　　　　　　C. 吸收增加

D. 排出减少　　　　　　　　E. 摄入过少

2. 总胆固醇增高见于(　　)。

A. 长期高胆固醇和高脂肪饮食

B. 严重胆道梗阻

C. 高脂血症、冠心病、动脉粥样硬化

D. 其他,如糖尿病晚期、甲状腺功能减退、脂肪肝等

E. 急性胰腺炎

三、填空题

1. 肌酸激酶在急性心肌梗死发生后_____就开始升高,_____达到高峰,_____恢复正常。

2. 心肌肌钙蛋白 T 正常值为_____,_____为临界值,_____可诊断为急性心肌梗死。

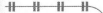

四、名词解释

1. 血糖　2. 血钾

五、简答题

1. 简述肌钙蛋白测定的临床意义。

2. 简述血清甘油三酯测定的临床意义。

六、案例分析题

患者,男,45岁,有糖尿病史5年,于早晨散步时突然出现心慌、气促、冒冷汗,紧急服用糖块后症状缓解。

请问:该患者发生了什么情况? 试述发生该情况的原因。

（李　萍）

项目六 心电图检查的评估

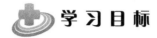

知识目标	• 掌握常规心电图导联的连接方式,心电图的测量方法及临床应用价值。 • 掌握正常心电图的波形及正常值范围。 • 掌握心房肥大的心电图波形特点及临床意义。 • 掌握心肌缺血和心肌梗死的心电图波形特点及临床意义。 • 掌握窦性心律与窦性心律失常的心电图波形特点及临床意义。 • 掌握房性和室性期前收缩的心电图波形特点及临床意义。 • 掌握室上性和室性阵发性心动过速的心电图波形特点及临床意义。 • 掌握心房扑动、心房颤动、心室扑动和心室颤动的心电图特点及临床意义。 • 掌握一度、二度和三度房室传导阻滞的心电图波形特点及临床意义。 • 熟悉心室肥大的心电图波形特点及临床意义。 • 熟悉交界性期前收缩的心电图波形特点及临床意义。 • 了解心电图产生的原理及导联轴的相关知识。
能力目标	• 能够正确描记出心电图,分辨正常与异常心电图。 • 能够迅速辨认出心肌梗死、期前收缩、心房颤动、心室颤动和房室传导阻滞等常见异常心电图。

心电图检查是临床上应用较广泛的检查手段之一。对各种心律失常和传导阻滞的诊断具有确诊价值;典型心电图的改变与演变是诊断心肌梗死可靠而实用的方法;可以协助心房、心室肥大,心肌缺血,药物作用和电解质紊乱的诊断;而且心电图和心电监护除应用于心血管疾病外,还广泛应用于手术麻醉、用药观察、危重患者抢救以及运动和航天等各个领域。

任务一 心电图基本知识

心肌细胞具有收缩性、自律性、兴奋性和传导性。心脏在每一次机械收缩之前都要产生一次生物电的变化,这种生物电变化所产生的微小电流可通过人体组织传导至体表。

6-1-1
心电图基本
知识教学课件

Note

183

通过心电图机即可将体表两点间的电位变化描记下来，形成一条连续的曲线，即为心电图（ECG）。心电图是一组具有正、负向波的综合曲线，通常通过安装在心电图机上的描笔将图形记录在印有正方形小格的记录纸上，也可以显示在心电示波器上。

情景描述

王某，男，22岁，大学生。在求职过程中，应用人单位要求进行常规体检，需做心电图检查。

思考问题：

1. 心电图是如何形成的？

2. 心电图常用导联如何连接？

序号	任务内容
1	说出心电图常用导联的连接方式
2	说出电轴偏移及钟向转位的含义

一、心肌细胞的电生理基础

心肌细胞的生物电变化由细胞膜对其两侧的 K^+、Na^+、Cl^-、Ca^{2+} 等带电离子的选择性通过及各种离子的定向流动引起，表现为细胞膜内外电位的变化。

1. 极化阶段 心肌细胞电生理研究显示：当心肌细胞在静息状态时，细胞膜外聚集着带正电荷的阳离子，内侧聚集着带同样数量负电荷的阴离子，两侧保持平衡，不产生电位变化，称为极化状态。此时探查电极描绘出一水平线。

2. 除极阶段 心肌细胞某个部位的细胞膜受到刺激达到一定阈值时，其对 Na^+ 的通透性发生改变，引起 Na^+ 内流，使细胞内外电荷的分布发生逆转。膜电位由极化状态的外正内负状态迅速逆转为外负内正状态，这个过程称为除极。由于已除极部位膜外带负电荷，而邻近未除极部位的细胞膜外仍带正电荷，两者之间形成一对电偶。沿着除极方向总是电源（正电荷）在前，电穴（负电荷）在后，电流从未除极部位流向已除极部位，并沿着一定方向迅速向另一端推移，直至整个细胞完成除极。此时探查电极描记出一组上下变化的曲线。即对向细胞除极方向的电极处，可测得正电位而描记出向上的波；而背离细胞除极方向的电极处，可测得负电位而描记出向下的波。

3. 复极阶段 心肌细胞完成除极后，继之出现极化状态的恢复过程称为复极。由此而产生的电偶，其电穴在前，电源在后。从而就单个心肌细胞而言，出现与除极数量相等而方向相反的电位变化（图 6-1）。

二、心脏的传导系统

正常心脏的电活动起源于窦房结，其发出的兴奋通过心房肌传播到整个右心房和左心房，尤其是沿着心房肌组成的"优势传导通路"迅速传到房室交界区，经希氏束和左、右束支传到浦肯野纤维网，引起心室肌兴奋，再直接通过心室肌将兴奋由内膜侧向外膜侧心室肌扩布，引起整个心室兴奋。由于各种心肌细胞的传导性高低不等，兴奋在心脏各个部分传播的速度是不相同的。在心房，一般心房肌的传导速度较慢（约为 0.4 m/s），而

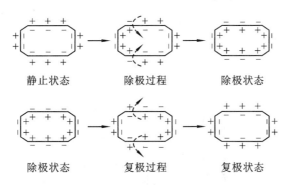

图 6-1 心肌细胞除极、复极过程

"优势传导通路"的传导速度较快,窦房结的兴奋可以沿着这些通路很快传播到房室交界区。在房室交界区,兴奋的传导非常缓慢,且房室结是兴奋由心房传向心室的唯一通道,因此兴奋经过此处将出现一个时间延搁,称为房室延搁。在心室,心室肌的传导速度约为 1 m/s,而心室内传导组织的传导性却高得多,末梢浦肯野纤维传导速度可达 4 m/s,而且它呈网状分布于心室壁。这样,由房室交界传入心室的兴奋就沿着高速传导的浦肯野纤维网迅速而广泛地向左右两侧心室壁传导,实现心室肌的同步收缩(图 6-2)。

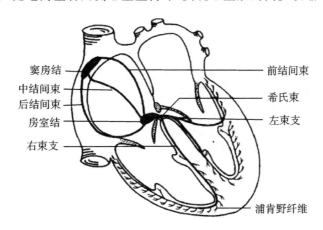

图 6-2 心脏传导系统

三、描记心电图常用导联

在人体不同部位放置电极,并通过导联线与心电图机电流计的正负极相连,这种电路连接方法称为导联。电极放置的位置不同、连接方式不同,导联就不同,记录下的心电图波形也不相同。每个导联只能从某一侧面反映心电向量的变化。

国际上对体表心电图的导线连接方式做出了统一的规定,即目前临床应用最多的国际通用导联体系,其包括 12 个常规导联。

(一)肢体导联

1. 标准导联 标准导联属于双极肢体导联,反映 2 个肢体之间的电位差变化,分别用Ⅰ、Ⅱ、Ⅲ作为标记。连接方式如图 6-3 所示。

2. 单极肢体导联与加压单极肢体导联 为探查身体某一部位的电位变化而使用。将连接左上肢(F)、右上肢(R)和左下肢(F)的电极各通过 5000 Ω 的电阻连接到一点(称为中心电端),该点电位接近于零。将心电图机的负极连接中心电端,正极(即探查电极)分别连接右上肢、左上肢、左下肢,即为单极肢体导联 VR、VL、VF。由于此种连接方式

重点:
描记心电图时肢体导联与胸导联的放置位置

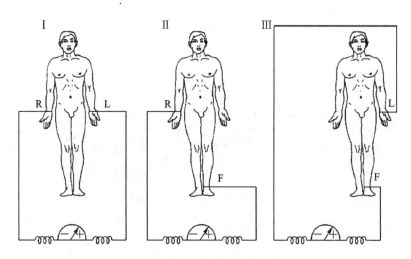

图 6-3　标准导联的连接方式

描记出的波形太小,目前采用加压单极肢体导联,即 aVR、aVL、aVF。其方法是,在欲描记某一肢体的单极导联心电图时,将该肢体与中心电端的连接切断,使描记的心电图波形不变,而振幅增加,便于分析(图 6-4)。

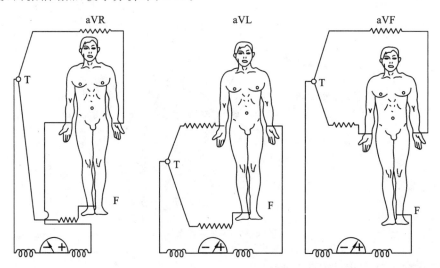

图 6-4　加压单极肢体导联的连接方式

(二) 胸导联

胸导联又称心前区导联,属单极导联。将中心电端与心电图机负极相连,正极(即探查电极)置于胸壁不同位置,即可描记出 V_1、V_2、V_3、V_4、V_5、V_6 上心电图的变化。胸导联连接方式如图 6-5 及表 6-1 所示。

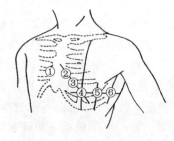

图 6-5　胸导联探查电极位置

表 6-1 常规胸导联及探查电极位置和作用

导	联	探查电极位置	主要作用
常用导联	V_1	胸骨右缘第 4 肋间	反映右心室壁改变
	V_2	胸骨左缘第 4 肋间	反映右心室壁改变
	V_3	V_2 与 V_4 连线的中点	反映左、右心室移行变化
	V_4	左锁骨中线与第 5 肋间相交处	反映左、右心室移行变化
	V_5	左腋前线 V_4 水平处	反映左心室壁改变
	V_6	左腋中线 V_4 水平处	反映左心室壁改变
选用导联	V_7	左腋后线 V_4 水平处	反映左心室壁改变
	V_8	左肩胛骨线 V_4 水平处	诊断后壁心肌梗死
	V_9	左脊旁线 V_4 水平处	诊断后壁心肌梗死
	$V_{3R} \sim V_{6R}$	右胸部与 $V_3 \sim V_6$ 对称处	诊断右心病变

四、其他相关心电图导联

一般情况下,"标准导联"记录的心电图波形能较精练而全面地反映整个心脏电活动的变化情况,而满足临床工作的需要。但在临床工作中,根据病情的需要常需选择使用其他导联。例如:①监护导联:常用于心脏监护病房、危重症监护病房、手术及麻醉时心脏情况的观察。这是一种双极导联,其正极可放在 V_1、V_5、V_6 等导联正极的位置上,也可根据需要放在肋弓下、剑突下等处;负极放在左肩部。②附加导联:根据病情需要将单极心前区导联的正极放在相应位置上,是"标准导联"的补充。临床上诊断后壁心肌梗死还常选用 $V_7 \sim V_9$ 导联;V_7 位于左腋后线 V_4 水平处;V_8 位于左肩胛骨线 V_4 水平处;V_9 位于左脊旁线 V_4 水平处。小儿心电图或诊断右心病变(例如右心室心肌梗死)有时需要选用 $V_{3R} \sim V_{6R}$ 导联,电极放置于右胸部与 $V_3 \sim V_6$ 对称处。

五、导联轴

某一导联正、负两极之间假想的连线称为该导联的导联轴,方向由负极指向正极。将左上肢、右上肢、左下肢三个点设想成一个以心脏为中心的等边三角形的三个顶点,三角形的中心为中心电端的位置,则Ⅰ、Ⅱ、Ⅲ导联的导联轴分别是三角形的三条边(图 6-6(a)),aVR、aVL、aVF 导联的导联轴分别是三角形的中心指向三条边的连线(图 6-6(b))。由此可获得六个肢体导联的 6 条方向各异的假想连线(导联轴)。如果将其起点移到同一处并画出各自的反向延长线,就在额面上形成了肢体导联的额面六轴系统(图 6-6(c))。此坐标系采用±180°的角度标志,以左侧为 0°,顺时针方向为正,逆时针方向为负。

胸导联的各探查电极放置的位置大多在同一水平上(横面)。用同样的方法可以获得胸导联的导联轴系统(图 6-7)。

六、平均心电轴

(一)概念

平均心电轴一般指的是平均 QRS 电轴,它是心室除极过程中全部瞬间向量的综合

187

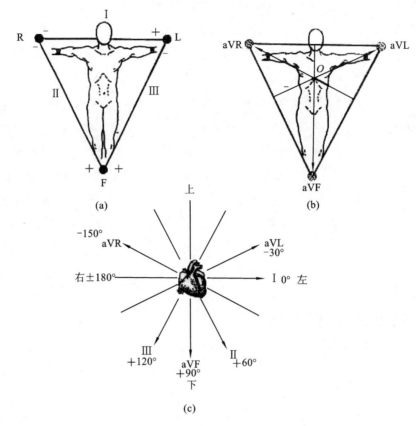

图 6-6　额面导联轴

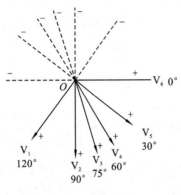

图 6-7　胸导联轴

（平均 QRS 向量），借以说明心室在除极过程这一总时间内的平均电势方向和强度。它是空间性的，但心电图学中通常所指的是它投影在前额面上的心电轴。通常可用任何两个肢体导联的 QRS 波群的电压或面积计算出心电轴。一般采用心电轴与Ⅰ导联正（左）侧段之间的角度来表示平均心电轴的偏移程度。除测定 QRS 波群电轴外，还可用同样方法测定 P 波和 T 波电轴。

（二）测定方法

最简单的方法是目测Ⅰ和Ⅲ导联 QRS 波群的主波方向，估测电轴是否发生偏移：若Ⅰ和Ⅲ导联的 QRS 主波均为正向波，可推断电轴不偏；若Ⅰ导联出现较深的负向波，Ⅲ导联主波为正向波，则属于电轴右偏；若Ⅲ导联出现较深的负向波，Ⅰ导联主波为正向波，则属于电轴左偏（图 6-8）。精确的方法可采用分别测算Ⅰ和Ⅲ导联的 QRS 波群振幅的代数和，然后将这两个数值分别在Ⅰ导联及Ⅲ导联上画出垂直线，求得两垂直线的交叉点。电偶中心 O 点与该交叉点相连即为心电轴，该轴与Ⅰ导联轴正侧的夹角即为心电轴的角度（图 6-9）。另外，也可用Ⅰ和Ⅲ导联 QRS 波群振幅代数和值通过查表直接求得心电轴。

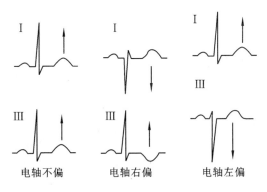

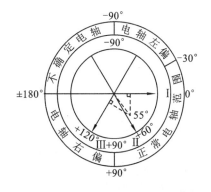

图6-8　心电轴简单目测法　　　　图6-9　正常心电轴及其偏移示意图

（三）临床意义

正常电轴的范围为$-30°\sim+90°$；电轴位于$-90°\sim-30°$范围为电轴左偏；位于$+90°\sim$$+180°$范围为电轴右偏；位于$-180°\sim-90°$范围，传统上称为电轴极度右偏，近年主张定义为"不确定电轴"（图6-9）。心电轴的偏移，一般受心脏在胸腔内的解剖位置、两侧心室的质量比例、心室内传导系统的功能、激动在心室内的传导状态以及年龄、体型等因素影响。左心室肥大、左前分支阻滞等可使心电轴左偏；右心室肥大、左后分支阻滞等可使心电轴右偏；不确定电轴可以发生在正常人（正常变异），亦可见于某些病理情况，如肺源性心脏病、冠心病、高血压等。

七、钟向转位

钟向转位是指心脏沿其长轴（从心尖部朝心底部方向观察），发生顺时针或逆时针的转动。正常时 V_3 或 V_4 导联 R/S 大致相等，为左、右心室过渡区波形。因此，可通过过渡区波形出现的位置进行判断。当过渡区波形转向左心室方向，即出现在 V_5、V_6 导联上时，称为顺钟向转位（图6-10）。当过渡区波形转向右心室方向，即出现在 V_1、V_2 导联上时，称为逆钟向转位。顺钟向转位可见于右心室肥大，而逆钟向转位可见于左心室肥大。但需要指出，心电图上的这种转位图形在正常人亦常见到，提示这种图形改变有时为心电位的变化，并非都是心脏在解剖上转位的结果。

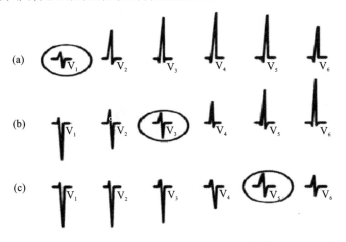

图6-10　钟向转位判断方法示意图

（a）逆钟向转位；（b）正常；（c）顺钟向转位

重点：
心电轴偏移的临床意义

6-1-2
护考相关
在线答题

6-1-3
心电图检查——
基础知识

6-1-4
心电图检查——
十二导联

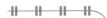

思考与练习
参考答案

6-2-1

正常心电图
教学课件

思考与练习

一、单选题

1. 胸导联 V_2 电极应放在（　　）。

A. 胸骨右缘第 4 肋间　　　　　　　　　B. 胸骨左缘第 4 肋间

C. 胸骨左缘第 2 肋间　　　　　　　　　D. 左锁骨中线与第 5 肋间相交处

E. 左腋前线 V_3 水平处

2. 正常心脏的电活动起源于（　　）。

A. 窦房结　　　　　　　B. 房室结　　　　　　　C. 希氏束

D. 右心房　　　　　　　E. 浦肯野纤维

3. 目测法提示电轴右偏的征象为（　　）。

A. Ⅰ和Ⅲ导联 QRS 波群的主波向上

B. Ⅰ和Ⅲ导联 QRS 波群的主波向下

C. Ⅰ导联主波向上，Ⅲ导联主波向下

D. Ⅰ导联主波向下，Ⅲ导联主波向上

E. Ⅰ导联主波向下，Ⅱ导联主波向上

二、多选题

心电图中，过渡区波形出现在 V_2 提示（　　）。

A. 心脏顺钟向转位　　　B. 心脏逆钟向转位　　　C. 左心室肥大

D. 右心室肥大　　　　　E. 心电轴无偏移

三、名词解释

1. 心电图　　2. 心电图导联

四、简答题

请简述常用胸导联探查电极放置的位置。

（常秀春）

任务二　正常心电图

 情 景 描 述

　　张某，男，32 岁。参加单位每年一次的常规体检，到体检中心进行心电图检查。

　　思考问题：

　　1. 如何进行心电图操作？

　　2. 心电图上的不同波段代表何意义？

 Note

序号	任务内容
1	说出心电图的操作过程
2	指出心电图各波段的命名及代表意义

一、心电图各波形名称

（一）心电图纸的组成及代表意义

心电图纸是一种特殊条状光电敏感纸，上面有许多边长为 1 mm 的正方形小格。横向坐标表示波段的宽度（时间），纵向坐标表示波段的振幅（电压）。一般情况下，心电图机的走纸速度为 25 mm/s、定标电压为 1 mV（正好使心电图机的描笔上下移动 10 mm），此时横线上每小格代表 0.04 s，纵线上每小格代表 0.1 mV。即横线上每大格（横、纵方向上各 5 个小格共 25 个小格形成的正方形）代表 0.2 s，纵线上每大格代表 0.5 mV（图6-11）。此外，临床上可根据需要改变走纸速度和定标电压，此时每小格代表的时间或电压会有相应的改变。如将走纸速度提高至 50 mm/s 或 100 mm/s，则每小格就分别代表 0.02 s 或 0.01 s；将定标电压增高至 2 mV 或降低至 0.5 mV 时，则每小格分别代表 0.2 mV 或 0.05 mV。需要注意的是，若改变了走纸速度或定标电压，在完成心电图操作后应及时在记录纸上注明，以便准确进行心电图分析、做出正确的心电图报告。

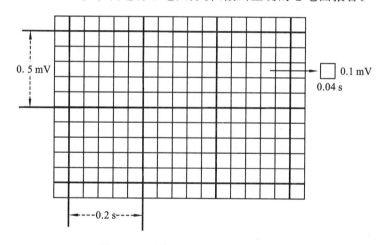

图 6-11 心电图纸的组成及代表意义

（二）心电图各波段组成与命名

每一次心动周期均能在心电图纸上记录到一组上下变化的波形，临床心电图学为这些波段规定了统一的名称（图 6-12）。

1. P 波 代表心房除极。由于心脏结构的特点，从窦房结传来的激动首先到右心房，再传到左心房，故 P 波前 1/3 代表右心房除极，中 1/3 代表左右心房同时除极，后 1/3 代表左心房除极。

2. P-R 间期 代表激动从心房传到心室所需要的时间。P-R 间期为从 P 波起点到 QRS 波群起点间的水平距离。

3. QRS 波群 代表心室除极。QRS 波群是一组变化复杂、波幅较大的综合波。其第一个负向波称为 Q 波，第一个正向波称为 R 波，R 波后的负向波称为 S 波。根据波的

重点：

心电图各波段的命名

191

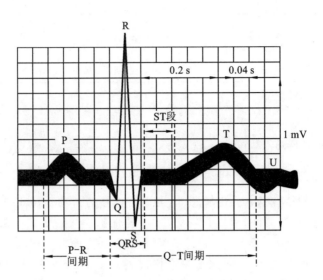

图 6-12　心电图各波段的组成及测量

相对大小分别用英文字母的大、小写形式表示。若 S 波之后还有正向波称为 R′波,R′波之后还有向下的波称为 S′波。单一的正向波型称为 R 波,单一的负向波型称为 QS 波。常见 QRS 波形态及命名见图 6-13。

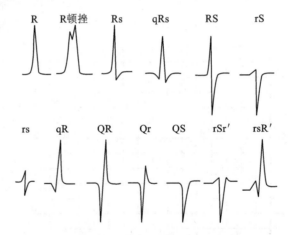

图 6-13　常见 QRS 波形态及命名

4. J 点　QRS 波群与 ST 段的交点,用于 ST 段偏移的测量。

5. ST 段　ST 段代表心室除极结束到心室复极开始的电变化综合情况,即心室的缓慢复极过程,是从 QRS 波群终点到 T 波起点间的线段。

6. T 波　T 波反映心室快速复极过程的电位变化,是 QRS 波群后一个较宽的平缓波。波形多不对称,其形态有直立、倒置、低平、双向等。

7. Q-T 间期　Q-T 间期代表心室肌除极和复极全过程所需的时间,即心室激动时间,是指 QRS 波群起点到 T 波终点间的水平距离。

8. U 波　U 波发生机制不清,一般认为可能是心肌的后激电位,是继 T 波之后出现的一个小波,在 V_3 导联较为明显。

二、心电图电压与时间的测量

测量心电图各波、段、间期的电压和时间时,常采用的测量工具是圆规。各波时间的

6-2-2
护考相关
在线答题

测量应自该波内缘的起点测至波形内缘的终点。测电压时,若测量正向波,应从基线上缘测至该波形顶点间的垂直距离;若测量负向波,应以基线的下缘测至该波形底端的垂直距离。基线以 QRS 波群起始部水平线作为参考。

三、心率的测算方法

重点:
心率的测算方法

心率的测算方法主要有如下两种。

(一)计算法

心律整齐时:心率＝60/P-P 间期或 R-R 间期(s)。

心律不齐时:先测出 5 个以上连续的 P-P 间期或 R-R 间期的秒数,取平均值,再代入上述公式计算。

(二)估算法

根据 P-P 间期或 R-R 间期内的大格数(每格 0.2 s)大致估算心率(表 6-2)。

表 6-2　心率估算表

大格数	1	2	3	4	5	6	7	8	9	10
心率/(次/分)	300	150	100	75	60	50	43	38	34	30

四、正常心电图各波段的特点与正常值

重点:
正常心电图各波段的特点与正常值

正常 12 导联心电图波形特点见图 6-14。

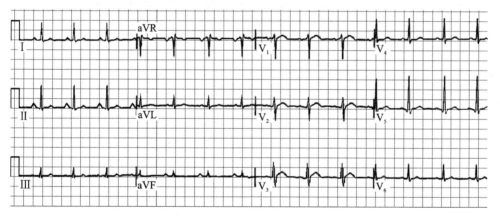

图 6-14　正常 12 导联心电图波形特点

(一)P 波

1. 时间　正常人 P 波时间一般小于 0.12 s。

2. 形态　P 波的形态在大部分导联上呈钝圆形,有时可能有轻度切迹。心脏激动起源于窦房结,因此心房除极的综合向量指向左、前、下,所以 P 波方向在 I、II、aVF、$V_4 \sim V_6$ 导联向上,aVR 导联向下,其余导联呈双向、倒置或低平均可。

3. 振幅　P 波振幅在肢体导联一般小于 0.25 mV,胸导联一般小于 0.2 mV。

(二)P-R 间期

心率在正常范围时,成人的 P-R 间期一般为 0.12～0.20 s。在幼儿及心动过速的情况下,P-R 间期相应缩短。在老年人及心动过缓的情况下,P-R 间期可略延长,但一般不超过 0.22 s。

(三) QRS 波群

1. 时间　正常成人 QRS 波群时间小于 0.12 s，多数为 0.06～0.10 s。

2. 形态　在胸导联，自 V_1～V_5 应有 R 波逐渐增高而 S 波逐渐变浅的移行规律，V_5 的 R 波一般高于 V_6 的 R 波。其中，V_1、V_2 导联多呈 rS 型，R/S＜1。V_5、V_6 导联的 QRS 波群可呈 qR、qRs、Rs 或 R 型，R/S＞1；V_3、V_4 导联多呈过渡区波形，R/S≈1。在肢体导联，Ⅰ、Ⅱ、aVF 导联的 QRS 波群主波方向一般向上，Ⅲ 导联的 QRS 波群主波方向多变。aVR 导联的 QRS 波群主波方向向下。

3. 振幅　在胸导联，正常人 V_1 导联的 R 波一般不超过 1.0 mV，R_{V_1}＋S_{V_5}≤1.2 mV；V_5、V_6 导联的 R 波一般不超过 2.5 mV，R_{V_5}＋S_{V_1}≤4.0 mV（男性）或 3.5 mV（女性）。在肢体导联，正常人的 R 波在 Ⅰ 导联一般小于 1.5 mV，在 aVR 导联一般小于 0.5 mV，aVL 导联小于 1.2 mV，aVF 导联小于 2.0 mV；$R_Ⅰ$＋$R_Ⅲ$≤2.5 mV。

6 个肢体导联的 QRS 波群其正向波与负向波振幅的绝对值相加一般不应都小于 0.5 mV，6 个胸导联的 QRS 波群其正向波与负向波振幅的绝对值相加一般不应都小于 0.8 mV，否则称为低电压。

4. R 峰时间　R 峰时间指 QRS 波群起点与 R 波顶端垂直线的间距，反映心室激动自心内膜传至心外膜的时间。如有 R′波，则应测量至 R′波峰；如 R 峰呈切迹，应测量至切迹第二峰。正常成人 V_1、V_2 导联的 R 峰时间不超过 0.04 s，V_5、V_6 导联不超过 0.05 s。

5. Q 波　除 Ⅲ、aVR 导联外，正常人的 Q 波时间不超过 0.03 s，Ⅲ 导联 Q 波时间可达 0.04 s，aVR 导联可出现较宽的 Q 波或呈 QS 型。正常人 Q 波的振幅均应小于同导联 R 波的 1/4。在正常情况下，V_1、V_2 导联不应出现 Q 波，但偶尔可呈 QS 型。

(四) ST 段

正常情况下，ST 段多为一等电位线，有时亦可有轻微的偏移，但在任一导联，ST 段压低一般不超过 0.05 mV；ST 段上移在 V_1～V_2 导联一般不超过 0.3 mV，V_3 导联不超过 0.5 mV，在 V_4～V_6 导联和肢体导联不超过 0.1 mV。

(五) T 波

1. 形态　T 波形态圆钝，双支不对称，升支斜度较缓而降支斜度稍陡峭。在正常情况下，T 波方向大多与 QRS 波群的主波方向一致，在 Ⅰ、Ⅱ、V_4～V_6 导联向上，aVR 导联向下，Ⅲ、aVL、aVF、V_1～V_3 导联可向上、向下或双向。若 V_1 的 T 波向上，则 V_2～V_6 导联就不应再向下。

2. 振幅　正常情况下，除 Ⅲ、aVL、aVF、V_1～V_3 导联外，其他导联 T 波振幅不应低于同导联 R 波的 1/10。T 波在胸导联振幅有时可高达 1.2～1.5 mV，尚属正常。

(六) Q-T 间期

Q-T 间期的长短与心率快慢密切相关。心率越快，Q-T 间期越短，反之则越长。当心率在 60～100 次/分时，Q-T 间期的正常范围为 0.32～0.44 s。由于 Q-T 间期受心率影响很大，所以常用校正的 Q-T 间期（Q-Tc），通常采用 Bazett 公式计算：$Q\text{-}Tc＝Q\text{-}T/\sqrt{R\text{-}R}$。Q-Tc 就是 R-R 间期为 1 s（心率 60 次/分）时的 Q-T 间期。传统的 Q-Tc 的正常上限值设为 0.44 s，超过此限即认为 Q-T 间期延长。近年推荐的 Q-T 间期延长标准为男性 Q-Tc≥0.45 s，女性 Q-Tc≥0.46 s。

(七) U 波

U 波的形态为前半部斜度较陡而后半部斜度稍缓，与 T 波形态相反。U 波方向大体与 T 波相一致。在胸导联较易发现,以 $V_2 \sim V_3$ 导联较为明显。U 波明显增高常见于低钾血症,倒置可见于高血压和冠心病。

思考与练习

思考与练习
参考答案

一、单选题

1. 正常心电图中,P 波方向必定向下的导联是(　　)。

A. Ⅰ 导联　　　　　　　　　B. Ⅱ 导联　　　　　　　　　C. aVR 导联

D. aVF 导联　　　　　　　　E. $V_4 \sim V_6$ 导联

2. 正常心电图中,P 波代表(　　)。

A. 左心房除极　　　　　　　B. 右心房除极　　　　　　　C. 左、右心房除极

D. 窦房结除极　　　　　　　E. 房室结除极

3. 心电图上代表心室除极和复极全过程所需的时间的是(　　)。

A. P-R 间期　　　　　　　　B. QRS 波群　　　　　　　　C. ST 段

D. Q-T 间期　　　　　　　　E. R-R 间期

4. QRS 波群只表现为一个向下的波群时,应命名为(　　)。

A. S 波　　　　B. Q 波　　　　C. QS 波　　　　D. qS 波　　　　E. qR 波

5. 心电图上 R-R 间期平均为 15 小格,其心率为每分钟(　　)。

A. 60 次　　　　B. 65 次　　　　C. 70 次　　　　D. 75 次　　　　E. 100 次

6. 正常人胸 $V_1 \sim V_6$ 导联,R 波移行趋势为(　　)。

A. 逐渐升高

B. 逐渐降低

C. 一样高

D. $V_1 \sim V_3$ 逐渐降低,$V_4 \sim V_6$ 逐渐增高

E. $V_1 \sim V_3$ 逐渐增高,$V_4 \sim V_6$ 逐渐降低

7. 心电图上 U 波明显增高临床上见于(　　)。

A. 高钾血症　　　　　　　　B. 低钾血症　　　　　　　　C. 高钙血症

D. 低钙血症　　　　　　　　E. 低镁血症

8. 做心电图检查时,国内一般采用的走纸速度为(　　)。

A. 15 mm/s　　　　　　　　B. 25 mm/s　　　　　　　　C. 50 mm/s

D. 20 mm/s　　　　　　　　E. 10 mm/s

二、填空题

1. P-R 间期代表_____,正常范围为_____。

2. QRS 波群代表_____,正常范围为_____。

三、名词解释

Q-T 间期

四、简答题

简述正常心电图各波段的意义与正常值。

（常秀春）

Note

任务三　异常心电图

情景描述

患者，女，56岁，渐进性劳力性呼吸困难4年，加重伴双下肢水肿1个月。患者10年前易患感冒，在剧烈体力活动时感到呼吸困难、心慌，休息后有所好转。4年前，自觉体力日渐下降，稍微活动即感气短、胸闷，夜间时有憋醒，无心前区痛。1个月前感冒后频繁咳嗽，咳白色黏痰，偶有痰中带血，气促明显，不能平卧，尿少，颜面及两下肢水肿，心电图示"心律失常伴心房颤动"，以"左心衰竭"收治入院。

患者既往有高血压史，未规律治疗。4年前有阵发心悸、气短。有长期慢性咳嗽、咳痰史；吸烟40年，少量饮酒。

查体：T 37.2 ℃，P 73次/分，R 21次/分，BP 161/96 mmHg，神志清，烦躁不安，口唇轻度发绀，颈静脉充盈，皮肤湿冷，端坐呼吸；两肺叩诊音清，左肺可闻及湿啰音，心界向两侧扩大，心律不齐，心尖部可闻及Ⅲ/5级舒张中晚期隆隆样杂音；腹软，肝肋下2.5 cm，有压痛，肝颈静脉反流征（＋）；双下肢明显凹陷性水肿。

入院后给予吸氧、心电监护，建立静脉通路，遵医嘱对症治疗。

思考问题：

1. 患者可能出现的问题是什么？患者目前首要的护理问题是什么？
2. 患者的心电图有何异常？

序号	任务内容
1	说出心房颤动的心电图表现
2	说出常见的心律失常

一、心房、心室肥大

心房、心室肥大由心房、心室负荷过重致心肌肥厚与心腔扩张所引起，是器质性心脏病常见的结果。

（一）心房肥大

心房肥大时大多数表现为心房的扩张而较少表现为心房肥厚。由于心房扩张与肥厚，导致整个心房除极综合向量增大，引起P环增大，P环运行时间延长。心电图上主要表现为P波振幅、P波时间及形态的改变（图6-15）。

1. 右心房肥大　窦房结位于右心房上部，故正常情况下右心房先除极，左心房后极。当右心房肥大时，除极时间延长，往往与稍后除极的左心房时间重叠，故总的心房除极时间并未延长，心电图主要表现为心房除极波振幅增高（图6-16）。主要特征如下：

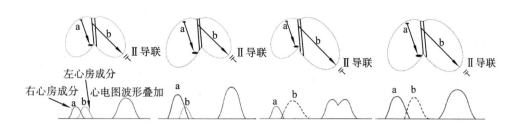

图 6-15　心房肥大与 P 波表现

（a）正常心房；（b）右心房肥大；（c）左心房肥大；（d）双心房肥大

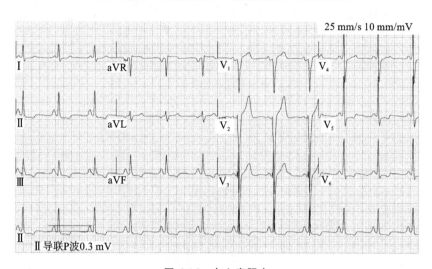

图 6-16　右心房肥大

（1）P 波尖而高耸，Ⅱ、Ⅲ、aVF 导联振幅≥0.25 mV，V_1、V_2 导联振幅≥0.15 mV。

（2）P 波时间多正常，≤0.11 s。

（3）P 波电轴右偏，在＋75°～＋90°。

（4）此类 P 波改变，多见于慢性肺源性心脏病、肺动脉高压患者，因而称为"肺型 P 波"。

知识拓展

　　P 波终末电势（Ptf）是指将 V_1 负向 P 波的时间乘以负向 P 波振幅。正常人群 Ptf V_1（绝对值）≤0.02 mm·s。当 Ptf V_1（绝对值）≥0.04 mm·s 时，为病理性改变，多反映左心房负荷过重、左心房充盈增加等。

2. 左心房肥大　　由于左心房后除极，当左心房肥大时，心电图主要表现为心房除极时间延长（图 6-17）。主要特征如下：

（1）P 波增宽，其时间≥0.12 s，P 波常呈双峰型，峰间距≥0.04 s，以Ⅰ、Ⅱ、aVL、V_4～V_6 导联明显。

（2）左心房肥大时，Ptf V_1（绝对值）≥0.04 mm·s。

（3）此类 P 波改变，多见于风湿性心脏病（二尖瓣狭窄）、高血压性心脏病、急性左心衰竭等，因而称为"二尖瓣型 P 波"。

3. 双心房肥大　　双心房肥大时心电图（图 6-18）特征如下：

（1）P 波增宽，其时间≥0.12 s，呈双峰切迹，两峰距≥0.04 s。

6-3-2

护考相关

在线答题

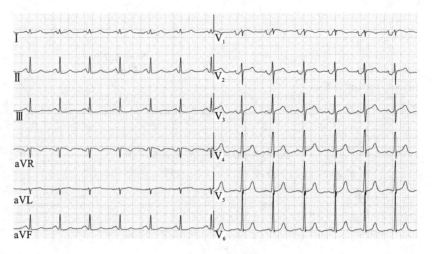

图 6-17 左心房肥大

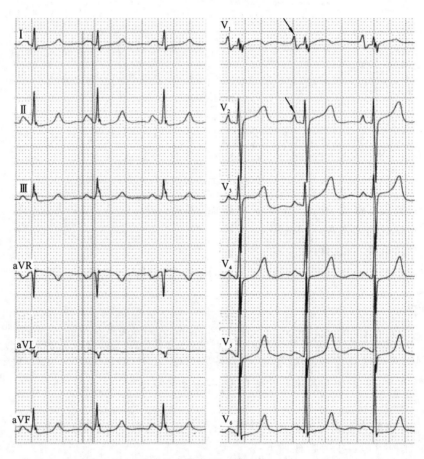

图 6-18 双心房肥大

（2）P 波振幅增高：Ⅱ、Ⅲ、aVF 导联振幅≥0.25 mV，V_1、V_2 导联振幅≥0.15 mV。

（3）Ptf V_1（绝对值）可增大。

需要指出的是，上述所谓"肺型 P 波"及"二尖瓣型 P 波"，并非慢性肺源性心脏病及二尖瓣疾病所特有，部分交感神经兴奋，吸烟者等可出现"肺型 P 波"，房内传导阻滞可出现"二尖瓣型 P 波"。故它们二者不能称为具有特异性病因学诊断意义的心电图改变。

（二）心室肥大

心室扩大和/或肥厚由心室（舒张期和/或收缩期）负荷过重引起，是器质性心脏病的常见后果。压力负荷过重者以心室肥厚为主，容量负荷过重者以心室扩大为主。一般认为其心电的改变与下列因素有关：①心肌纤维增粗、截面积增大，心肌除极产生的电压增高；②心室壁增厚、心室腔扩大以及由心肌细胞变性所致传导功能低下，使心肌激动的总时程延长；③心室壁肥厚、劳损以及相对供血不足引起心肌复极顺序发生改变。

上述心电变化可以作为诊断心室肥大的重要依据，但心电图在诊断心室肥大方面仍存在一定的局限性。主要原因：①来自左、右心室肌相反方向的心电向量进行综合时，有可能互相抵消而失去各自的心电图特征，以致难以做出肯定诊断；②除心室肥大外，同样类型的心电图改变尚可由其他因素引起。因此，做出心室肥大诊断时，需结合临床资料及其他检查结果，通过综合分析，才能得出正确结论。

1. 左心室肥大　正常左心室的位置位于心脏的左后方，且左心室壁明显厚于右心室壁，故正常时心室除极综合向量表现为左心室占优势的特征。左心室肥大时，可使左心室优势更为突出，引起面向左心室的导联（Ⅰ、aVL、V_5 和 V_6）其 R 波振幅增大，而面向右心室的导联（V_1 和 V_2）则出现较深的 S 波。左心室肥大心电图（图 6-19）主要特征如下：

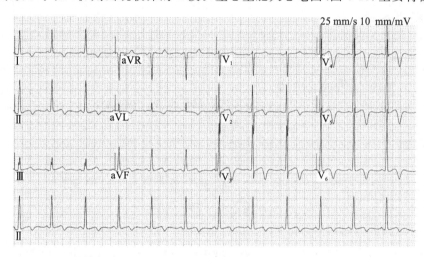

图 6-19　左心室肥大

（1）QRS 波群电压增高，常见的左心室高电压表现如下。

胸导联：R_{V_5} 或 $R_{V_6}>2.5$ mV；$R_{V_5}+S_{V_1}>4.0$ mV（男性）或 3.5 mV（女性）。

肢体导联：$R_Ⅰ+S_Ⅲ>2.5$ mV，$R_{aVL}>1.2$ mV；$R_Ⅰ>1.5$ mV，$R_{aVF}>2.0$ mV。

Cornell 标准：$R_{aVL}+S_{V_3}>2.8$ mV（男性）或 2.0 mV（女性）。

（2）可出现电轴轻度左偏。

（3）QRS 波群时间轻度增宽到 0.10～0.11 s，但一般仍小于 0.12 s。

（4）ST-T 改变：在 R 波为主的导联出现 ST 段压低，伴 T 波低平、双向或倒置；在以 S 波为主的导联（如 V_1 导联）出现 ST 段抬高，伴 T 波直立。

2. 右心室肥大　右心室壁厚度仅为左心室壁的 1/3，只有当右心室肥大明显时，才会使综合向量由左心室优势转为右心室优势，并导致面向右心室导联（V_1、aVR）的 R 波增高，而面向左心室导联（Ⅰ、aVL、V_5）的 S 波变深。右心室肥大心电图（图 6-20）主要特征如下。

（1）QRS 波群电压增高，常见的右心室高电压表现如下。

重点：
心室肥大的心电图表现

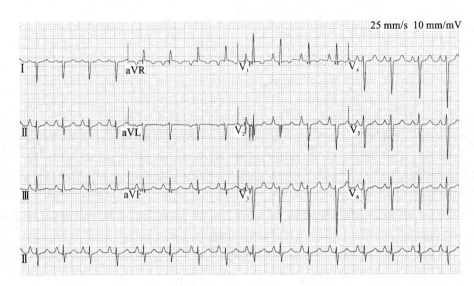

25 mm/s 10 mm/mV

图 6-20　右心室肥大

胸导联：$R_{V_1}>1.0$ mV；V_1 导联 $R/S\geqslant1$；$R_{V_1}+S_{V_5}>1.2$ mV；显著顺钟向转位；$V_1\sim V_6$ 导联均呈 rS 型。

肢体导联：aVR 导联 $R/S\geqslant1$；$R_{aVR}>0.5$ mV。

（2）电轴右偏$\geqslant+110°$，是诊断右心室肥大的重要条件之一。

（3）V_1 导联心室壁激动时间>0.03 s。

（4）继发性 ST-T 改变，$V_1\sim V_3$ 导联 ST 段压低及 T 波倒置。

知识拓展

室壁激动时间（VAT）是指由 QRS 波群起点到 R 波波峰至基线的垂线之间的水平距离。一般测量 V_1、V_5 导联，分别表示右心室、左心室室壁激动时间。

虽然心电图对诊断明显的右心室肥大准确性较高，但敏感性较低。诊断右心室肥大时，V_1 导联高 R 波及电轴右偏作为重要指标，但临床上尚有许多疾病可引起上述指标的异常，应加以鉴别。一般来说，阳性指标越多，则诊断的可靠性越高。

3. 双心室肥大　与诊断双心房肥大不同，双心室肥大的心电图表现并不是简单地把左、右心室异常表现相加，其心电图（图 6-21）可出现下列情况。

（1）呈现大致正常心电图：由于双侧心室电压同时增高，增加的除极向量方向相反，互相中和抵消。

（2）单侧心室肥大心电图：只表现出一侧心室肥大，而另一侧心室肥大的图形被掩盖。

（3）典型双心室肥大心电图：既表现右心室肥大的心电图特征（如 V_1 导联 R 波为主，电轴右偏等），又存在左心室肥大的某些征象（如 V_5 导联 $R/S>1$，R 波振幅增高等）。

二、急性心肌缺血、心肌梗死

急性心肌梗死是冠状动脉急性、持续性缺血缺氧所引起的心肌坏死。绝大多数心肌梗死是在冠状动脉粥样硬化的基础上发生完全性或不完全性闭塞所致。除了出现临床症状及心肌坏死标志物升高外，心电图可出现特征性改变。心肌梗死的范围及严重程度

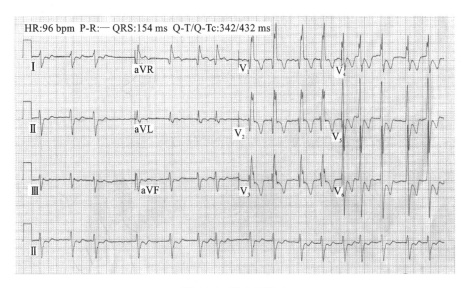

HR:96 bpm P-R:— QRS:154 ms Q-T/Q-Tc:342/432 ms

图 6-21 双心室肥大

主要取决于冠状动脉阻塞的部位、程度、速度及侧支循环建立的情况。心肌梗死的部位大多在左心室、心室间隔或右心室与左心室毗邻之处,右心室梗死较少见,心房梗死偶见。

(一) 基本图形

冠状动脉发生阻塞后,随着时间的推移,心肌相继出现缺血、损伤,甚至坏死,在心电图上可先后出现缺血、损伤和坏死三种类型的图形改变。

1. 缺血型改变 缺血型改变是心肌梗死最早出现在心电图上的改变,在心肌持续严重缺血和胸痛发作的同时,或其后几分钟至几小时内出现。主要表现为 T 波改变(图6-22)。

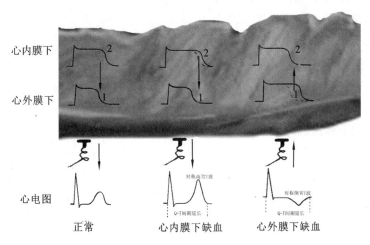

图 6-22 缺血心肌的 T 波改变机制

(1) T 波高大直立:若心内膜下心肌缺血,心内膜的心肌复极时间较心外膜正常心肌延迟,致使 T 波向量幅度增加而方向不变,出现与 QRS 波主向量一致的狭长 T 环。T 波表现高耸,基底部较窄,双肢对称,电压增高,称"高尖(耸)T 波"。例如,下壁心内膜部分心肌缺血时,在心电图上 II、III、aVF 导联可出现高大直立的 T 波。

(2) T 波倒置:若心外膜部分的心肌发生缺血,则可引起心肌复极顺序的逆转,即转为心内膜复极在先而心外膜复极在后。心电图上出现与正常方向相反的 T 波向量。T

波表现为倒置、尖深、双支对称,称"冠状 T 波"。例如,前壁心外膜下缺血时,胸导联可出现 T 波倒置。

（3）T 波低平或双向:心脏双侧对应部位心内膜下心肌均缺血,或心内膜和心外膜下心肌同时缺血时,心肌上述两种心电向量的改变可综合出现,部分相互抵消,此时,心电图即表现为 T 波低平、双向。

2. 损伤型改变　由于缺血时间逐渐延长,缺血程度进一步加重,就会出现"损伤型"图形改变。主要表现为面向损伤心肌的导联出现 ST 段改变(图 6-23)。

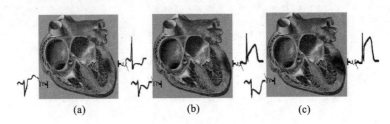

（a)　　　　　　（b)　　　　　　（c)

图 6-23　心肌损伤出现的 ST 段改变
(a)心内膜下损伤;(b)心外膜下损伤;(c)透壁性损伤

（1）心内膜下心肌损伤时,出现 ST 段压低(≥0.05 mV)。

（2）心外膜下心肌损伤(包括透壁性心肌缺血)时,引起 ST 段抬高,大于正常。

3. 坏死型改变　心肌进一步的缺血导致细胞变性、坏死。坏死部位心肌不再产生心电向量,而正常心肌仍旧照常除极,产生一个与梗死部位相反的综合向量。坏死型改变主要表现为面向坏死区的导联出现异常 Q 波,即 Q 波时间≥0.04 s,振幅≥1/4 R 波。坏死层穿透整个心室壁,还可表现为异常 QS 波。

上述心电图改变系冠状动脉粥样硬化性心脏病所致心肌梗死的非特异性表现。临床上引起心肌缺血的原因有很多,除冠状动脉粥样硬化(最常见)外,还包括贫血、炎症、痉挛、栓塞、结缔组织疾病、创伤和先天性畸形等。这些原因均可导致出现心肌缺血心电图改变,即缺血型改变(T 波异常)和损伤型改变(ST 段异常),一般极少出现心肌坏死。

（二）心肌梗死心电图图形演变与分期

难点:
心肌梗死心电图
图形的演变与分期

急性心肌梗死发生后,随着心肌缺血、损伤、坏死的发展和恢复,心电图的变化呈现一定的演变规律。根据心电图图形的演变过程和演变时间,心肌梗死可分为超急性期、急性期、近期(亚急性期)、陈旧期(愈合期)等四期(图 6-24)。

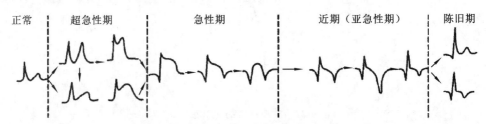

正常　　超急性期　　　　急性期　　　　近期（亚急性期)　　陈旧期

图 6-24　典型心肌梗死心电图图形演变及分期

1. 超急性期　急性心肌梗死发生数分钟后,首先出现短暂的心内膜下心肌缺血。心电图上出现高大的 T 波,随即出现 ST 段呈斜型抬高,与高耸直立的 T 波相连。还可见 QRS 波群振幅增高,轻度增宽,但尚未出现异常 Q 波。临床上多因持续时间太短而不易被记录到。此期若治疗及时可避免发展为心肌梗死或使已发生梗死的范围趋于缩小(图 6-25)。

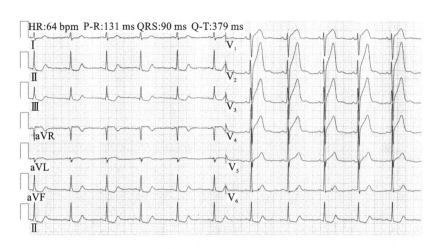

图 6-25　心肌梗死超急性期

2. 急性期　此期开始于梗死后数小时或数日,可持续数周。出现损伤合并坏死图形,ST 段呈弓背向上型抬高,继而逐渐下降;面向坏死区的导联的 R 波振幅降低或消失,出现异常 Q 波或 QS 波;T 波由直立变为倒置并逐渐加深。缺血型 T 波倒置、损伤型 ST 段抬高及坏死型 Q 波在此期可并存(图 6-26)。

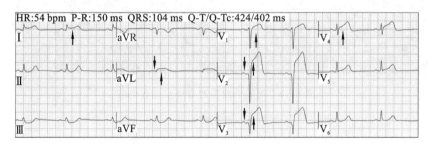

图 6-26　心肌梗死急性期

3. 近期(亚急性期)　出现于梗死后数周至数月。此期以坏死及缺血图形为主要特征。坏死型 Q 波持续存在,抬高的 ST 段恢复至基线,缺血型 T 波由倒置较深逐渐变浅(图 6-27)。

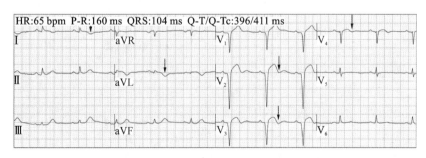

图 6-27　心肌梗死亚急性期

4. 愈合期(陈旧期)　常出现于心肌梗死 3～6 个月或更久。ST 段或 T 波恢复正常或 T 波持续倒置、低平,残留坏死型 Q 波(图 6-28)。

(三)心肌梗死的定位诊断

心肌梗死心电图传统定位分类主要根据坏死型图形(异常 Q 波或 QS 波)出现的导联而确定。根据心电图导联的相对应关系,对心肌梗死的部位进行分类(图 6-29)。发生

难点:

心肌梗死的心电

图定位诊断

Note

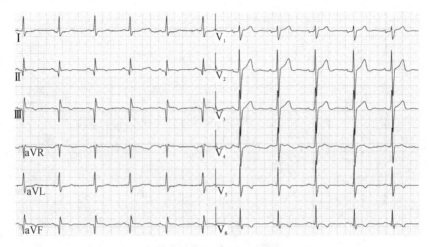

图 6-28 心肌梗死愈合期

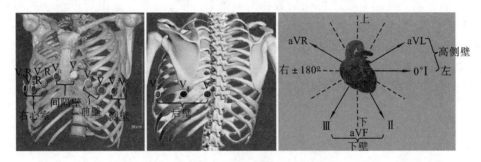

图 6-29 体表心电图对应心肌梗死部位

心肌梗死的部位多与冠状动脉分支的供血区域有关。如急性下壁心肌梗死时,在Ⅱ、Ⅲ、aVF 导联出现异常 Q 波或 QS 波(图 6-30);急性广泛前壁心肌梗死时,在 $V_1 \sim V_6$ 导联出现异常 Q 波或 QS 波(图 6-31);急性前间壁心肌梗死时,在 $V_1 \sim V_3$ 导联出现异常 Q 波或 QS 波(图 6-32)。具体定位诊断方法见表 6-3。在急性心肌梗死发病早期(数小时内),尚未出现坏死型 Q 波,心肌梗死的部位可根据 ST 段抬高或压低,以及 T 波异常(增高或深倒置)出现在哪些导联来辅助诊断。

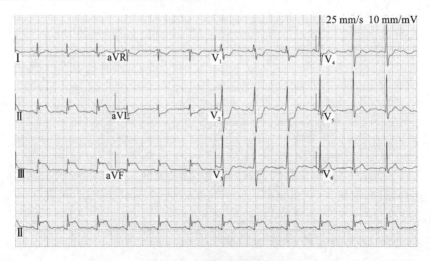

图 6-30 急性下壁心肌梗死

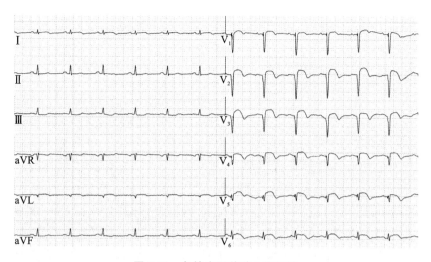

图 6-31　急性广泛前壁心肌梗死

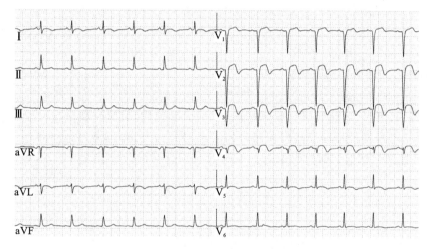

图 6-32　急性前间壁心肌梗死

表 6-3　心肌梗死的心电图定位诊断

导　联	前间壁	前　壁	前侧壁	高侧壁	广泛前壁	下　壁	后　壁
V_1	+				+		
V_2	+				+		
V_3	+	+			+		
V_4		+	±		+		
V_5		±	+		+		
V_6			+		+		
V_7							+
V_8							+
V_9							+
I				+	±		
aVL				+	±		

续表

导　联	前间壁	前　壁	前侧壁	高侧壁	广泛前壁	下　壁	后　壁
Ⅱ						＋	
Ⅲ						＋	
aVF						＋	

注：＋表示该导联出现坏死型图形，±表示该导联可能出现坏死型图形。

（四）心肌梗死心电图临床评估价值

2007年10月发布的最新全球心肌梗死统一定义(新的诊断标准)明确指出，急性心肌梗死的诊断应以心肌坏死标志物(尤其是肌钙蛋白)升高为基础，结合临床(胸痛症状)、心电图、影像学检查可做出诊断。其突出了心肌坏死标志物特殊的诊断地位，提高了心肌梗死的诊断敏感性与特异性，但心肌仅缺血尚未坏死时，血清肌钙蛋白水平改变不大，并且检测过程需一定时间。

心肌梗死是临床急症，其早期诊断与鉴别诊断具有重要的临床意义。在急性心肌梗死早期，心电图已出现特征性的动态变化。因此，迄今为止，心电图仍是心肌梗死诊断最重要、最常用的检查方法。急性心肌梗死的生存率取决于发病最初的心电图诊断，对初始治疗有极其重要的指导作用。

心肌梗死早期溶栓治疗时机的选择非常重要，冠状动脉阻塞后心肌能存活2~3 h，最长可达6 h，因此，溶栓治疗的最佳时间是发病后6 h内，有研究显示6 h内溶栓再通率为86.4%。心电图的早期诊断可指导早期治疗，溶栓治疗越早，冠状动脉再通率越高，并发症越少，死亡率越低。通过心电图检查还可判断造成心肌梗死的血管，指导快速、针对性的介入治疗。心肌梗死超急性期出现特征性T波高耸是进行心肌再灌注的最佳时机，应在诊断后30 min内完成溶栓。有条件可急行经皮冠状动脉介入(PCI)手术的，应在60 min内到达导管室。

心电图检查应贯穿心肌梗死整个过程，它是评价心肌梗死治疗效果、预后的重要手段。如根据ST段的迅速回落以及再灌注心律失常的出现判断再灌注治疗是否成功的表现。急性心肌梗死后恢复期，运动试验心电图可指导康复治疗，了解患者体力活动耐受量。

心电图诊断心肌梗死的缺点：心电图诊断心肌梗死的特异性高，但敏感性不如心肌坏死标志物的动态改变。在尸检证实的心肌梗死病例中，约30%生前心电图未显示特征性改变。心内膜下心肌梗死(非ST段抬高型心肌梗死)、伴有完全性左束支传导阻滞时的心肌梗死、局灶性心肌梗死、原部位多次发生的心肌梗死、某些特定部位的心肌梗死，均不能单纯依靠心电图来确诊，需要结合血清酶学和心肌坏死标志物的测定、超声心动图、放射性核素显像等无创快捷的手段，并结合临床表现来明确急性心肌梗死的诊断。

三、心律失常

（一）心律失常概述

1. 心律失常产生的机制与分类　心脏正常节律起源于窦房结，并按正常传导系统顺序激动心房和心室。如果心脏激动的起源异常和(或)传导异常，称为心律失常。心律失常可由以下原因引起：①激动起源异常，可分为两类，一类为窦房结起搏点本身激动的程序与规律异常，另一类为心脏激动全部或部分起源于窦房结以外的部位，称为异位节律，

重点：
心律失常产生的机制

异位节律又分为主动性和被动性。②激动传导异常,最常见的一类为传导阻滞,包括传导延缓或传导中断;另一类为激动传导通过房室之间的附加异常旁路,使心肌某一部分提前激动,属传导途径异常。③激动起源异常和激动传导异常同时存在,相互作用,可引起复杂的心律失常表现。心律失常分类方法众多,最常用的是按心律失常的发病机制进行分类(图6-33)。

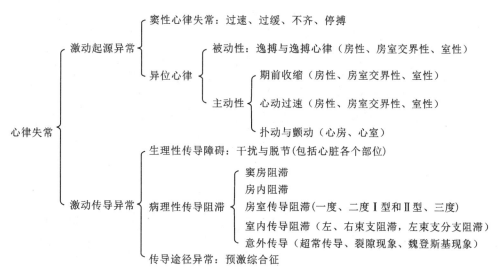

图6-33　心律失常分类

2. 窦性心律　凡激动起源于窦房结,心电图呈窦性P波的节律,称为窦性心律。窦性心律属于正常节律。一般心电图机描记不出窦房结激动电位,都是以窦性激动发出后引发的心房激动波P波特点来推测窦房结的电活动。窦性心律的心电图特点:P波规律出现,且P波形态正常表明激动来自窦房结(即P波在Ⅰ、Ⅱ、aVF、V₅和V₆导联直立,在aVR导联倒置)。正常人窦性心律的频率呈生理性波动,传统上静息心率的正常范围一般为60～100次/分。婴幼儿和儿童心率较快,老年人心率偏慢。

（二）常见心律失常

1. 窦性心律失常

（1）窦性心动过速:成人窦性心律的频率＞100次/分,但一般＜160次/分(图6-34)。窦性心动过速常见于运动、精神紧张、发热、甲状腺功能亢进、贫血、失血、应用拟肾上腺素类药物等情况。

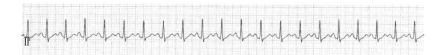

图6-34　窦性心动过速

（2）窦性心动过缓:窦性心律的频率＜60次/分(图6-35)。窦性心动过缓常见于窦房结功能障碍、颅内压增高、甲状腺功能减退、服用某些药物(如β受体阻滞剂)等情况,也可见于老年人和运动员。

（3）窦性心律不齐:在同一心电图导联上窦性P波不匀齐出现,P-P间期互差大于0.12 s(图6-36)。与呼吸周期有关的心律不齐,称呼吸性窦性心律不齐,常见于青少年,多无临床意义。与呼吸无关的心律不齐,称非呼吸性窦性心律不齐,它是指窦房结发放冲动不规则,多见于心脏疾病患者。两者可按屏住呼吸检查心电图是否异常加以区分。

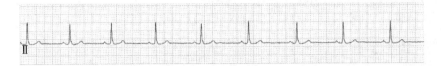

图 6-35　窦性心动过缓

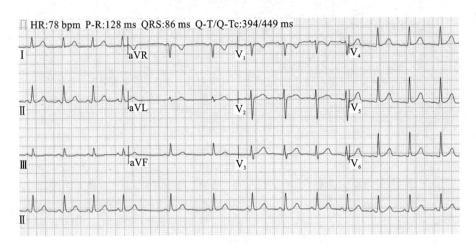

图 6-36　窦性心律不齐

(4) 窦性停搏:亦称窦性静止,是指在规律的窦性心律中,有时因迷走神经张力增高或窦房结功能障碍,在一段时间内窦房结停止发放激动(图 6-37)。心电图上可见规则的P-P 间期中突然出现 P 波脱落,形成长 P-P 间期,且长 P-P 间期与正常 P-P 间期不呈倍数关系,其后可出现逸搏或逸搏心律。

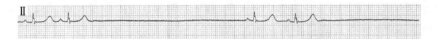

图 6-37　窦性停搏

(5) 病态窦房结综合征(SSS):简称病窦,是指窦房结及其周围组织的器质性病变引起 P 细胞减少,导致窦性激动形成或传导功能障碍所产生的一系列缓慢性心律失常,常引起头晕、黑矇、晕厥等临床表现。其心电图(图 6-38)特征如下:

①持续的窦性心动过缓,心率<50 次/分,用阿托品等药物不易纠正。

②窦性停搏或窦房传导阻滞。

③房性或房室交界性逸搏心律。

④在显著窦性心动过缓基础上,出现慢-快综合征。

2. 期前收缩　期前收缩又称过早搏动,是指起源于窦房结以外的异位起搏点提前发出的激动。产生机制:①折返激动;②触发活动;③异位起搏点的兴奋性增高。根据异位起搏点的位置不同又分为房性、房室交界性、室性期前收缩三种类型。其中以室性期前收缩最为常见,房性次之,房室交界性较少见。

相关知识点:联律间期是指异位搏动与其前窦性搏动之间的时距。房性期前收缩的联律间期应从异位 P′波起点测量至其前窦性 P 波起点,而室性早搏的联律间期应从异位搏动的 QRS 波起点测量至其前窦性 QRS 波起点。

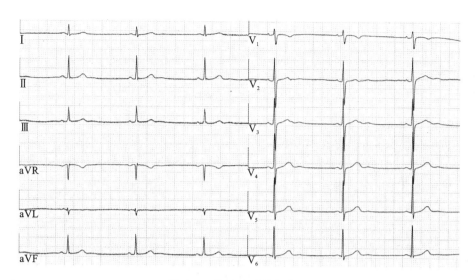

图 6-38　病态窦房结综合征

　　相关知识点：代偿间歇是指期前收缩出现的异位搏动代替一个正常窦性搏动，其后出现一个比正常心动周期长的间歇。由于房性异位激动常易侵入窦房结，引起窦房结节律重整，使其提前释放激动，因此，房性期前收缩多为不完全代偿间歇；而房室交界性与室性早搏，距窦房结较远，不易侵入窦房结，并且预先激动房室交界区，使接踵而至的窦性搏动不能下传，表现为完全代偿间歇（图 6-39）。

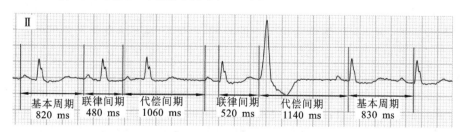

图 6-39　期前收缩代偿间歇

　　（1）房性期前收缩：心房内异位起搏点在窦房结激动未到达时首先发生激动。其心电图（图 6-40）特征如下：

　　①提前出现的异位 P 波，其形态与窦性 P 波不同。

重点：

期前收缩心电图的表现

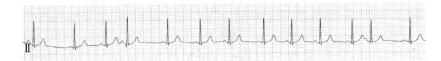

图 6-40　房性期前收缩

②P'-R 间期＞0.12 s。

③QRS 波群后大多为不完全代偿间歇。

（2）房室交界性期前收缩：房室交界区异位起搏点在窦房结激动未到达时首先发生激动。其心电图（图 6-41）表现如下：

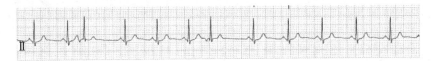

图 6-41　房室交界性期前收缩

①提前出现的室上性 QRS-T 波群，其前无窦性 P 波。QRS 波群形态与正常窦性 QRS 波群基本相同。

②若出现逆行 P'波，P'波在 Ⅱ、Ⅲ、aVF 导联倒置，aVR 导联直立。

③P'-R 间期＜0.12 s 或 R-P'间期＜0.20 s。

④多为完全代偿间歇。

（3）室性期前收缩：由心室中的某一个异位起搏点在窦房结的激动未到达之前提前发生激动，引起心室除极。其心电图（图 6-42）表现如下：

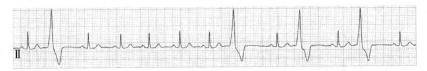

图 6-42　室性期前收缩

①提前出现的 QRS 波群，其前无相关的 P 波。

②QRS 波群形态宽大畸形，时间常大于 0.12 s。

③ST-T 与 QRS 波群的主波方向相反。

④多为完全代偿间歇。

⑤期前收缩可频发呈二联律、三联律、四联律。

重点：
阵发性心动过速
的心电图表现

3. 阵发性心动过速　异位性心动过速是指异位节律点兴奋性增高或折返激动引起的快速异位心律，是一种阵发性快速匀齐的心律，其特征是突然发作和突然停止。根据异位节律点的部位不同，异位性心动过速可分为房性、房室交界性、室性心动过速，因房性与房室交界性心动过速有时难以区别，常统称为室上性心动过速。

（1）阵发性室上性心动过速（PSVT）：起源于心房或房室交界区的心动过速，大多数由折返激动所致，少数由自律性增加和触发活动引起，心电图上表现为连续发生的 3 个或 3 个以上房性或房室交界性期前收缩。其心电图（图 6-43）特征如下：

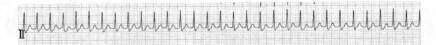

图 6-43　阵发性室上性心动过速

①连续出现的快而匀齐的 QRS 波群,心率多为 140～220 次/分,节律规整。

②QRS 波群形态与窦性相同,时间一般小于 0.12 s。

③具有突发、突止的特点。

(2) 室性心动过速(VT):发生在希氏束分叉以下束支、心肌传导纤维、心室肌的快速性心律失常,心电图上表现为连续发生的 3 个或 3 个以上室性期前收缩。其心电图(图 6-44)特征如下:

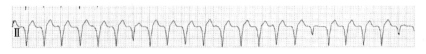

图 6-44　室性心动过速

①连续出现 3 个或 3 个以上宽大畸形的 QRS 波群,QRS 时间≥0.12 s,R-R 间期略有不齐,频率为 100～200 次/分。

②房室分离,P 波与 QRS 波群之间无固定关系。

③心房律较心室律缓慢,有时可见心室夺获或形成室性融合波。

4. 扑动与颤动　扑动、颤动可出现于心房或心室,主要由心肌的兴奋性增高,不应期缩短,伴有一定的传导障碍,形成环形激动及多发微折返所致。

(1) 心房扑动(AF):心房扑动的发生机制为房内大折返环路激动。其心电图(图 6-45)特征如下:

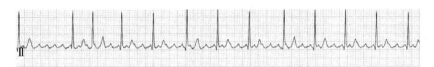

图 6-45　心房扑动

①P 波消失,代之以形态相同、振幅相等、节律匀齐,呈锯齿状或波浪状的 F 波,频率为 250～350 次/分。

②F 波间无等电位线。

(2) 心房颤动(Af):最常见的持续性心律失常,多与心房扩大和心肌受损有关,心房颤动时心房丧失收缩功能。其由多个小折返激动所致。其心电图(图 6-46)特征如下:

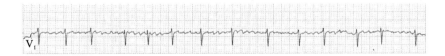

图 6-46　心房颤动

①P 波消失,代之以大小不等、形状各异、间距不均的 f 波,频率为 350～600 次/分。

②R-R 间期绝对不等,f 波之间无等电位线。

(3) 心室扑动(VF):心室扑动是心室肌产生环形激动的结果。其心电图(图 6-47)特征如下:无正常 QRS-T 波群,代之以匀齐的、连续较大的正弦样波,频率为 200～250 次/分。

(4) 心室颤动(Vf):心室颤动往往是心脏停搏前的短暂征象,心电图(图 6-47)特征如下:QRS-T 波群完全消失,代之以形态、大小不等,极不匀齐的颤动波,频率为 200～500 次/分。

心室扑动与心室颤动是严重的异位心律,心室丧失有效的整体收缩能力,而被各部

重点:
心房扑动与心房颤动的心电图特征

重点:
心室扑动与心室颤动的心电图特征

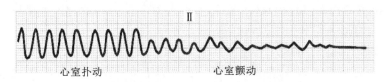

图 6-47　心室扑动与心室颤动

心肌快而不协调的颤动所代替。两者对血流动力学的影响均相当于心室停搏。心室扑动常为心室颤动的前奏，也常是临终前的一种致命性心律失常。

5. 房室传导阻滞　心脏的传导阻滞是指心脏内传导系统的病理状态，使激动在传导过程中发生障碍或时间延长，在心电图上出现特征性表现。传导阻滞按发生的部位可分为窦房传导阻滞、房内阻滞、房室传导阻滞和室内阻滞。按阻滞的程度可分为一度（传导延缓）、二度（部分激动传导中断）、三度（传导完全中断）传导阻滞。

知识链接

　　电除颤适用于转复各类异位快速性心律失常，尤其是药物治疗无效者。转复心室颤动和心室扑动，可首选电除颤；转复室性和室上性心动过速，则多先用药物或其他治疗，无效或伴有显著血流动力障碍时应用同步电复律；性质未明或并发于预激综合征的异位快速性心律失常，选用药物常有困难，亦用同步电复律治疗。电复律治疗异位快速性心律失常即时转复成功率在室性心动过速和心房扑动中几乎达到100%，室上性心动过速和心房颤动则分别为80%和90%左右。

　　房室传导阻滞（AVB）是指心脏电激动传导过程中，发生在心房和心室之间的电激动传导异常，可导致心律失常，使心脏不能正常收缩和泵血。按阻滞的程度可分为一度、二度、三度房室传导阻滞。其中一度、二度房室传导阻滞属于不完全性房室传导阻滞，三度房室传导阻滞属于完全性房室传导阻滞。

　　（1）一度房室传导阻滞：由于房室交界区的相对不应期延长，引起房室传导时间延长，但每次心房激动都能下传至心室。其心电图（图 6-48）特征如下：

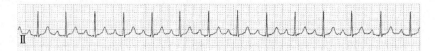

图 6-48　一度房室传导阻滞

　　①P-R 间期延长，大于 0.20 s。

　　②每个 P 波后均有 QRS 波群。

　　（2）二度房室传导阻滞：部分心房激动不能传至心室，心电图表现为一些 P 波后无 QRS 波群。二度房室传导阻滞又分为 Ⅰ 型和 Ⅱ 型两种。前者多为功能性改变所致，预后较好；后者多为器质性损害所致，易发展成完全性房室传导阻滞，预后较差。

　　①二度 Ⅰ 型房室传导阻滞：又称文氏现象，或称莫氏 Ⅰ 型，较 Ⅱ 型常见。其心电图（图 6-49）特征如下：a. P-R 间期逐渐延长，直至 QRS 波群脱落；b. R-R 间期呈"渐短突长"的特点；c. 长 R-R 间期小于任何两个短 R-R 间期之和。

　　②二度 Ⅱ 型房室传导阻滞：又称莫氏 Ⅱ 型。其心电图（图 6-50）特征如下：a. P-R 间

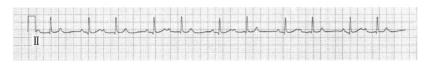

图 6-49　二度 Ⅰ 型(莫氏 Ⅰ 型)房室传导阻滞

期固定不变;b.QRS 波群呈比例脱落,如呈 2∶1 或 3∶2 脱落。

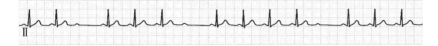

图 6-50　二度 Ⅱ 型(莫氏 Ⅱ 型)房室传导阻滞

(3)三度房室传导阻滞:所有室上性激动均不能通过房室传导系统传导到心室。此时,心房与心室分别由两个起搏点控制,通常窦房结或心房异位节律激动心房,心室由阻滞部位以下的低位节律点控制,两者完全无关。其心电图(图 6-51)特征如下:

①P-P 间期与 R-R 间期各自匀齐,P 波与 QRS 波群毫无关系。

②心房率大于心室率。

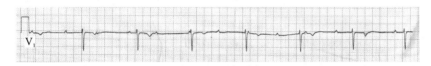

图 6-51　三度房室传导阻滞

(三)心律失常的诊断

心律失常的确诊临床上主要依据心电图,但心律失常千变万化,由于条件限制和各种伪差。心电图不一定能真实反映心脏电活动变化,分析过程中需结合病史和体征做出初步诊断。详细追问发作时心率、节律(规则与否、漏搏感等),发作起止与持续时间。发作时有无低血压、昏厥或近乎昏厥、抽搐、心绞痛或心力衰竭等表现,以及既往发作的诱因、频率和治疗经过,有助于判断心律失常。

心律失常发作时检查应着重于判断心律失常的性质及心律失常对血流动力状态的影响。听诊心音了解心室搏动的速度和节律,结合颈静脉搏动所反映的心房活动情况,有助于做出心律失常的初步鉴别诊断。

颈动脉窦按摩对快速性心律失常的影响有助于鉴别诊断心律失常的性质。为避免发生低血压、心脏停搏等意外,应使患者在平卧位,有心电图监测下进行,老年人慎用,有脑血管病变者禁用。每次按摩一侧颈动脉窦,一次按摩持续时间不超过 5 s,可使心房扑动的室率成倍下降,还可使室上性心动过速转为窦性心律。

发作间歇期体检应着重于有无高血压、冠心病、瓣膜病、心肌病、心肌炎等器质性心脏病的证据。常规心电图、超声心动图、心电图运动负荷试验、放射性核素显影、心血管造影等无创和有创性检查有助于确诊或排除器质性心脏病。

6-3-5
异常心电图
分析——
期前收缩

6-3-6
异常心电图
分析——房
室传导阻滞

思考与练习

一、单选题

1. 对于心律失常的诊断,下列哪一项检查最有价值?(　　　)

 Note

思考与练习
参考答案

A. 心脏听诊　　　B. 心电图　　　C. 超声心动图　　D. 心音图　　　　E. 心向量图

2. 右心房肥大的心电图表现为(　　)。

A. P 波高而宽　　　　　　　　B. P 波增宽　　　　　　　　　C. P 波尖锐高耸

D. P 波出现切迹　　　　　　　E. P 波呈双峰状

3. 左心房肥大的心电图表现为(　　)。

A. P 波倒置　　　　　　　　　B. P 波增宽　　　　　　　　　C. P 波低平

D. P 波尖锐高耸　　　　　　　E. P-R 间期延长

4. 诊断左心室肥大最主要的条件是(　　)。

A. QRS 波群增宽　　　　　　　B. 左心室 QRS 波群电压增高　　C. 电轴显著左偏

D. ST 段可抬高　　　　　　　　E. T 波倒置明显

5. 下列哪一项反映心肌有损伤?(　　)

A. 期前收缩　　　B. 心动过速　　　C. 病理性 Q 波　　D. ST 段抬高　　　E. T 波倒置

6. $V_1 \sim V_3$ 导联出现梗死图形,心肌梗死发生的部位多考虑为(　　)。

A. 前间壁　　　B. 前壁　　　C. 下壁　　　D. 高侧壁　　　E. 右心室

7. Ⅱ、Ⅲ、aVF 导联出现梗死图形,心肌梗死发生的部位是(　　)。

A. 前间壁　　　B. 前壁　　　C. 下壁　　　D. 高侧壁　　　E. 右心室

8. 前壁梗死出现梗死图形的导联组是(　　)。

A. $V_1 \sim V_3$ 导联　　　　　　B. $V_3 \sim V_5$ 导联　　　　　　C. $V_4 \sim V_6$ 导联

D. Ⅰ、aVL 导联　　　　　　　E. Ⅱ、Ⅲ、aVF 导联

9. 急性心肌梗死心电图的缺血型改变主要是(　　)。

A. P 波的改变　　　　　　　　　　　　　　B. ST 段的改变

C. QRS 波群的改变　　　　　　　　　　　　D. T 波的改变

E. U 波的改变

10. 下列哪一项不是三度房室传导阻滞的心电图表现?(　　)

A. P 波与 QRS 波群无关　　　　　　　　　B. R 波频率大于 P 波频率

C. R-R 间期相等　　　　　　　　　　　　D. P-P 间期相等

E. 心室率多在 30~40 次/分

11. 心房颤动的心电图表现为(　　)。

A. P 波消失,出现 f 波,频率为 350~600 次/分

B. P 波消失,出现 F 波,频率为 250~350 次/分

C. P 波高尖,电压超过 0.25 mV

D. P 波增宽,时间超过 0.12 s

E. P-R 间期延长,时间超过 0.20 s

12. 患者突发心悸,心电图示心率 180 次/分,QRS 波群时间为 0.10 s,R-R 间期绝对整齐,应考虑(　　)。

A. 房室交界性逸搏心率　　　　　　　　　B. 阵发性室上性心动过速

C. 阵发性室性心动过速　　　　　　　　　D. 窦性心动过速

E. 心房扑动

13. 心电图的基本图形及等电位线消失,QRS-T 波群被波形一致且宽大整齐的大正弦波替代,频率为 200~250 次/分,应考虑(　　)。

A. 心房扑动　　　B. 心房颤动　　　C. 心室扑动　　　D. 心室颤动　　　E. 心搏骤停

14. 患者,男,65 岁,突然失语,右侧肢体偏瘫。心电图示:P 波消失,代之以 f 波,

R-R间期绝对不齐,心室率130次/分。心电图诊断为( )。

A.房性心动过速 B.室性心动过速 C.窦性心动过速

D.快速性心房颤动 E.室上性心动过速

二、填空题

1. 心脏传导阻滞按发生的部位可分为 _____、_____、_____ 和 _____。

2. 右心室肥大时,V_1 导联 R/S _____,V_5 导联 R/S _____,aVR 导联 R/S _____。

3. 左心室肥大时,QRS 波群电压增高,$R_{V_5} >$ _____,或 $R_{V_5} + S_{V_1} >$ _____,$R_I >$ _____,$R_{aVL} >$ _____,$R_{aVF} >$ _____,或 $R_I + R_{III} >$ _____。

4. 心律失常按其发生原理可分为 _____ 和 _____。

5. 最常见的期前收缩是 _____,其次是 _____,较少见的是 _____。

6. 心肌梗死根据心电图变化特点一般将其分为 _____、_____、_____ 和 _____ 四个阶段。

三、名词解释

1. 肺型 P 波 2. 完全性代偿间歇 3. 文氏现象 4. 冠状 T 波

四、简答题

1. 简述三度房室传导阻滞及其心电图特征。

2. 简述左心室肥大的诊断依据。

3. 简述急性心肌梗死的特征性心电图改变。

4. 简述房性期前收缩的心电图特征。

5. 简述室性期前收缩的心电图特征。

6. 试述心房颤动的心电图特征。

7. 简述阵发性室上性心动过速的心电图特征。

8. 试述二度房室传导阻滞的心电图特征。

(徐 霞)

任务四 心电图的临床应用与分析

一、心电图的临床应用

心电图检查是利用心电图机从体表记录心脏每一心动周期所产生的电活动变化图形的检查技术。它对某些疾病特别是心血管疾病的诊断具有重要的意义,其应用范围如下:

(1)对心律失常的诊断具有肯定价值。

(2)特征性心电图改变和动态演变不仅是诊断心肌梗死的重要依据,而且还可确定梗死病期、部位、范围。

(3)对房室肥大、心肌炎、心肌病、心包炎和冠脉动脉供血不足等诊断有较大的帮助。

（4）帮助了解某些药物和电解质紊乱对心肌的作用。

（5）心电图作为心电活动的时间标记，常和心音图、超声心动图、阻抗血流图、心脏电生理检查同步描记，以利于确定时间。

心电图检查技术本身存在一定局限性，且容易受到个体差异的影响，某些疾病的心电图改变无特异性。因此，心电图在临床应用中存在局限性，必须结合各种临床资料做出正确的临床判断。

二、常规心电图描记步骤

1. 描记前准备

（1）环境准备：①保持室内温度，避免因寒冷所致的肌电干扰；②检查床为木质，宽度不小于 80 cm，以保证患者躺卧舒适；③检查室远离大型电器设备，床旁不要摆放其他电器，心电图机电源线应尽可能远离诊察床和导联电缆；④关上门、窗，拉上床帘，保护患者隐私。

（2）用物准备：准备心电图机、导联线、电插板、治疗盘、酒精棉球或导电胶、污物盘、大毛巾，检查心电图机功能是否完好。

（3）护士准备：衣帽整洁、洗手。

（4）患者准备：按检查申请单核对患者床号和姓名，解释心电图检查目的，去除四肢夹电极处的金属物品，嘱咐患者取平卧位，平静呼吸，放松肌肉。

2. 描记心电图

（1）设定心电图机：连接心电图机电源线，打开电源，设定走纸速度为 25 mm/s，定标电压 10 mm/mV，必要时按下抗交流电干扰键（HUM）和抗肌颤滤波键（EMG）。

（2）安置电极：暴露安置电极部位并涂抹酒精或导电胶，降低皮肤阻抗，减少伪差。若放置电极位置皮肤污垢或毛发过多，必须预先清洁皮肤或剃毛。具体电极安置方法（图 6-52）：①肢体导联：肢体导联线较长，末端接电极板处分别有红（R）、黄（L）、绿（F）、黑（N）标记，在患者两腕关节腕曲侧上方 2～3 cm 及两踝关节内侧上方 3～4 cm，将红色电极（R）接右上肢，黄色电极（L）接左上肢，绿色电极（F）接左下肢，黑色电极（N）接右下肢。②胸导联：胸导联线较短，末端电极标有红、黄、绿、褐、黑、紫颜色标记，分别代表 V_1～V_6 导联，在胸前导联区涂抹酒精或导电胶，在胸骨右缘第 4 肋间处放置 V_1 电极（红），胸

重点：
心电图机操作及
电极放置位置

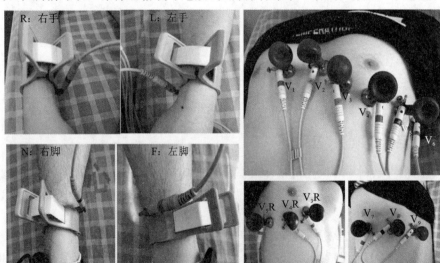

图 6-52 12 导联心电图电极放置位置图

骨左缘第 4 肋间放置 V_2 电极(黄)，V_2、V_4 导联连线中点放置 V_3 电极(绿)，左锁骨中线与第 5 肋间交点放置 V_4 电极(褐)，左腋前线与 V_4 水平线交点放置 V_5 电极(黑)，左腋中线与 V_4 水平线交点放置 V_6 导联(紫)。电极放置完毕后，给患者胸腹部盖上大毛巾。

（3）描记各导联心电图。

心电图机以光电型号 6951e 为例，按 SET 键选择自动或手动描记，如选择手动描记，按导联切换键(上、下箭头)先选择 Ⅰ 导联，待屏幕显示心电波形平稳后，按 ENT 键(描记/停止)，热敏纸打印 Ⅰ 导联图形 3～5 个 QRS 波群后，按导联切换键(下箭头)依次描记 Ⅱ、Ⅲ、aVR、aVL、aVF、V_1～V_6 导联，按 ENT 键停止描记。如果选择自动描记功能，按下 ENT 键，心电图机自动依次描记 Ⅰ、Ⅱ、Ⅲ、aVR、aVL、aVF、V_1～V_6 导联。描记结束后，记录患者基本信息及描记时间。

描记过程中疑有心律失常者，可适当延长 Ⅱ、V_1 导联描记时间；疑有右心室心肌梗死者，应加做 R_{V_3}～R_{V_5} 导联，疑有后壁心肌梗死者，应加做 V_7～V_9 导联；心电波形振幅过高或过低时，可选择定标电压 1/2 或 2 键，即 1 mV 相当于 5 mm 或 20 mm，以利于图形诊断分析。

（4）安置患者，归置用物：关闭心电图机电源，拔下插头，移去大毛巾，去除、整理并归置电极及导联线。

常规心电图操作过程中体现人文关怀；各导联电极位置放置准确、熟练，避免导联线接错；描记的心电图质量要高，基线平稳、波形清晰、无明显伪差。

三、心电图分析方法

1. 检查心电图描记质量　观察定标电压标记是否准确，走纸速度是否稳定，导联连接是否正确，是否存在伪差或干扰。

2. 判断主导心律　寻找 P 波，根据 P 波的有无、形态及与 QRS 波群的关系来确定主导节律。一般 P 波在 Ⅱ、V_1 导联最清楚，连续规则出现的 Ⅱ 导联 P 波直立，aVR 导联 P 波倒置，判为窦性心律。若连续出现的 P 波形态不符合窦性 P 波，判为异位心律，根据 P 波形态分为房性心律和房室交界性心律。若无 P 波，代之以 f 波或 F 波，判为心房颤动或心房扑动。若未见明显 P 波，出现快速的窄 QRS 波群或宽 QRS 波群，可初步诊断为室上性心动过速或室性心动过速，出现缓慢的窄 QRS 波群或宽 QRS 波群，可初步诊断房室交界性逸搏心律或室性逸搏心律。若无 QRS 波群，代之以蠕动波或正弦样改变，甚至无任何波形，判为心室颤动或心室扑动，甚至心脏停搏。

3. 计算心率　测量相邻 P-P 或 R-R 间期，分别计算心房率、心室率。正常情况下，心房率与心室率相等。

4. 观察和测量　观察和测量下列波形、波段、间期，并做出判断。

（1）分析 P-P 间期、R-R 间期、P-R 间期的规律或特点，找出房室传导关系，注意有无提早、延迟或不整齐出现，判断有无心律失常。

（2）观察、测量各导联 P 波、QRS 波群、ST 段、T 波的形态、方向、振幅和时限是否正常，结合临床资料，判断有无房室肥大、心肌梗死、心肌缺血等改变。

5. 测量 P-R 间期和 Q-T 间期　判断房室传导时间和心室总不应期是否延长或缩短。

6. 确定心电轴　观察 Ⅰ、Ⅲ 或 aVF 导联 QRS 波群的主波方向，大致确定心电轴方向，如有必要，可用查表法明确其角度。

7. 做出心电图诊断　根据以上心电图分析方法，系统、重点列出其特征，综合分析有

重点：
心电图分析方法

无心律失常，房室肥大，心肌梗死、损伤、缺血，电解质紊乱等心电图改变。然后结合临床资料，与既往心电图对比，得出具体、明确的心电图诊断。其内容如下：①心律类别：窦性心律或异位心律。②心电图是否正常，可归为以下四种：心电图正常、心电图大致正常、心电图可疑、心电图异常。如心电图可疑或异常，应写出具体内容，如心房颤动、左心室肥大、急性前壁心肌梗死、高钾血症心电图改变等。

（叶　明）

6-4-1
心电图
描记操作

Note

项目七 影像学检查的评估

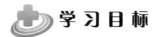

学习目标

知识目标	• 掌握常用影像学检查前的准备与处理。 • 掌握各系统常见疾病的影像学表现及临床意义。 • 熟悉影像学检查的特殊防护。 • 了解各种影像学检查的基本原理。
能力目标	• 能够对各种常用影像学检查资料进行认真而客观的分析,并提出相应的护理诊断。 • 能够做好常用影像学检查前的各项准备工作,并能正确指导患者达到检查目的。

情 景 描 述

患者,男,48岁。单位组织体检,根据医院规定的体检项目,在做完身体评估与实验室检查后,要对其进行医学影像学检查,即X线检查、超声检查等。患者认为自己身体健康,做此项检查可能对自己身体产生伤害,不愿意检查。

思考问题:

1. 患者顾虑医学影像学检查对身体有伤害,责任护士应如何对他进行健康教育?

2. X线检查、超声检查前应指导被评估者做好哪些准备?

任务一 X线检查与护理

自1895年德国物理学家伦琴发现X线以后,X线很快被用于人体疾病的诊断中,并为医学影像学奠定了基础。目前,X线检查是医学影像学检查中的主要内容,临床应用广泛。临床护士必须了解X线检查的特点、检查方法和过程,熟悉各类疾病的X线图基

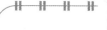

7-1-1
X线检查与
护理教学课件

本表现。

一、概述

(一) X 线的产生和特性

1. X 线的产生　X 线是在真空管内高速运行的自由电子群撞击钨靶时产生的,其产生必须具备三个条件:①自由运行的电子群;②电子群在真空高压电场作用下高速运行;③高速运行的电子群在运动中撞击钨靶而发生能量转换。因此 X 线机器主要由 X 线管及支架、变压器、操作台三个部分构成。

2. X 线的特性　①穿透性:X 线波长很短,对物质有很强的穿透力,能穿透普通光线所不能穿透的物体。X 线的穿透力与其波长和被穿透物体的密度及厚度相关;波长越短,穿透力越强;被穿透物体的密度越低、厚度越小,穿透力越强。穿透性是 X 线成像的基础。②荧光效应:X 线能激发荧光物质产生肉眼可见的荧光,即所谓的 X 线的荧光效应。荧光效应是进行透视检查的基础。③感光效应:涂有溴化银的胶片,经 X 线照射后可以感光而产生潜影,经显影、定影处理便形成黑白影像,即 X 线的感光效应。感光效应是 X 线摄片的基础。④电离作用与生物效应:X 线通过任何物质都可发生电离,它可使人体细胞生长受到损害或破坏,甚至坏死等,此即生物效应。生物效应是放射防护学和放射治疗学的基础,也是进行 X 线检查时必须要注意防护的原因。前三种特性与 X 线诊断有关。

(二) X 线成像基本原理

X 线之所以能使正常人体组织或病变组织在荧光屏上或胶片上成像,为临床诊断提供依据,一方面是基于 X 线的穿透性、荧光效应和感光效应;另一方面是基于人体组织结构或病变组织在密度和厚度上存在差别。正常人体组织结构按密度的高低可分为 4 类,依次是骨骼、软组织(包括液体)、脂肪和含气组织。

1. 自然对比　当 X 线穿透不同密度和厚度组织时,被吸收的程度不同,照射到荧光屏或胶片上剩余的量也不同,在荧光屏或胶片上形成的明暗差异、黑白对比的图像就是 X 线的图像。

2. 人工对比　人体相邻器官(如腹部各器官、肌肉、血管、软骨等)的密度相仿,不能形成天然对比,可将一些密度更高(如硫酸钡、碘剂等)或更低的物质(如空气等)引入被检组织器官,形成人为的密度差。此种方法称为造影检查,用作造影的对比剂称为造影剂。

(三) X 线检查方法

1. 普通检查　普通检查是应用身体的自然对比进行透视、摄片。此法简单易行,应用最广,是 X 线诊断的基本方法。

(1) 透视:利用荧光屏显影进行直接观察的 X 线检查方法。多用于胸部检查、四肢骨折和关节脱位的复位、胃肠道钡剂造影检查。

①优点:简便、经济、灵活、快速,可对器官进行多方位动态的观察。

②缺点:成像对比度、清晰度较差,不能显示细微病变;拍摄时间较长,会对人体造成一定损害;影像不易保存,无法进行前后对比。

(2) 摄片:利用透过人体的 X 线使胶片感光摄取影像的检查方法。多用于腹部、胸部、四肢、骨盆及脊柱的检查。

①优点:成像清晰,可作为客观记录保存,便于复查时前后对比。

②缺点:检查范围受胶片大小的限制,且仅为瞬时影像,难以了解动态功能改变;费用相对透视较高。

(3)数字 X 线成像(DR):将普通 X 线装置与电子计算机结合起来,使 X 线成像由模拟图像转换成数字图像的成像技术。数字 X 线成像对骨骼结构、软组织的显示和胃肠黏膜皱襞的显示均优于传统的 X 线图像;对肺部结节性病变的检出率高于传统的 X 线图像。数字化图像信息可光盘存储或远程传输。

2. 特殊检查　特殊检查是指利用特殊装置进行 X 线摄影,包括荧光摄影、软线摄影、高千伏摄影、体层摄影和放大摄影等。目前临床上上述摄影逐渐被 CT 等现代成像技术取代,只有软线摄影(钼靶 X 线摄影)还在临床上应用(主要用于乳腺摄影)。

3. 造影检查　将造影剂引入器官及其周围,通过造影剂的强化形成密度差异,提高病变组织与正常组织间的对比度,从而更清晰地显示病灶形态。常见的造影有消化系统、泌尿系统、心血管系统造影。

(1)造影剂:造影剂的种类、特性和临床应用见表 7-1。

表 7-1　造影剂的种类、特性和临床应用

种　类	特　性	临床应用
高密度造影剂	原子量大、密度大	钡剂(如硫酸钡):主要用于消化道造影。 碘剂:离子型(泛影葡胺)和非离子型(碘普胺、碘海醇等),主要用于心血管、尿路等造影检查
低密度造影剂	原子量小、密度小	如空气、氧、二氧化碳等气体,现已少用

(2)造影方法:根据引入造影剂的方式不同,造影方法分为直接引入法和生理排泄法。

①直接引入法:把造影剂通过空腹、造瘘口、体表穿刺等方法引入体内,例如胃肠道钡餐检查、钡灌肠、支气管造影、心血管造影、关节造影等。

②生理排泄法:经口或静脉注射等方式将造影剂引入体内后,选择性地经某一器官的生理排泄、积聚和浓缩作用,暂时停留在其通道内,从而使器官显影的方法。例如口服胆囊造影、静脉尿路造影等。

(四)X 线的防护

X 线检查在临床诊疗疾病中应用很广,照射人体产生一定的生物效应。过量照射会给人体带来辐射危害。因此必须做好工作人员和患者的防护工作,避免不必要的伤害。可以采用世界防护、距离防护和屏蔽防护的原则。对于患者应选择恰当的 X 线检查方法和检查程序。放射工作者应遵照国家有关放射防护卫生标准的规定,正确进行 X 线检查操作,认真执行保健条例,加强自我防护意识并运用距离防护的原则。照射量在容许范围内,一般对人体很少产生影响。

重点:
X 线检查时的防护

二、X 线检查的准备

(一)X 线常规检查的准备

检查前向患者说明检查目的和需要配合的姿势,以消除患者紧张和恐惧心理;指导患者充分暴露检查部位,协助患者去除身上的金属饰品、敷料、膏药、发卡等影响检查的物品。

(二)X 线造影检查准备

X 线造影检查除了做好常规 X 线检查的准备外,还需要根据检查部位、造影剂及造

影方法的不同做好相应的准备。

1. 钡剂造影检查

（1）上消化道造影检查：①检查前 3 天禁服不透 X 线和影响胃肠道功能的药物（如钙剂、铁剂、铋剂、阿托品、吗丁啉等）；②检查前 1 天进食少渣易消化的食物，禁食、禁水 12 h；③肌内注射抗胆碱药如 654-2 等，以降低胃肠张力，以便显示胃肠道黏膜皱襞细微结构及微小病变，但心动过速、青光眼、前列腺增生的患者禁用；④肌内注射新斯的明或口服多潘立酮促进胃肠道蠕动，以缩短造影检查时间；⑤近期有上消化道大出血的患者，应在出血停止后 10~15 天进行检查；⑥疑有胃肠道穿孔、肠梗阻的患者，禁止检查。

（2）结肠造影检查：检查前 2 天无渣饮食，遵医嘱口服缓泻剂，如硫酸镁或甘露醇等清洁肠道；检查前 24 h 禁服影响肠道功能及显影的药物。

2. 碘剂造影检查

（1）检查前准备：①检查前确定患者有无造影禁忌证，如碘过敏或严重心肾疾病等；②做好患者的心理护理，取得合作，签署"碘造影剂使用患者知情同意书"；③根据产品说明书的要求，对接受含碘造影剂检查的患者做碘过敏试验；④糖尿病患者使用前 48 h 停用双胍类药物；⑤常规配备抢救物品和药物，并建立相应的抢救应急快速增援机制。

（2）检查后处理：①留院观察：使用碘造影剂后，患者留院观察至少 30 min，高危患者观察更长时间。②碘造影剂副作用的分级处理：根据患者对碘造影剂的反应程度将其分为轻、中、重度，其表现与处理见表 7-2。

表 7-2 碘造影剂副作用的临床表现与处理

程 度	临 床 表 现	处 理
轻度	发热、恶心、皮肤瘙痒、皮疹等	对症处理
中度	寒战、高热、头疼、眩晕、胸闷、心悸、皮疹、呕吐等	对症处理，立即终止检查
重度	胸闷、心悸、冷汗、面色苍白、意识丧失、血压下降等	对症处理，立即终止检查，并及时给予抗过敏、扩容和吸氧等抗休克处理

3. 静脉肾盂造影检查前准备

（1）饮食要求：造影前禁饮食 12 h 以上，以免造影剂被稀释影响造影部位的显影。

（2）过敏试验：造影前进行碘过敏试验。

（3）清洁肠道：造影前 1 天晚间服用缓泻剂导泻。必要时行清洁灌肠。

（4）排空尿液：开始造影前嘱被检查者排空尿液，以防尿液潴留影响显影。

4. 子宫输卵管造影前准备及注意事项

（1）择期造影：选择月经后 7~10 天进行造影，造影前 3 天不宜过性生活。

（2）过敏试验：检查前做碘过敏试验。

（3）清洁肠道：检查前一天晚上服缓泻剂导泻，必要时行清洁灌肠。

（4）局部准备：造影前应冲洗阴道，嘱被检查者排空大小便。

（三）X 线特殊检查前的准备

X 线特殊检查主要指的是钼靶 X 线摄影。

（1）检查前告知患者穿柔软的开襟衣服，以方便检查。

（2）钼靶 X 线摄影需要拍摄双侧轴位、双侧斜位或侧位片，患者要有耐心，做好患者的心理护理。

（3）检查过程中因机器压迫板的压迫而使乳房产生不适，请患者做好心理准备。

三、X线检查的禁忌事项

重点：
X线检查的禁忌
事项

1. 忌短时间内反复接受X线检查　X线对人体的损害是具有累积性的，如几天内多次做X线检查，累积的损害会较大。

2. 忌婴幼儿、儿童滥用X线检查　婴幼儿、儿童对X线较为敏感，应尽量避免、减少X线检查，避免随成年患者一起进入X线检查室，尽量不要进入放射科。

3. 孕妇慎做X线检查　胎儿对X线非常敏感，尤其是妊娠早、中期的胎儿，接受X线照射后有可能引起或诱发畸形。孕妇的X线检查应限制在妊娠后期。必须做骨盆测量或拍摄胎儿照片时，曝光次数不得超过3次，以减小对胎儿的不良影响。

4. 做X线检查时应尽量遮盖非检查部位　特别是婴幼儿、儿童，最好仅将被检查部位暴露，其余部位均用铅橡皮遮盖（尤其是生殖腺所在部位）。

5. 已婚未孕女青年，月经前半个月慎做X线检查（主要是腹部）　因为月经前14天左右为排卵期，如夫妻有性生活，卵细胞就有可能受精，而受精卵对X线是非常敏感的。所以，宜在月经后7～10天内做腹部X线检查。

6. 忌患者亲友滞留在X线检查室　患者在做透视、摄片及各种造影时，其家属及亲友不宜随意进入检查室陪伴；如果患者需要搀扶或挽着时，可向工作人员要求穿戴铅裙和铅手套，减少不必要的照射。

四、X线检查的临床应用

（一）呼吸系统

1. 检查方法　呼吸系统X线检查方法有普通检查和支气管造影两种，见表7-3。

重点：
各系统X线检查
的临床表现

表7-3　呼吸系统X线检查方法与评价

分　类	检　查	评　价
普通检查	摄片	常用方法。常规摄胸部正位片（即后前位），根据需要还可选择侧位、前弓位、斜位等不同位置摄片
	透视	是摄片的补充。转动患者可以发现被心脏、骨骼等遮盖部位的病变。呼吸时可以观察肺野透明度、膈的活动度以及病变形态的变化
支气管造影		直接观察支气管病变的检查方法，多数适应证已由CT检查代替

2. 正常X线表现　胸部X线影像是胸腔内、外各种组织和器官重叠的综合投影，见图7-1。

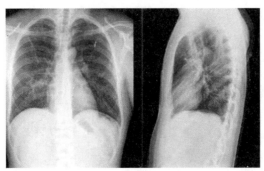

图7-1　胸部X线正、侧位片图像

（二）循环系统

1. 普通检查 目前临床很少采用透视。摄片常采用心脏三位片，即后前位、右前斜位、左前斜位。

2. 造影检查 心血管造影是将造影剂快速注入心脏和大血管腔内，使其显影的一种方法。造影检查能够充分显示血流动力学的改变和心肺、大血管内部结构及其功能状况。目前多采用数字减影血管造影（DSA），通过计算机处理数字影像信息，消除骨骼与软组织影像，可使血管或病变显示得更清楚。

（三）消化系统

消化系统 X 线检查有普通检查和造影检查，其方法与评价见表 7-4。

表 7-4　消化系统 X 线检查的方法与评价

分　类	方　法	评　价
普通检查	透视和摄片	主要用于急腹症和不透 X 线的异物检查
造影检查	胃肠道造影	①常用气钡双重造影，口服钡餐造影主要检查食管、胃和小肠的病变。 ②结肠气钡双重造影主要检查大肠和回盲部的病变。 ③疑有胃肠道穿孔者，禁用钡剂，改用有机碘水溶液造影剂

（四）骨、关节系统

骨、关节系统 X 线检查方法与评价见表 7-5。

表 7-5　骨、关节系统 X 线检查方法与评价

分　类	方　法	评　价
普通检查	透视、摄片	透视主要应用于外伤性骨折与脱位的复位；摄片是最基本的检查方法，常规正、侧位拍照
造影检查	关节造影	多用于膝关节造影，主要用于检查半月板的损伤，目前多由关节镜或 MRI 取代

（五）泌尿系统 X 线检查

泌尿系统 X 线检查常用的方法是腹部平片和尿路造影等。

1. 腹部平片 通过腹部平片可观察泌尿系统结石和钙化，有时可显示肾轮廓。泌尿系统器官组织均为软组织影，缺乏自然对比，在腹部平片上显示不佳，因此腹部平片只能作为泌尿系统的初步检查。

2. 尿路造影 根据造影剂引入途径，分为排泄性尿路造影和逆行性尿路造影。

（1）排泄性尿路造影：碘过敏试验阳性及严重心肾疾病、甲状腺功能亢进者禁忌使用。

（2）逆行性尿路造影：可清晰显示尿路内腔，适用于肾功能不佳者。

任务二　超声检查与护理

超声检查是利用超声波的物理特性和人体器官组织学特性相互作用产生的信息，并

7-1-2
X 线基础知识

7-1-3
X 线临床应用

7-2-1
超声检查与
护理教学课件

将其接收、放大和信息处理后形成图形、曲线或其他数据,借此进行疾病诊断的一种非创伤性的检查方法,在临床诊断与治疗决策上发挥着重要作用,为医学影像学检查的重要组成部分。

一、基本知识

（一）超声检查的原理

超声波的振动频率在 20000 Hz 以上,含有换能器(常称之为探头)、信号处理系统(主机)和显示器。它是相对于声波而言的,频率在 20~20000 Hz 间的机械波能被人耳感知,称为声波。频率低于 20 Hz 的机械波称次声波。超声波波长短,频率高,人耳听不到,它以纵波的形式在弹性介质内传播。医学诊断用超声波频率为 1~40 MHz。人体不同组织的衰减程度不同,明显衰减时,其后方回声消失而出现声影。

（二）超声图像特点

超声图像是利用探头扫查到的部位构成的断层图像,改变探头位置可得到任意方位的超声图像,并可观察到活动器官的运动情况。以解剖形态学为基础,依据各组织之间对声音阻抗差的大小,以明(白)暗(黑)之间不同的灰度来反映回声的有无和强弱。根据组织内部声音阻抗及阻抗差的大小,可将人体组织器官分为 4 种类型,见表 7-6。

表 7-6　人体组织器官声学类型与特点

反 射 类 型	组 织 器 官	二维超声图像特点
无反射型	尿液、胆汁、血液等液性物质	无回声
少反射型	心肌、肝脏、脾脏等实质性器官	低回声
多反射型	心脏瓣膜、器官包膜等	高回声
全反射型	骨骼、结石、肺气、肠气等	强回声,后方伴声影

二、超声检查的准备与处理

（一）常规准备

1. 心理准备　检查前向患者做好宣教,说明检查目的和意义、检查的安全性、检查方法等,以消除患者的紧张和焦虑心理。

2. 体位　做超声检查通常采取仰卧位,也可根据检查需要取侧卧位、俯卧位、半卧位或站立位等。

3. 扫描　充分暴露皮肤,涂耦合剂,探头紧贴皮肤进行扫描。

（二）不同部位的超声检查准备

1. 腹部检查

（1）肝脏、胆囊、胰腺常规检查:空腹 8 h,必要时可饮水 400~500 mL,使胃充盈作为透声窗,以充分显示胃后方的胰腺及腹部血管等。

（2）胃肠检查:检查前需要饮水或口服胃造影剂,以充分显示胃腔和胃黏膜。

2. 泌尿生殖系统检查

（1）早孕、妇科、膀胱及前列腺检查:检查前 1~2 h 饮水 400~500 mL,使膀胱充盈。

（2）经阴道检查:患者必须已婚,检查前排空膀胱,并于非月经期检查。

（3）盆腔检查:充盈膀胱需事先饮水,检查前饮水 800 mL,憋尿 2 h,做膀胱检查效果

225

最好。为缩短准备时间,可给患者口服呋塞米,成人每次 10~20 mg,同时饮水 500 mL,半小时后膀胱中度充盈,效果较好。但糖尿病、肝炎、肝性脑病、低钾血症患者忌用。急诊患者无尿时可用导尿管向膀胱内注射无菌生理盐水 250~300 mL,使膀胱适度充盈。

3. 心血管系统检查　常规检查不需要做特殊准备。但经食管超声心动图检查时,检查前需要患者签署知情同意书、禁饮 8 h 以上,检查后 2 h 内禁饮。

4. 特殊情况下的检查

(1)婴儿或无法配合检查的患者,可给予镇静剂后进行检查。

(2)超声引导下的穿刺:①要让患者家属了解检查的目的与意义、可能出现的并发症,以取得患者及家属的知情与配合,并在签署知情同意书后进行检查。②禁饮 8~12 h。③对疑似出血的患者,检查前检测 PLT、PT、APTT。

(3)造影检查:一般不需要特殊准备。

三、超声检查的临床应用

(一)腹部疾病的超声检查

1. 肝脏疾病

(1)正常超声图像:切面轮廓规则,被膜呈线状,光滑完整。肝实质呈均匀细小的点状中等度回声。肝内管腔无回声,可见肝静脉及其主要属支、门静脉及其分支和左、右肝管及其二级分支。门静脉管壁较厚,回声较强,肝静脉管壁较薄,回声较低。

(2)异常超声图像:①肝硬化:肝脏体积正常或缩小,形态失常;肝脏表面不光滑,呈锯齿状;肝实质回声增强、增密,分布不均匀;肝静脉变细,走向不自然;门静脉主干扩张,内径超过 14 mm,分支变细迂曲,管壁回声增强;出现腹腔积液时,可见不规则液性无回声暗区;胆囊壁增厚呈"双边影"。②原发性肝癌:肝实质内可显示多发或单发的圆形或类圆形团块,多数呈膨胀性生长,局部表面隆起。肿块内回声强度,与正常肝实质比较,有低回声型、等回声型、强回声型、无回声型和混合回声型等。肿块周围可见完整或不完整的低回声晕,在侧后方形成声影。③脂肪肝:肝脏弥漫性增大,边缘变钝。肝实质回声密集、增强,深部回声减弱。肝内空腔显示模糊或不显示。

2. 胆系疾病

(1)正常超声图像:轮廓清晰,壁薄光滑,形状表现为圆形、类圆形或长圆形,长度为 7~9 cm,直径为 2.5~3.5 cm,厚度为 2~3 cm,壁为边缘光滑的强回声。胆囊腔内无回声区,后方回声增强。肝外胆管位于门静脉前方,管壁为强回声,光滑整齐,纵切面呈无回声长管状影,横切面呈小圆形无回声影。

(2)异常超声图像:①胆囊炎:急性胆囊炎表现为胆囊增大,轮廓不光滑,胆囊壁弥漫性增厚,呈强回声,可呈现"双边影"表现;慢性胆囊炎表现为胆囊多缩小,胆囊壁增厚,回声增强,边缘毛糙,胆囊收缩功能差或丧失。②胆石症:胆囊或胆管内有形态稳定的强回声团,后方伴声影,强回声团随体位改变而有所移动。

3. 胰腺疾病

(1)正常超声图像:长轴切面呈蝌蚪形、哑铃形或腊肠形,边界光滑整齐,胰头稍膨大,呈椭圆形。胰腺实质呈均匀细小的回声,比肝脏回声稍强。

(2)异常超声图像:①急性胰腺炎:胰腺增大增厚,多呈弥漫性,也可为局限性肿大,边界常不清楚。内部回声稀少,回声强度减低,随病情好转上述改变可迅速消失。②出血性坏死性胰腺炎:胰腺明显肿大,边界模糊不清,回声强弱不均,伴暗区。③胰腺癌:胰腺多呈局限性肿大,内部可见异常回声肿物,轮廓不规则,边界模糊,肿瘤可向周围组织呈蟹足样或花瓣样浸润。内部多呈不均匀低回声,肿瘤坏死液化、出血及胰管阻塞时,可伴小的无回声暗区。晚期胰腺癌常于胰腺周围、肠系膜上动脉、腹主动脉及下腔静脉周围出现椭圆形低回声的增大淋巴结。

4. 泌尿系统疾病

(1)正常超声图像:①正常肾脏由于扫查方向不同可呈圆形、卵圆形或豆形,肾的被膜清晰、光滑,呈较强回声线。肾皮质呈均匀低回声;肾椎体为三角形或圆形弱回声;肾窦呈不规则的强回声。正常输尿管由于肠气干扰而不能显示。正常肾脏长 9~12 cm,宽 4~6 cm,厚 3~5 cm。②正常充盈的膀胱横切面呈圆形或椭圆形,纵切面呈边角圆钝的三角形。充盈的膀胱内为均匀无回声区,膀胱壁为强回声带。

(2)异常超声图像:①泌尿系统结石:肾结石表现为肾窦区点状或团状强回声,后方伴声影。输尿管结石表现为输尿管内强回声团,后方伴声影。膀胱结石表现为膀胱内强光团,后方伴声影,并随体位改变而移动。②肾癌:肾脏表面常有隆起,并可见边缘不整齐的肿块,呈强弱不等回声或混合性回声,可有坏死、囊性病变所致的局灶性无回声区。发生淋巴结转移时,于肾动脉和主动脉周围可见低回声结节;血管内有癌栓时,腔内有散在或稀疏回声团块。

5. 女性生殖系统疾病

(1)正常超声图像:①盆腔:子宫位于充盈的膀胱后方,纵切面呈倒置的梨形或球形影,横切面呈椭圆形或类三角形影,子宫轮廓清晰,被膜光滑,子宫肌层呈均质的中等回声区,宫腔呈线状强回声,内膜为低回声或较强回声。成年女性正常子宫大小:长径 7~8 cm,左右径 4~5 cm,前后径 2~3 cm。卵巢的断面呈杏仁形,呈中、低回声,卵泡位于其内呈小囊状。成年女性卵巢大小 4 cm×3 cm×1 cm。②子宫:正常妊娠早孕 5 周时可显示妊娠囊,增大的子宫内有圆形或椭圆形的高回声光环,内为无回声;中、晚期妊娠时超声检查主要评定胎儿生长发育情况、进行孕龄估计或胎儿生理功能的观察。

(2)异常超声图像:①子宫肌瘤:子宫最常见的良性肿瘤,可见子宫体增大,形态不规则,肌瘤结节一般为圆形低回声或等回声团块,少数可为旋涡状或条纹状结构,其后无明显回声衰减,子宫内膜有回声移位变性。②盆腔生殖器炎症:包括子宫炎、输卵管卵巢炎等。子宫炎多由子宫内膜感染所致,表现为子宫充血肿胀。急性子宫炎表现为内膜肿胀、增厚,呈中等回声。早期表现为子宫轻度增大,回声减弱。重者子宫回声明显,模糊不清。输卵管卵巢炎的病变早期,仅表现为输卵管轻度增粗、肿大,回声减低。如炎症加重,输卵管卵巢与子宫和盆壁之间界限不清,致使子宫轮廓模糊,难以识别。

(二)心血管疾病的超声检查

(1)正常超声图像:心壁呈中低回声光带,呈节律性运动,心腔内血液显示为无回声。心脏超声检查先从 B 型超声开始,在实时成像的基础上,启动 M 型超声心动图,观察主动脉瓣、主动脉壁。二尖瓣前后叶、左心室体部前后径、室间隔和左心室后壁的运动变化和测量有关数据,继而启动彩色多普勒血流显像,观察各瓣口血流有无异常以及心内有无血液分流。

(2)异常超声图像:①二尖瓣狭窄:B 型超声心动图显示左心室长轴切面及心尖四腔图上可见二尖瓣增厚,回声增强,开放受限,左心房及右心室增大。左心室二尖瓣短轴切面图上可见舒张期二尖瓣前后叶开启受限,瓣口变小,边缘不规则,往往呈不规则的梅花形。M 型超声心动图显示二尖瓣活动区线回声增强增粗,失去双峰波的特征,变成"城墙

227

样"曲线。二尖瓣前后叶呈同向运动。左心房及右心室增大。②心包积液:B 型超声心动图呈两层心包膜分离,形成两条回声带,中间出现液性暗区。M 型超声心动图最初可仅在心室后方出现液性平段,整个心动周期中持续存在,当左心室前方和左心室后方同时存在时,通常可确立心包积液的诊断。

任务三　影像学检查新技术

7-3-1
影像学检查新
技术教学课件

一、计算机体层成像检查

(一) 基本知识

计算机体层成像(CT)是由 Hounsfield 于 1969 年首先设计成功,1972 年问世的。它是通过 X 线管环绕人体某一层面的扫描,测得该层面中各点吸收 X 线的数据,再利用电子计算机的高速运算能力及图像重建原理,求得该层面的横断面或冠状面的图像。CT 显示的是断面解剖图形,分辨力高,定位准确,图像清晰,方便、迅速、安全。CT 检查可显示 X 线摄片无法显示的器官和病变,提高了病变检出率和诊断准确率。

(二) CT 检查方法

1. 平扫　平扫即普通扫描,是不用造影剂的扫描方法。适用于颅脑损伤、急性脑血管病等。腹部检查前禁食 4~8 h。上腹部检查前半小时口服 2% 的泛影葡胺 300~600 mL,检查前追加 200 mL。中腹部检查提前 1 h 口服 2% 泛影葡胺 300 mL,后同上腹部检查。盆腔检查前 1 h 需要清洁灌肠,口服造影剂方法同中腹部检查,检查时再用 2% 泛影葡胺 600~1000 mL 保留灌肠,已婚女性患者同时放置阴道塞。检查膀胱者需等尿液充盈膀胱时再扫描。对临床疑有胆道结石、畸胎瘤者,可改为口服白开水或脂性造影剂。其他部位检查无需上述准备。

2. 造影增强扫描　造影增强扫描是指经静脉注入造影剂后进行扫描的方法,目的是提高病变组织与正常组织间的密度差,使病变显影更为清晰,有助于明确诊断。经肘静脉或手背静脉注入造影剂,总量 80~100 mL。常用方法为团注法。目前多使用高压注射器注射造影剂,可根据需要选择其剂量和速度,即在二十几秒内全部造影剂迅速注入。

3. 造影扫描　造影扫描是先做器官或结构的造影,再行扫描的方法。可更好地显示某一器官或结构,从而发现病变,常用的如脑池造影 CT、脊髓造影 CT、胆囊造影 CT 等,但应用较少。

(三) CT 检查前的准备及护理

1. 平扫

(1) 检查前向患者解释检查目的、方法,以消除患者的紧张和恐惧心理。

(2) 协助患者去除检查部位的金属物品或饰品。

(3) 做颅脑 CT 检查者,扫描前 1 天应洗净头发;做胸、腹、盆腔 CT 检查者,需穿无金属扣子的棉布内衣。

(4) 检查纵隔或肺时,指导患者进行吸气与屏气练习,以免呼吸运动影响检查结果。

(5) 病情较重的急诊患者需在急诊医护人员监护下进行检查;不能配合检查的婴幼

儿,可采用镇静措施后检查。

（6）腹部 CT 检查前 1 周内不能进行消化道钡剂造影检查,以免残存的造影剂产生伪影,干扰 CT 图像质量;检查前禁食 4～8 h;检查前 30 min 口服碘造影剂 300～600 mL,检查时再追加 200 mL,使造影剂充盈胃、十二指肠及近端小肠。

（7）盆腔检查前 1 h 需清洁灌肠,膀胱检查前嘱患者饮水,使膀胱充盈再扫描。

（8）妊娠期妇女、情绪不稳定者不宜做此项检查。

2. 造影增强扫描　进行 CT 造影剂增强扫描时,除做好平扫检查前患者的准备外,还应注意做好碘造影剂检查的相应准备与处理。

（四）CT 检查的临床应用

1. 中枢神经系统　诊断价值较高,对颅内肿瘤、脓肿、肉芽肿、寄生虫病、外伤性血肿、脑损伤、脑梗死、脑出血,以及椎管内肿瘤、腰椎间盘突出等诊断效果好。

2. 头面颈部器官　如早期诊断眶内占位性病变、早期鼻窦癌、中耳小胆脂瘤、听骨破坏与脱位、内耳骨迷路的轻微破坏、耳先天性发育异常以及鼻咽癌等,都有较高的诊断价值。

3. 胸部疾病　通常采用造影增强扫描的方法,明确纵隔和肺门有无肿块或淋巴结增大,支气管有无狭窄或阻塞,对原发性和转移性纵隔肿瘤、淋巴结结核、中央型肺癌等的诊断均有很大的帮助,可以很好地显示肺间质、实质的病变。CT 对平片检查较难显示的部分,如与心脏、大血管重叠病变的显示更具有优越性,也可清楚显示胸膜、胸壁病变。

4. 腹部及盆腔疾病　主要用于肝、胆、脾、胰、腹腔膜及腹膜后间隙,以及泌尿和生殖系统的疾病诊断,尤其是占位性、炎症性和外伤性病变等。胃肠道病变向腔外侵犯以及邻近和远处转移等,CT 检查也有很大价值。

5. 骨关节疾病　大多数情况下可通过简便、经济的常规 X 线检查而确诊,因此使用 CT 检查相对较少。对于脊柱和脊髓的疾病,横断面 CT 可直接观察椎管狭窄变性,测量椎管大小并探究其原因,CT 扫描可直接显示出问题的所在。

6. 心脏级大血管疾病　此类疾病的 CT 诊断需要使用多层螺旋 CT,可以很好地显示心包疾病、冠状动脉和心脏瓣膜的钙化、血管壁的钙化、斑块及血栓等;经静脉注入碘造影剂,进行 CT 血管造影,可以清楚地显示冠心病、先天性心脏病的心内外畸形及侧支血管。

二、磁共振成像检查

（一）基本知识

磁共振成像（MRI）是利用原子核在磁场中所产生的信号经重建成像的一种影像技术。其特点是图像清晰度高,无放射损伤,对软组织分辨率高,无须注入造影剂。在一定程度上还可反映组织的病理、生化改变,甚至功能的改变。

（二）MRI 检查方法

1. 常规扫描　血管内不注入造影剂的一般扫描,也称 MRI 平扫。

2. 增强检查　静脉注射造影剂后的扫描方法。

3. MRI 血管成像　磁共振成像是对血管和血流信号特征显示的一种技术。作为一种无创伤性的检查,与 CT 及常规放射检查相比具有特殊的优势,无须使用造影剂。

（三）MRI 检查的准备与护理

1. 检查前

（1）检查前向患者说明检查目的、方法及注意事项,消除患者的紧张和焦虑。

（2）协助患者去除影像检查的各种金属物品,体内有金属植入物的患者(如心脏起搏器、金属人工瓣膜、胰岛素泵等)不能进行此项检查,以免发生意外。

（3）幽闭恐惧症、早期妊娠、需要使用生命支持系统的危重患者、癫痫患者等不能进行检查;小儿及不能合作者需镇静后做检查。

（4）腹部检查前禁食、禁饮 4 h;磁共振胰胆管成像(MRCP)检查前禁饮 6 h 以上;盆腔检查时膀胱需充盈中等量尿液。

（5）增强扫描时,还应询问患者钆造影剂的过敏史;告知患者造影剂注射部位可出现短暂温热和疼痛,注射过程中也可能出现渗漏现象;肾衰竭、肾移植及孕妇慎用钆造影剂,危重患者需由临床医生陪同检查;检查前签署"钆造影剂使用患者知情同意书"。

（6）准备好急救药品和物品,并做好不良反应的应急处理准备工作。

2. 检查后(使用钆造影剂患者的处理)

（1）密切观察不良反应,如头痛、恶心、发热等,重者可出现寒战、惊厥、血压降低、喉头水肿、休克等。

（2）使用钆造影剂的患者应留院观察 30 min 再离开。同时,告知患者如有不适,请迅速到医院就诊。

（四）MRI 检查的临床应用

1. 神经系统疾病　对脑干、幕下区、枕骨大孔区、脊髓与腰椎间盘的显示优于 CT。对脱髓鞘疾病、多发性硬化病、脑梗死、脑与脊髓肿瘤、血肿、脊髓先天性异常与脊髓空洞症的诊断有较高价值。

2. 纵隔及肺门疾病　对肺的检查不如常规 X 线,但对纵隔检查优于 CT,易于观察纵隔肿瘤及其与血管间的解剖关系。对肺门与纵隔淋巴结的显示及中央型肺癌的诊断帮助很大。

3. 腹部与盆腔疾病　对肝脏、肾脏、膀胱、前列腺、子宫的诊断有很高的价值,也是早期前列腺癌的有效诊断方法。MRCP 对胰胆管病变的显示有独特优势。

4. 乳腺疾病　对乳腺癌有重要的诊断价值。

5. 骨关节疾病　可清楚显示侵及骨髓的病变,如肿瘤、感染及代谢疾病。对关节损伤、韧带损伤及关节腔积液等病变的诊断有独特优势。

三、核医学检查

（一）基本知识

核医学是利用放射性核素及其标记的化合物进行诊治疾病和医学研究的医学学科。核医学检查不仅能够反映组织器官整体或局部的功能,还能提供定量、准确的数据,具有简便、安全、灵敏度高和特异性强等优点。

（二）放射性药物

放射性药物是指能够安全引入体内的放射性核标记物。其有以下特点。

1. 能够发射出核射线　主要包括 α 射线、β 射线和 γ 射线,其中 γ 射线穿透力最强,引入人体后能在体表探测到,而且对人体的电离辐射损伤较小。因此,只有释放 γ 射线的放射性核素才适用于体内显像检查。

2. 遵循放射性核素的衰变规律　单位时间内原子核衰变的数量称为放射性活度,国际单位为贝克勒尔(Bq),简称贝可。放射性活度减少至一半所需要的时间称为物理半衰期($T_{1/2}$),对生物体来说,还有生物半衰期(T_b)和有效半衰期(T_e)。

（三）核医学检查的准备与护理

（1）检查前详细解释检查的目的、方法及意义，消除患者的紧张心理。

（2）认真核对患者的姓名，放射性药物的名称、化学形式和活性等。

（3）检查前备好抢救药品和用物，以便应对在检查中患者可能发生的病情变化。

（4）血样品采集一般要求清晨空腹抽血，抽血前一晚应禁止饮酒和吃油腻食物。

（5）脑平面显像检查前 1 h 给患者口服过氯酸钾 400 mg，以抑制脉络丛分泌，减少对显像的影响。服用显像剂后饮水 200 mL，稀释显像剂，以减少其不良反应。

（6）肝胆显影检查前禁食 6～12 h，并停用对 Oddi 括约肌有影响的麻醉药物。

（7）甲状腺吸碘功能检测前停吃含碘食物（如海带、海鱼、海虾、海蜇、紫菜等）2 周；停服含碘药物（如碘含片、复方碘溶液、碘化物等）2～8 周；停服甲状腺片、抗甲状腺药物 4～6 周，当天早晨空腹抽血。

（8）肾动态显影检查前 30 min 饮水 300 mL，并排空尿液以保证测定时有一定尿流量。

（9）骨扫描前取下身上含金属或高密度的物品，如金属义齿、硬币、腰带金属环、首饰等。

（四）核医学检查的临床应用

1. 呼吸系统　用于肺栓塞的诊断，符合率达 70％～80％，若与肺通气显像结合，诊断肺栓塞的准确率达 95％～100％，可作为诊断肺动脉栓塞的首选方法，也可用于局部肺功能测定。

2. 循环系统　用于心肌显像、心功能测定、急性心肌梗死显像、血清强心苷浓度检测等。可直观地看到病变部位及范围，其灵敏度及特异性可达 99％左右；还可用于冠心病预后的估测，及内科治疗或手术治疗的疗效观察。

3. 消化系统　用于肝静态显像，以及发现肝内的占位性病变；用于急性胆囊炎、胆总管梗阻的诊断；新生儿肝炎与新生儿胆道闭锁的鉴别诊断。

4. 泌尿系统　用于肾脏动态显像，肾脓肿、肾囊肿等肾脏占位性病变的诊断等。

5. 内分泌系统　主要用于甲状腺功能的测定，如甲状腺[131]I 试验、甲状腺激素抑制试验、促甲状腺激素兴奋试验、亚急性甲状腺炎患者的诊断。

6. 神经系统　脑血流显像主要用于诊断脑缺血性疾病、早老性痴呆、癫痫、精神性疾病和帕金森病。

思考与练习

单选题

1. X 线放射治疗所利用的特性是（　　）。

　　A. 穿透性　　　　B. 荧光效应　　　C. 感光效应　　　D. 电离效应　　　E. 光敏效应

2. CT 增强扫描使用的造影剂为（　　）。

　　A. 硫酸钡　　　　B. 有机碘　　　　C. 泛影葡胺　　　D. Gd-DTPA　　　E. 氯酸钾

3. 关于 X 线食管钡餐检查前准备，正确的是（　　）。

　　A. 检查前 3 日禁服不透 X 线的药物

　　B. 检查前 1 日禁饮

　　C. 常规检查用稀钡

思考与练习
参考答案

D. 检查前 1 日禁服不透 X 线的药物

E. 食管疑有非金属异物时,可于钡剂内加适量棉絮纤维

4. 关于上消化道双重对比造影检查前准备的叙述,正确的是(　　　)。

A. 检查前 1 日禁服不透 X 线的药物

B. 检查前一般无须禁饮

C. 消化道出血者一般在出血停止和病情稳定数日后方可检查

D. 肠梗阻患者应在临床医生陪同下进行检查

E. 检查前无须特殊准备

5. 患者,男,40 岁,体检发现右侧中野有一块阴影,半径约 2 cm,轮廓呈分叶状,边缘有短细毛刺,其中可见空泡征,最可能的诊断是(　　　)。

A. 早期周围型肺癌　　　　　　B. 结核瘤　　　　　　　　　C. 炎性假瘤

D. 肺炎　　　　　　　　　　　E. 大叶型肺炎

6. 患者,男,60 岁,钡灌肠发现乙状结肠下段呈局限环形狭窄,肠壁僵硬,与正常肠管分界明显,首先考虑(　　　)。

A. 溃疡性结肠炎　　　　　　　B. 浸润性结肠癌　　　　　　C. 溃疡性结肠癌

D. 先天性巨结肠　　　　　　　E. 结肠梗阻

7. 不属于膀胱癌影像表现的为(　　　)。

A. 膀胱壁弥漫性增厚　　　　　　　　　B. 向膀胱腔内突出的肿块

C. 膀胱壁局部僵硬　　　　　　　　　　D. 盆腔淋巴结转移

E. 膀胱壁弥漫性变薄

8. 长骨骨干骨皮质的 X 线表现为(　　　)。

A. 密度均匀的致密影　　　　　　　　　B. 点状骨性致密影

C. 线状骨性致密影　　　　　　　　　　D. 可见海绵状的骨纹理

E. 弥漫性骨质疏松表现

9. CT 增强扫描可呈环状强化的病变是(　　　)。

A. 脑膜瘤　　　　　　　　　B. 髓母细胞瘤　　　　　　　C. 恶性脑肿瘤

D. 恶性胶质瘤　　　　　　　E. 星形细胞瘤

10. 硬膜下血肿 CT 影像呈(　　　)。

A. 新月形　　　　　　　　　B. 梭形　　　　　　　　　　C. 脑室形

D. 弥漫性脑沟形　　　　　　E. 弥漫性脑膜炎

11. 恶性肿瘤骨转移患者首选的诊断方法为(　　　)。

A. X 线检查　　B. CT 检查　　C. MRI 检查　　D. 核素骨显像　　E. B 超检查

12. 检查前须保持安静状态,封闭视听的是(　　　)。

A. 心肌灌注显像　　　　　　B. 脑血灌注显像　　　　　　C. 肺血灌注显像

D. 甲状腺显像　　　　　　　E. 膀胱造影

13. 超声波的发生器和接收器是(　　　)。

A. 超声探头　　　　　　　　B. 超声主机　　　　　　　　C. 超声显示器

D. 超声信号处理系统　　　　E. 超声波传感器

14. 超声显示肝脏表面被膜不光滑,凹凸不平,呈锯齿状,见于(　　　)。

A. 脂肪肝　　B. 慢性肝炎　　C. 急性肝炎　　D. 肝癌　　E. 肝硬化

(曹雪楠)

项目八　心理社会状况评估

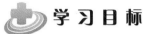

学习目标

知识目标	• 能使用自己的语言解释下列概念：心理评估、自我概念、认知、情绪、情感、个性、压力。 • 能准确说出心理评估的主要内容与目的。 • 简述心理评估的常用方法，并举例说明最常用的方法。 • 能使用自己的语言解释下列概念：社会评估、角色、文化、家庭、环境、文化休克。 • 能准确地说出社会评估的主要内容与目的。 • 简述社会评估的常用方法，并举例说明。
能力目标	• 通过实例举证说明心理评估过程中的注意事项。 • 比较情绪与情感，找出它们的区别与联系。 • 能够通过外在表现判断护理对象的角色适应不良类型，并找出其影响因素。 • 理解患者文化休克，并举例说明其分期和表现。 • 理解家庭评估在护理评估中的重要性，理解家庭类型、家庭结构与家庭功能对家庭成员，尤其是患者的影响。 • 举例说明环境对人群健康的影响，尤其是病区环境对患者疾病的影响。

任务一　心理评估

心理评估是采用心理学的理论和方法，对人的心理、行为及精神、价值观进行评估的过程。心理评估可以帮助护士更好地理解患者对周围环境和事物的反应，以及反应所带来的正面或者负面的影响。

8-1-1
心理评估
教学课件

Note

233

情景描述

患者,男,32岁,某单位采购员,因1个月前发生呕血来医院就诊,以肝硬化门静脉高压、食管静脉曲张收治入院。入院后,患者表示不适应医院的生活,不遵守院规,爱在病室打牌、看电视,易激动,不能控制自己的情绪,不听医护人员的劝说,认为自己所患疾病不严重,一天晚上在看电视足球赛时,异常激动,大声说笑欢呼,10 min后,突然呕吐鲜血2000 mL,经及时抢救转危为安。

思考问题:

1. 该患者为什么会出现这种情况?

2. 如果你是责任护士,对待此类患者你应该怎么办?

序号	任务内容
1	正确接待该患者
2	对该患者进行心理评估

一、概述

(一) 心理评估的目的

作为健康评估的一个重要部分,心理评估的主要目的如下:①评估患者的心理活动,特别是疾病发展过程中的心理活动,以判断患者的心智状态,识别心理方面现存或潜在的健康问题;②评估患者的个性心理特征,作为心理护理和选择护患沟通方式的依据;③评估患者的应激源、应激反应以及应对方式,指导护理干预计划的制订。

(二) 心理评估的方法

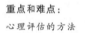

重点和难点:
心理评估的方法

心理评估的方法较多,有交谈法、观察法、心理测量法、医学检查法等,其中交谈法是心理评估最常用的方法。综合应用多种方法,可采集到更完整、更全面的健康资料。心理评估常用的方法与评价见表8-1。

表8-1 心理评估常用的方法与评价

方法	分类	评价
交谈法	正式交谈	事先通知患者,按照问题提纲有目的、有计划、有步骤地交谈
	非正式交谈	日常生活或工作中,护士与患者之间的自然交谈
观察法	自然观察法	在自然条件下,观察心理现象的外部活动
	标准情形下观察法	在特殊的实验环境下,观察患者对特定刺激的反应
心理测量法	心理测量法	在标准情形下,用统一的测量手段测试患者对测量项目的反应
	评定量表法	用一套预先已标准化的测试项目(量表)来测量某种心理品质
医学检查法	身体评估和诊断性检查	作为对交谈法和心理测量法采集的主观材料的补充,可验证资料的真实性和准确性

（三）心理评估的一般过程

心理评估的目的、方法不同,其基本程序也略有不同。

1. 确定评估目的　首先要了解患者就诊的原因,确定患者首要的问题,才能确定评估目的。如要了解学习困难的原因,就需要鉴别学生的智力水平或人格特征;在进行心理评估时,首先要对患者做出有无心理障碍的判定。

2. 详细了解患者的首要心理问题　以患者的首要心理问题为中心,详细了解问题的起因、发展及就诊经过;可能的影响因素,如患者早年的生活经历、家庭背景以及当前的社会人际关系等。这与医学病历的书写,如主诉、现病史、既往史、家族史等内容很相似。

3. 对特殊或重点问题的评估　可借助心理测量法和作品分析法,对一些特殊问题、重点问题进行深入了解和评估。

4. 确定进一步处理的目标　对健康资料进行分析、处理,写出评估报告、得出结论,并对当事人及有关人员进行解释,以确定下一步处理问题的目标。

（四）心理评估的注意事项

1. 重视心理评估的作用　心理评估结果对制订个体化护理方案具有重要意义,因此要及时、准确、全面地进行心理评估。

2. 注重评估方法的有效性和针对性　护士在选择心理评估方法时要充分考虑患者的个体差异,注重心理评估方法的有效性和针对性。基于患者的文化背景、生活环境、所患疾病和年龄等,选择不同的评估方法,切不可选用同一种方法评估所有患者。另外,避免护士的态度、观念、情绪和偏见等影响评估结果。

3. 强化评估技巧　心理评估的技巧与评估结果有密切关系,心理评估的过程涉及交流技能、护患关系、医学知识、仪表礼节,以及提供咨询等多个方面。为了进行有效的心理评估,护士必须采用有效的方法与技巧。心理评估过程中应注意:①积极地倾听;②语言友好,不要随意打断患者诉说;③建立良好的护患关系;④与患者进行友好的目光交流;⑤耐心,给患者足够的时间去思考和表达;⑥保护患者的隐私;⑦评估完毕,要感谢患者的配合。

4. 注意主观资料与客观资料的比较　在进行心理评估时,护士不能只注重采集主观资料,而忽视客观资料,应同时采集并比较主观资料和客观资料,分析患者的心理状况。如评估焦虑时,护士不能仅依据"我最近容易紧张、着急"等主诉即下结论,应结合观察到的颤抖、语速等与焦虑有关的生理反应进行综合判断。

5. 以患者目前的心理状态为重点　在心理评估中,应着重评估患者目前的心理状态。

二、心理评估的内容

一般将人的心理活动分为心理过程和人格心理两个方面,二者相互影响。心理过程是指人的心理活动发生、发展和消失的动态过程,即人脑对客观现实的反应过程,包括认知过程、情绪情感过程和意志与行为过程。人格是具有不同素质基础的人,在不尽相同的社会环境中所形成的意识倾向性和比较稳定的个性心理特征的总和,反映了一个人独特的心理品质。其中,自我概念作为人格结构的重要组成部分,与个体的健康密切相关。因此,对个体的心理评估应涵盖上述心理活动和心理现象,即人的认知水平、情绪与情感、应激和自我概念等。

（一）自我概念评估

1. 基础知识　自我概念是人们通过对自己的内在、外在特征以及他人对其反应的感知与体验，而形成的对自我的认识与评价，是个体在与其所处的心理、社会环境的相互作用过程中，形成的动态的、评价性的"自我肖像"。个体的自我概念是其心理健康的重要标志，自我概念紊乱可极大地影响个体维持健康的能力与康复的能力。因此，自我概念是心理评估重要的内容之一。

自我概念包括个体的身体意象（即体象）、社会认同、自我认同和自尊。

（1）身体意象：自我概念的重要组成部分，是个体对自己身体外形以及身体功能的认识与评价，如觉得自身肥胖或矮小、虚弱或强健等。身体意象是自我概念中最不稳定的部分，易受疾病、手术或外伤的影响。

（2）社会认同：个体对自己的社会人口特征，如年龄、性别、职业或社会团体成员资格，以及社会名誉、地位的认识与感受。

（3）自我认同：个体对自身的智力、能力、性情、道德水平等的感受与评价。自我认同紊乱者无法分辨自己与他人，或无法从社会环境中将自己作为一个独立的个体区分出来。

（4）自尊：个体尊重自己、维护个人尊严和人格，不容他人歧视与侮辱的一种心理意识和情感体验。

自我概念并非与生俱来，而是个体与他人相互作用的"社会化产物"，是在对人、对己、对事物的交流互动中产生的。在婴儿期，人就有了对自己身体的感受。随着年龄增长，在与周围人的交往过程中，逐渐把自己观察和感知到的自我，以及他人对自己的态度与反应，内化到自己的判断中，而形成自我概念。

2. 评估方法和内容　一般采用交谈、观察、画人测验、评定量表测评等方法对个体身体意象、社会认同、自我认同以及自尊等进行综合评估，以了解个体对自我概念的感受和评价、影响自我概念的相关因素及自我概念方面现存或潜在的威胁。

（1）交谈：对身体意象、社会认同、自我认同及自尊的交谈内容见表8-2。

表8-2　自我概念评估的交谈内容

项　　目	交　谈　内　容
身体意象	对你来说，身体哪一部分最重要？为什么？ 你最喜欢你身体的哪些部位？ 最不喜欢的又是哪些部位？ 外表方面，你最希望自己什么地方有所改变？ 他人希望你什么地方有所改变？ 身体意象改变对你有哪些影响？ 你认为这些改变使他人对你的看法有何改变？
社会认同	你从事什么职业？ 你是政治或学术团体成员吗？ 你的家庭、工作情况如何？ 你最引以为豪的个人成就有哪些？

续表

项　　目	交　谈　内　容
自我认同与自尊	你觉得你是怎样的一个人？ 如何描述你自己？ 你的朋友、同事、领导如何评价你？ 你对你的个性特征、心理素质和社会能力满意吗？不满意的是哪些方面？ 与社会上绝大多数人相比，你处理工作和日常生活问题的能力如何？ 总体来说，你对自己满意吗？ 你是否常有"我不错"的感觉？

（2）观察：观察法用于收集患者的外表、非语言行为以及与他人的互动关系等与自我概念有关的客观资料。具体观察内容如下。

①外表：是否整洁？穿着打扮是否得体？身体哪些部位有改变？

②非语言行为：是否与护士有目光交流？面部表情如何、是否与其主诉一致？是否有不愿见人、想隐退、不愿照镜子、不愿与他人交往、不愿看体貌改变的部位、不愿与他人讨论伤残或不愿听到这方面的谈论等行为表现？

③语言行为：是否有"我真没用"等语言流露？

④情绪反应：有无着急、害怕、惊慌、无法平静、颤抖、心悸、气紧、恶心、呕吐、尿频、出汗、脸红、失眠、易激惹等焦虑表现？

⑤生理反应：有无哭泣、睡眠障碍、食欲减退、体重下降、心慌、易疲劳等表现？

（3）画人测验：请患者画人像并对其解释，从中了解患者对身体意象改变的内心体验。该法常用于评估不能很好表述自己的儿童。

（4）量表测评：常用的有 Rosenberg 自尊量表（表 8-3）、Pieer-Harries 儿童自我概念量表、Michigan 青少年自我概念量表以及 Coopersmith 青少年自尊量表等。每个量表均有其特定的适用范围，应用时应仔细斟酌。

表 8-3　Rosenberg 自尊量表

项　　目	评　　分			
1. 总的来说，我对自己满意。	SA	A	D*	SD*
2. 有时，我觉得自己一点都不好。	SA*	A*	D	SD
3. 我觉得我有不少优点。	SA	A	D*	SD*
4. 我和绝大多数人一样能干。	SA	A	D*	SD*
5. 我觉得我没什么值得骄傲的。	SA*	A*	D	SD
6. 有时，我真觉得自己没用。	SA*	A*	D	SD
7. 我觉得我是个有价值的人。	SA	A	D*	SD*
8. 我能多一点自尊就好了。	SA*	A*	D	SD
9. 无论如何我都觉得自己是个失败者。	SA*	A*	D	SD
10. 我总以积极的态度看待自己。	SA	A	D*	SD*

使用指南：该量表含 10 个有关测评自尊的项目，回答方式为非常同意（SA）、同意（A）、不同意（D）、很不同意（SD）。凡选标有＊的答案表示自尊低下。

重点:
与自我概念相关
的护理诊断

3. 相关护理诊断/问题

（1）身体意象紊乱：与身体功能变化等有关。

（2）自我认同紊乱：与人格障碍等有关。

（3）长期性低自尊：与事业失败、家庭矛盾等有关。

（4）情境性低自尊：与疾病导致躯体功能下降等有关。

（二）认知评估

重点:
认知的组成

1. 基础知识 认知指人们根据自身感知到的外界刺激与信息，推测和判断客观事物的心理过程。认知活动是在过去的经验及对有关线索进行分析的基础上形成的对信息的理解、分类、归纳、演绎及计算，包括思维、语言和定向等，其中思维是认知过程的核心。

（1）思维：思维是人脑对客观现实间接的概括的反应，是认识事物本质特征及内部规律的理性认知过程。人的思维能力可通过抽象思维、洞察力和判断力来反映。

①抽象思维：又称逻辑思维，是以注意、记忆、理解、概念、判断、推理的形式，反映事物本质特征与内部联系的精神现象。

②洞察力：识别与理解客观事物真实性的能力，与精确的自我感知有关。

③判断力：人们比较与评价客观事物及其相互关系并得出结论的能力。

（2）语言：语言是思维的物质外壳，思维支配着人的语言活动，同时还受语言的调节，思维的抽象与概况总是借助语言才得以实现。思维和语言不可分割，是一个密切相关的统一体。

（3）定向：定向是个体对时间、地点、人物及自身状态的判断认识能力，包括时间定向、地点定向、空间定向和人物定向等。

2. 评估方法与内容

（1）思维能力：可通过抽象思维能力、洞察力和判断力进行评估。

重点:
认知的评估内容
与方法

①抽象思维能力：涉及个体的记忆、注意、概念、理解和推理能力。记忆：经历过的事物在人脑中的反映，分为短时记忆和长时记忆。注意：心理活动对一定对象的指向和集中，分无意注意和有意注意。无意注意为无预定目的，也无须做意志努力的注意。有意注意是人类特有的注意方式，有目的并须做一定努力的注意，受意识的调节与支配。概念：人脑反映客观事物本质特性的思维形式。理解：可指示患者做一些从简单到复杂的动作，观察其理解和执行情况。推理：由已知判断推出新判断的思维过程，包括归纳、演绎。归纳是从特殊事例到一般原理的推理；演绎则恰恰相反。抽象思维能力评估的内容和方法见表 8-4。

表 8-4　抽象思维能力评估的内容和方法

内　容	方　法
短时记忆	让患者重复一句话或一组由 5～7 个数字组成的数字串
长时记忆	长时记忆是否牢固与记忆信息的意义有关。评估时，让患者说出其家人的名字、当天进食的食品或叙述其孩童时代等
无意注意	通过观察患者对周围环境的变化，如所住病房来新患者、开关灯，有无反应进行判断
有意注意	指派一些任务让患者完成，如请患者叙述入院前的治疗经过，填写入院记录，观察其执行任务时的专注程度

内　　容	方　　法
概念化能力	在护理活动中进行评估,如数次健康教育后,请患者总结概括其所患疾病的特征、所需的自理知识等,从中判断患者对这些知识进行概念化的能力
理解力	请患者按指示做一些从简单到复杂的动作,如要求患者关上门,坐在椅子上,将右手放到左手的手心里,然后按顺时针方向搓擦手心,观察患者能否理解和执行指令
推理能力	根据患者年龄提出问题,如对 6～7 岁的儿童可问"一切木头做的东西丢在水中都会浮起来,有个东西在水里浮不起来,这个东西是什么做的?"。如果儿童回答"不是木头做的",表明其初步具备演绎推理能力;如果回答"是铁或石头",表明其思维尚不具备演绎推理能力

②洞察力:请患者描述其所处情形,再与实际情形做比较,如请患者描述其对病房环境的观察。对更深层洞察力进行评估则可让患者解释格言或谚语,如解释"每朵云彩都用金边勾勒"这句谚语的含义。洞察力较弱的人会按字面解释为"每朵云彩周围都有一条金边",而具有较强洞察力的人会将其与生活体验联系起来解释,即"任何貌似普通的事物都存在不同凡响的方面"。

③判断力:判断是人们比较和评价客观事物及其相互关系并得出结论的思维形式。判断可以现实为基础,也可超离现实;可以社会常模为根据,也可违背社会常模。评估时,可通过展示食物请患者说出其属性,也可通过评价患者未来打算的现实性与可行性,如问患者"你出院后准备如何争取别人的帮助?""出院后经济上遇到困难你将怎么办?"等。由于个体的判断能力受到其情绪、智力、受教育水平、社会经济状况、文化背景的影响,评估时应充分考虑并排除这些因素的干扰。

(2)语言能力:可通过提问、复述、自发性语言、命名、阅读和书写等方法,评估患者语言表达和对文字符号的理解能力。语言能力的评估方法与内容见表 8-5。对语言能力异常者,应根据表 8-6 的标准进一步明确语言障碍的类型。

表 8-5　语言能力的评估方法与内容

方　　法	内　　容
提问	提出一些由简单到复杂,由具体到抽象的问题,观察患者能否理解及回答是否正确
复述	说一个简单词句,请患者重复说出
自发性语言	请患者陈述健康史,其陈述是否流利,用字用词是否恰当
命名	取出一些常用物品,请患者说出其名称
阅读	请患者诵读单个或数个词、短句或一段文字,或默读一段短文或一个简单的故事,然后说出其大意,评价其读音和理解程度
书写	包括自发性书写、默写和抄写。自发性书写是请患者随便写出一些简单的字、数字、自己的姓名、物品名称或短句。默写是请患者写出护士口述字句,抄写是请患者抄写一段文字

表 8-6　语言障碍的类型及评价

类　型	评　价
运动性失语	由语言运动中枢病变所致。不能说话,或只能讲一两个简单的字,且用词不当,但对他人的言语和书面文字能理解
感受性失语	自述流利,但内容不正常,不能理解他人的语言,也不能理解自己所言,发音用词错误,严重时别人完全听不懂
命名性失语	称呼原熟悉的人名、物品名的能力丧失,但他人告知名称时,能辨别对错,能说出物品使用方法
失写	能听懂他人语言及认识书面文字,但不能书写或写出的句子有错误,尚有抄写能力
失读	丧失对视觉符号的认识能力,因此不识词句、图画,常与失写同时存在
构音困难	由发音器官病变或结构异常所致,表现为发音不清,但用词准确

（3）定向力：评估时间定向力时,可询问患者"现在是几点钟？ 今天是星期几？ 今年是哪一年？"。评估地点定向力时,可问"你现在住在什么地方？"。评估空间定向力时,可让患者找到一个参照物,描述环境中某物品的位置,如"床旁桌在床的左边还是右边？ 呼叫器在哪儿？"。评估人物定向力时,可问"你叫什么名字？ 你知道我是谁吗？"。定向力障碍者不能将自己与时间、空间、地点联系起来。定向力障碍的先后顺序依次为时间、地点、空间和人物。

3. 相关护理诊断/问题

（1）急性意识混乱/慢性意识混乱：与感觉器官疾病、精神性疾病、药物滥用等有关。

（2）记忆功能障碍：与脑部器质性疾病应激事件、注意力不集中等有关。

（3）语言沟通障碍：与思维障碍、意识障碍、言语发育障碍等有关。

（三）情绪和情感评估

1. 基础知识　情绪和情感是个体对客观事物是否满足自身需要的内心体验与反映。一般来说,需求获得满足引起积极的情绪和情感；反之则导致消极的情绪和情感。

情绪和情感既有联系,又有区别。情感是持久的,是在稳定情绪的基础上建立和发展起来的,是与社会性需求满足与否相联系的人类特有的心理活动,具有较强稳定性、深刻性、持久性和内隐性。而情绪则为暂时性的,是与生理需求满足与否有关的心理活动,具有情境性、激动性和暂时性。情绪是情感的表达,在情绪发生过程中,往往包含着情感因素。

2. 评估方法与内容

交谈：如何描述您此时和平时的情绪？ 最近有什么事情使您感到特别高兴、忧虑或沮丧？ 这样的情绪存在多久了？

（1）观察与测量：情绪、情感活动中,机体所发生的外部表现和内部变化与神经系统功能相互联系,是大脑皮质和皮质下中枢协同活动的结果。生理上可有呼吸、循环、皮肤电反应以及内分泌系统的变化,对这些变化的观察与测量可作为评估情绪、情感的客观资料,以及印证采集到的主观资料。观察时应重点注意有无面色苍白、呼吸和心率加快、血压升高、出冷汗、食欲减退、体重下降等。

（2）量表评定：评估情绪、情感较为客观的量表有 Avillo 情绪与情感形容词量表,见表 8-7。

表 8-7　Avillo 情绪与情感形容词量表

形　容　词	1	2	3	4	5	6	7	形　容　词
变化的								稳定的
举棋不定的								自信的
沮丧的								高兴的
孤立的								合群的
混乱的								有条理的
漠不关心的								关切的
冷淡的								热情的
被动的								主动的
淡漠的								有兴趣的
孤僻的								友好的
不适的								舒适的
神经质的								冷静的

注：表中有 12 对意思相反的形容词，让患者从每一组形容词中选出符合目前情绪与情感的词，并给予相应得分。总分在 84 分以上，提示情绪与情感积极；否则，提示情绪与情感消极。该表特别适用于不能用语言表达自己情绪与情感或对自己的情绪与情感定位不明者。

3. 相关护理诊断/问题

（1）焦虑：与需要未得到满足、过度担心、自责、不适应环境等因素有关。

（2）疲乏：与缺乏兴趣、精力不足等有关。

（3）恐惧：与躯体部分残缺或功能丧失、疾病晚期、环境因素、恐惧症等有关。

（4）无望感：与情绪抑郁、无价值感等有关。

（5）睡眠型态紊乱：与疾病因素、心理应激、情绪抑郁、兴奋状态、环境改变等有关。

（6）有自伤的危险：与情绪抑郁、无价值感、沮丧等有关。

（7）有对他人施行暴力的危险：与易激惹、自控能力下降等有关。

（四）个性评估

1. 基础知识　个性也称人格，是具有一定倾向性心理特征的总和，具有整体性、独特性、稳定性和社会性。①整体性：个体的心理全貌，是能力、气质、性格构成的有机整体。②独特性：个体特有的个性倾向性和个体心理特征。③稳定性：个性比较稳定的心理趋向和心理特征，个体行为中偶然表现出来的心理趋向和心理特征，并不能代表其个性。④社会性：个性形成过程中，既有生物遗传因素的作用，又受到后天社会因素的影响，如生长环境、他人的关爱培育等。因此，个性既有生物属性，也有社会属性。

人的个性心理特征主要指性格，常将性格分为机能类型、内外倾向型等。

（1）机能类型：以理智、情绪、意志三种心理功能中哪一种占优势来确定性格类型。

①理智型者：处事稳重，明事理、讲道理，能理智地看待一切并以此支配自己的行动。

②情绪型者：情绪体验深刻，较冲动、脆弱，言行举止易受情绪左右。

③意志型者：顽强执着，行为活动有较强的目的性、主动性、持久性和坚定性。

（2）内外倾向型。

①内向型者：感情深藏、待人接物谨慎、不善交际，但一旦下决心，却能锲而不舍，善于自我分析与自我批评。

重点：
与情绪、情感相关的护理诊断

②外向型者:活泼、开朗、感情外露、办事果断、善于社交、反应快,但较轻率,难于批评与自我批评。

2. 评估方法与内容

采用观察、交谈、作品分析等方法进行综合评估。主要评估内容:①观察个体的言行、情感、意志的外部表现,感情外露还是内藏、意志脆弱还是坚强、处理事情习惯依赖别人还是独立完成。②与患者交谈了解其在各种情况下的态度和行为表现,如询问患者"通常情况下,面对困难,你采取什么态度和行动?"。③收集患者的作品,如书信、日记,分析其对事物所持的观点与态度。最后,综合分析采集到的资料,从而判断患者的性格类型。

3. 相关护理诊断/问题

(1) 有孤独的危险:与性格内向、喜欢独处、身体被隔离有关。

(2) 娱乐活动缺失:与性格内向、不善交际、疾病治疗限制等有关。

(3) 应对无效:与严重躯体疾病、重大环境改变、个人处境不佳、性格脆弱、缺乏自信、缺乏有效社会支持系统等有关。

(五)应激评估

1. 基础知识

(1) 应激:个体"察觉"各种刺激对其生理、心理及社会系统威胁时的整体现象,所引起的反应可以是适应或适应不良。

(2) 应激源:能引起个体产生应激的各种因素(表8-8)。

(3) 应激反应:应激源引起的机体非特异性适应反应,包括生理、情绪、认知和行为等方面的反应(表8-9)。

表8-8　常见的应激源

分　类	应　激　源
生理性	各种机体功能失调或组织结构残缺,如饥饿、疼痛、疲劳、失眠、疾病、手术、外伤、内分泌失调、衰老等
心理性	各种心理挫折或心理冲突,如孤独、无助、缺乏自信、焦虑、恐惧等
环境性	寒冷、炎热、射线、噪声、空气污染、生活环境改变等
社会文化性	家庭功能失调、职业压力、经济困难、角色改变、文化差异等

表8-9　应激反应与评价

应激反应	评　价
生理反应	有无畏食或多食、疲乏、头痛、气短、失眠或睡眠过多、心率增快、收缩压升高、心律失常、应激性溃疡等
认知反应	有无感知能力下降、记忆力下降、思维混乱、解决问题能力下降等
情绪反应	有无焦虑、抑郁、无助和愤怒等,可根据个体的面部表情、言语表达及其行为加以判断
行为反应	有无闭门不出、哭闹、伤人或自杀、吸烟、酗酒等

8-1-3

知识链接

(4) 应对:个体对生活事件以及因生活事件而出现的自身不平衡状态所采取的认知和行为措施。常用的应对方式分为情感式应对和问题式应对(表8-10)。①情感式应对:指向应激反应,倾向于采用过度进食、用药、饮酒、远离、回避和忽视应激源等行为,来处

Note

理应激所致的情感问题。②问题式应对:指向应激源,倾向于通过有计划地采取行动,寻求排除或改变应激源所致影响的方法,来处理导致应激的情境本身。

能提高机体对应激的适应水平和耐受力的应对方式为有效应对。有效应对的标准:①应激反应维持在可控制的限度内;②希望和勇气被激发;③自我价值感得到维持;④人际关系及社会经济处境得到改善;⑤生理功能康复得以促进。

应对的有效性受多种因素影响,包括应激源数量、应激源强度与持续时间、应对经验,可利用的家庭、社会、经济资源、人格特征等。同时面临的应激源越多、应激源强度越大、持续时间越长,越难应对。有成功应对经验,良好家庭、社会、经济资源以及意志顽强的人更能努力适应和正确处理应激。

难点:
应对

表 8-10　应对方式表

情感式应对	问题式应对
希望事情会变好	努力控制局面
进食,吸烟,嚼口香糖,饮酒、用药	进一步分析研究所面临的问题
祈祷	寻求处理问题的办法
紧张、担心、埋怨他人	客观地看待问题
向朋友或家人寻求安慰和帮助	尝试并寻找解决问题的最好办法
独处、一笑了之、置之不理、幻想	回想以往解决问题的办法
做最坏的打算	试图从情境中发现新的意义
疯狂,大喊大叫	将问题化解
睡一觉,认为第 2 天事情就会变好	设立解决问题的具体目标
不担心,任何事到头来终会有好结果	接受现实
回避、沉思	和相同处境的人商议解决问题的方法
干些体力活,将注意力转移至他人或他处	努力改变当前情形
认为事情已经无望而听之任之	能做什么就做什么
认为自己命该如此而顺从	让别人来处理这件事

2. 评估方法与内容

（1）交谈:重点了解患者面临的应激源、应对方式、应激反应等。应激源的来源及交谈的内容见表 8-11。

重点与难点:
应激的评估方法
与内容

表 8-11　应激源的来源及交谈的内容

应　激　源	内　　　　容
重大事件	①目前让你感到有压力或紧张、焦虑的事情有哪些? 你认为你是否有能力应对这些事? ②近来你的生活有哪些改变? ③日常生活中让你感到有压力和烦恼的事情有哪些? 这些应激对你意味着什么? 你是积极地还是消极地看待? ④由于疾病、住院、生活改变或家庭事件,你经历了哪些压力
环境方面	你所处的环境是否让你紧张不安或烦恼? 原因是什么
家庭关系	你与你的家人关系如何? 有无不和? 是否使你感到痛苦或烦恼

续表

应 激 源	内 容
职业方面	你是否感到工作压力很大,无法胜任? 通常你采取什么方式缓解紧张或压力
经济方面	你的经济状况如何? 是否感到入不敷出

（2）量表评定:以定量和定性的方法来衡量应激对个体健康影响的常用量表有社会再适应评定量表和住院患者压力评定量表。主要用于应激源评估,累计分越高,应激越大。社会再适应评定量表用于测评近 1 年不同类型的生活事件对个体的影响,预测个体出现健康问题的可能性。住院患者压力评定量表用于测评患者住院期间可能经历的应激。

用于评估应对方式的常用量表为 Jaloviee 应对方式评定量表。

（3）观察与身体评估:应激评估重点观察与身体评估的内容见表 8-12。

表 8-12　应激评估重点观察与身体评估的内容

项　　目	内　　容
一般状态和行为	①有无应激的生理性反应,如畏食、胃痛、多食、疲乏、失眠、睡眠过多、头痛等。 ②有无应激的认知反应,如感知能力与记忆力下降、思维紊乱、解决问题的能力下降等。 ③有无应激的情绪反应,如焦虑、愤怒、抑郁等;有无自杀或暴力倾向与行为
身体各系统变化	①评估心率、心律、血压改变;呼吸频率和呼吸型态的变化;消化道功能。 ②评估有无畏食或暴食、腹痛等。 ③评估肌张力和身体活动情况,有无全身肌肉紧张、颤抖,或重复某一动作等;皮肤的温度、湿度和完整性情况

3. 相关护理诊断/问题

（1）应对无效:与严重躯体疾病、重大环境改变、个人处境不佳、性格脆弱、缺乏自信、缺乏有效支持系统等有关。

（2）精神困扰:与感觉超负荷、认知障碍、支持系统不足等有关。

（3）创伤后综合征:与重大创伤和事件、缺乏心理干预、缺乏有效支持系统有关。

（4）社交孤立:与疾病所致的活动受限、行为异常、治疗性隔离、人格障碍、缺乏有效支持系统有关。

（5）有对他人施行暴力的危险:与对药物和酒精依赖、过度焦虑、情绪不稳定等有关。

思考与练习

一、单选题

1. 对儿童、不合作、言语交流困难及某些精神障碍者的心理评估,较为实用的方法是（　　）。

　　A. 会谈法　　　B. 观察法　　　C. 心理测量　　　D. 医学检测　　　E. 问诊法

2. 通过让个体重复一句话或一组由 5～7 个数字组成的数字串,可评估个体的（　　）。

　　A. 无意注意　　　B. 有意注意　　　C. 短时记忆　　　D. 长时记忆　　　E. 理解力

重点:
与应激相关的护理诊断

思考与练习
参考答案

Note

3. 不能理解他人的语言,自述流利,但内容不正常,发音用词错误,不能理解自己所言,属于（　　）。

A.运动性失语　B.感觉性失语　C.命名性失语　D.失读　　　　E.构音困难

4. 评估情绪与情感较为客观的方法为（　　）。

A.会谈　　　　　　　　　B.观察　　　　　　　　　C.医学测量

D.评定量表测评　　　　　E.问诊

5. 属于情感式应对方式的是（　　）。

A.向朋友或家人寻求安慰和帮助

B.和相同处境的人商议解决问题的方法　　　C.接受事实

D.能做什么就做什么　　　　　　　　　　　E.努力控制局面

6. 属于问题式应对方式的是（　　）。

A.向朋友或家人寻求安慰和帮助　　　　　B.将注意力转移至他人或他处

C.不担心,任何事到头来终会有好结果　　　D.寻求处理问题的其他办法

E.做最坏的打算

7. 自我概念的组成中最不稳定,易受疾病、手术或外伤影响的部分是（　　）。

A.身体意象　　B.社会认同　　C.自我认同　　D.自尊　　　　E.情绪

8. 自我概念的组成中,个体对自身的社会人口特征,以及社会名誉、地位的认识与感受,称为（　　）。

A.身体意象　　B.社会认同　　C.自我认同　　D.自尊　　　　E.情感

二、填空题

1. 心理评估最常用的基本方法是_____。

2. 通过指派某些任务让患者完成,同时观察其执行任务时的专注程度的方法通常被用来评估个体的_____。

3. 目前一般认为,应对是个体对生活事件以及因生活事件而出现的自身不平衡状态所采取的_____和_____措施。

4. 作为自我概念的组成部分,个体对自己身体外形和特征的感受,称为_____。

三、名词解释

1. 自我概念　2. 应激反应

四、简答题

情绪与情感的区别与联系有哪些?

（常金兰）

任务二　社会评估

社会评估是健康评估的重要内容,现代护理理论强调人是身体、心理、社会各层面的综合体,人不仅是自然存在物,而且是社会存在物,人的属性包含更重要的社会属性。要全面认识和衡量个体的健康水平,除评估生理和心理功能外,还应进行社会评估。护士只有对个体的角色功能、家庭、文化背景、环境进行客观的评估,才能制订出有依据的护理计划和干预措施。

8-2-1

社会评估

教学课件

情 景 描 述

患者,女,43 岁,已婚,大学本科学历,某公司部门经理。因患左侧乳腺癌收治住院。入院后接受了 4 个疗程的化疗,左侧乳腺肿块已由原来的 6 cm×8 cm 缩小为 4 cm×5 cm,经做左侧乳腺癌改良根治术后恢复良好。

思考问题:

该患者入院后要进行哪些社会评估?

序号	任务内容
1	正确接待该患者
2	对该患者进行社会评估

一、概述

(一) 社会评估的目的

1. 评估患者的角色功能　了解有无角色功能紊乱和角色适应不良。

2. 评估患者的文化背景　了解其文化特征,以便提供符合患者文化需求的护理。

3. 评估患者的家庭　寻找影响其健康的家庭因素,指导制订环境干预措施。

(二) 社会评估的方法

社会评估的方法较多,有医学检查方法、心理测量法以及社会学等方法。心理评估中的交谈、观察、量表评定等方法均可用于社会评估。此外,环境评估,尤其是物理环境的评估,还应进行实地考察和抽样检查,以了解环境中是否存在有害因素。综合多种方法,可使收集的资料更为全面,结果更具科学性。

(三) 社会评估的注意事项

1. 给予患者充分的时间　根据患者的实际情况,护士可分次对患者进行评估,并给予患者充分的时间去思考。

2. 提供适宜的环境　进行社会评估的环境要安静舒适,并注意保护患者的隐私。

3. 选择恰当的方法　根据社会评估的要求,护士要选择恰当的评估方法。

4. 强化评估技巧　社会评估的技巧与评估结果有密切关系,社会评估的过程涉及沟通技能、护患关系、医学知识、仪表礼节,以及提供咨询等多个方面。为了进行有效的社会评估,护士必须采用有效的方法与技巧。

二、社会评估的内容

社会是人类存在和发展的必要条件,由环境、人口、文化和语言等四大要素组成。环境是人类赖以生存、发展的社会与物质条件的总和,可分为物理环境和社会环境。人口是一个内容复杂、综合多种社会关系的社会实体,通常是指一个地理区域的人的数目。文化是指由人的活动所创造的非自然状态的一切物质与精神产品,包括价值观、信念与信仰、习俗、规范、语言等。人类组成家庭,通过承担各种社会角色参与社会活动。患者社会属性的评估主要包括其社会角色、文化、所属家庭以及所处的环境。

重点:
社会评估的目的
和方法

重点:
社会评估的内容

Note

（一）角色与角色适应评估

1. 基础知识

（1）角色：社会所规定的一系列与社会地位相一致的规范与行为模式，是社会对处于某一特定地位的人的行为期待。

（2）角色分类：分为3类（表8-13），但角色分类是相对的，角色可以在不同的情况下相互转换。如患者角色，因为疾病是暂时的，可视为第三角色，然而当疾病变成慢性病时，患者角色也就随之成为第二角色。

（3）角色形成：经历了角色认知和角色表现两个阶段。①角色认知：个体认识自己和他人的身份、地位以及各种社会角色的区别与联系的过程。模仿是角色认知的基础，先对角色产生总体印象，然后深入角色的各个部分，认识角色的权利和义务。②角色表现：个体为达到自己所认识的角色要求而采取的行动过程，也是角色成熟的过程。

重点：
角色的定义和分类

难点：
角色的形成

表 8-13　角色分类与评价

分　类	评　价
第一角色	基本角色，决定个体的主体行为，是由年龄、性别决定的角色，如儿童角色、妇女角色、老人角色等
第二角色	一般角色，是个体为完成每个生长发育阶段中的特定任务，由所处社会情形所确定的角色，如母亲角色、护士角色等
第三角色	独立角色，是为完成某些暂时性发展任务而临时承担的角色，如学会会员、患者角色等

（4）角色适应不良：个体的角色表现与角色期望不协调，或无法达到角色期望的要求时所引起的主观情绪反应。角色适应不良常见的类型与评价见表8-14。

（5）患者角色：个体患病后，无可选择地进入了患者角色，原有的社会角色部分或全部被患者角色所代替。患者角色具有以下特征：①脱离或部分脱离日常生活中的其他角色，减轻或免除相应的责任与义务；②对自身疾病无直接责任，处于一种需要照顾的状态；③有积极配合医疗护理、恢复自身健康的义务；④有享受健康服务、知情同意、寻求健康保健信息和要求保密的权力；患者角色适应不良的类型与评价见表8-15。

8-2-2
知识链接

重点：
患者角色的特征

重点：
角色适应不良的类型和表现

表 8-14　角色适应不良常见的类型与评价

类　型	评　价
角色冲突	角色期望与角色表现的差距大，使个体难以适应而发生的心理冲突与行为矛盾。原因：①个体需要同时承担2个或2个以上在时间与精力上相互冲突的角色；②对同一角色的角色期望标准不一致
角色模糊	因个体对角色期望不明确，不知承担该角色应该如何行动而造成的不适应反应。其原因有角色期望复杂、角色改变速度快、主角色与互补角色的沟通不良等
角色匹配不当	个体的自我概念、自我价值观或自我能力与其角色期望不匹配
角色负荷过重	个体角色行为难以达到过高的角色期望
角色负荷不足	对个体的角色期望过低，而使其能力不能完全发挥

表 8-15　患者角色适应不良的类型与评价

类　型	评　价
患者角色冲突	个体在适应患者角色过程中与其常态下的各种角色发生心理冲突和行为矛盾
患者角色缺如	未进入患者角色，不承认自己有病或对患者角色感到厌倦，也就是否认和不接纳患者角色，多见于初次生病、初次住院，尤其是初诊为肿瘤的患者
患者角色强化	当个体已恢复健康，需从患者角色向常态角色转变时，仍沉溺于患者角色，对自我能力怀疑，对原承担的角色恐惧
患者角色消退	由于某种原因迫使已适应患者角色的个体迅速转入常态角色，在承担相应的义务与责任时，使已具有的患者角色行为退化，甚至消失

在评估患者角色适应时，应考虑到年龄、性别、个性、文化背景、家庭背景、经济状况等因素。年轻人对患者角色相对淡漠，而老年人由于体力减弱容易发生角色强化。女性患者相对容易发生角色强化、消退、冲突等角色适应不良反应。家庭支持系统强的患者适应患者角色快。经济状况差的患者容易产生患者角色消退或缺如。另外，患者角色适应还与环境、人际关系、病房气氛等有关。融洽的护患关系、优美的病房环境、愉悦的病房气氛是适应患者角色的有利因素。

2. 评估方法与内容

（1）交谈：着重了解患者所承担的角色数量，对所承担角色的感知和满意度，以及是否存在角色紧张。评估角色与角色适应不良交谈的主要内容见表 8-16。

表 8-16　评估角色与角色适应不良交谈的主要内容

项　目	主　要　内　容
角色数量	你从事何种职业？担任何种职务？目前在家庭、单位、社会上你承担的角色与任务有哪些
角色感知	你是否清楚所承担角色的权利与义务，自己所承担的角色数量与责任是否合适
角色满意度	患者对自己的角色行为是否满意，与自己的角色期望是否相符
角色紧张	患者有无角色紧张的生理和心理表现，如头痛、头晕、睡眠障碍、紧张、易激惹、抑郁等

（2）观察：主要观察有无角色适应不良的身心行为反应，如疲乏、头疼、心悸、焦虑、抑郁、忽略自己和疾病、缺乏对治疗护理的依从性等。

3. 相关护理诊断/问题

（1）父母角色冲突：与慢性疾病导致父母与子女分离有关。

（2）无效性角色行为：与疾病导致对角色的认识发生改变有关。

（二）文化评估

1. 基础知识

（1）文化：文化是一个社会及其成员所特有的物质和精神财富的总和，即特定人群为适应社会环境和物质环境而共有的行为和价值模式。

（2）文化的要素：文化的要素有价值观、语言符号、信念与信仰、规范、习俗等，其中以价值观、信念与信仰、习俗为核心要素，并与健康密切相关。

①价值观:一个社会或群体中的人们在长期社会化过程中,通过后天学习逐步形成的、所共有的对于区分事物的好与坏、对与错、符合或违背人的愿望、可行与不可行的观点、看法和准则。价值观是信念、态度和行为的基础,通过形成人的思想、观点、立场,建立目标与需要的优先顺序来指导个体的行为。

价值观与健康保健的各个环节密切相关。首先,它能影响人们对自身健康问题的认识,并左右人们解决健康问题的决策。另外,价值观可影响人们对治疗手段的选择以及对医疗保密措施的选择。

②信念与信仰:信念是个体认为可以确信的看法,是个体在自身经历中积累起来的认识原则,是与个性和价值观相联系的意志稳固的生活理想。信仰是指人们对某种事物或思想、主义的极度尊崇和信服,并把它作为自己的精神寄托和行为准则。信念是信仰形成过程的终结和最高阶段,是认识的成熟阶段,是感情化了的认识。

个体对健康和疾病所持的信念可直接影响其健康行为和就医行为,不同社会文化的人,对健康和疾病的理解不同。不同信仰,尤其是宗教信仰又与人的精神健康密切相关。宗教信仰是个体精神生活的一部分,虽然带有唯心色彩,但在使人们精神有所寄托方面有一定作用,也是健康评估中不可缺少的内容之一。

③习俗:一个群体在生产、居住、饮食、沟通、婚姻与家庭、医药、丧葬、节日、庆典、礼仪等物质文化生活上的共同喜好与禁忌。与健康有关的习俗主要有饮食习惯、语言与非语言沟通方式,以及求医用药习俗等。

知识链接

> 宗教是指统治人们的那些自然力量和社会力量在人们头脑中虚幻的反映,是由对超自然神灵的信仰和崇拜来支配人们命运的一种社会意识形态。原始宗教包括大自然崇拜、动植物崇拜、图腾崇拜、神灵崇拜等。除此之外,尚有人为宗教,目前世界上存在三大派别——佛教、基督教和伊斯兰教。各派宗教在内容上包括其特有的宗教意识、信仰、感情、仪式活动、组织等。

(3)文化休克:文化休克指生活在某一种文化环境中的人初次进入另一种不熟悉的文化环境,因失去自己熟悉的所有社交的符号与手段所产生的思想混乱与心理上的精神紧张综合征。简单说就是人们对生活在陌生文化环境中所产生的迷惑与失落的经历。

突然从一个熟悉的环境到了另一个陌生的环境,从而导致沟通交流、日常生活差异、孤独、风俗习惯、态度和信仰等方面的问题是引起文化休克的主要原因。对于住院患者,医院就是一个陌生的环境。患者刚入院,对医院环境及医护人员不熟悉,对将要接受的检查、治疗很陌生。由于环境陌生、与家人分离、缺乏沟通、日常活动改变、对疾病和治疗的恐惧等,都可导致文化休克。

当个体离开熟悉的环境进入陌生的环境时,多经历以下4个时期的变化历程:

①兴奋期:人们初到一个新的环境,被新环境中的人文景观和意识形态所吸引,对一切事物都会感到好奇,此时人们往往渴望了解新环境中的风俗习惯、语言行为等。此期的主要表现是兴奋、情绪亢奋和高涨。

②意识期:或称为沮丧期。此期个体的好奇、兴奋的感觉被失望、失落、烦恼和焦虑代替,开始意识到自己要在新的环境中做长时间的停留,必须改变自己以往的生活习惯和思维模式去适应新环境。此时个体原有的文化价值观与其所处新环境的文化价值观

重点:
文化核心要素的组成

重点:
文化休克的定义

重点:
文化休克的分期

Note

产生冲突,个人的信仰、角色、行为、自我形象和自我概念等可受到挫伤。此期是文化休克综合征中表现最重,也是最难度过的一期,一般持续数周、数月甚至更长的时间。

③转变期:在经历了一段时间的迷茫和沮丧后,个体开始学习、适应新环境的文化模式。此时,个体能用一种比较客观的、平和的眼光来看待周围的环境,原来心理上的混乱、沮丧、孤独感和失落感渐渐减少,开始慢慢适应新的环境。此期开始解决文化冲突问题,所需时间较长。

④适应期:随着文化冲突的解决,个人已完全接受新环境中的文化模式,建立起符合新文化环境要求的行为、习惯、价值观念、审美意识等,认为新环境和旧环境一样令人舒适和满意。

文化休克主要表现在以下几个方面:

重点:
文化休克的表现

①焦虑:个体处于一种模糊的不适感中,是自主神经系统对非特异性或未知的威胁的一种生理、情感和认知的反应。具体表现:a.生理方面:坐立不安、失眠疲乏、声音发颤、手颤抖、出汗、面部紧张、瞳孔散大、眼神接触差、尿频、恶心和呕吐,特别动作增加(如反复洗手、喝水、进食、抽烟等),心率增快、呼吸频率增快、血压升高等。b.情感方面:自诉不安,缺乏自信、警惕性增强、忧虑、持续增加的无助感、悔恨、过度兴奋、容易激动、爱发脾气、哭泣、自责和谴责他人,常注意过去而不关心现在和未来,害怕出现意料不到的后果。c.认知方面:心神不定,思想不能集中,对周围环境缺乏注意,健忘或思维中断。

②恐惧:个体处于一种被证实的、有明确来源的惧怕感中。文化休克时恐惧的主要表现是躲避、注意力和控制缺陷。个体自诉心神不安、恐慌,有哭泣、警惕、逃避的行为,冲动性行为和提问次数增加,疲乏、失眠、出汗、晕厥、夜间噩梦、尿频、尿急、腹泻、口腔或咽喉部干燥,面部发红或苍白,呼吸短而急促、血压升高等。

③沮丧:由于对陌生环境不适应而产生失望、悲伤的生理和情感反应。生理方面主要表现为胃肠功能衰退,出现食欲减退、体重下降、便秘等问题;情感方面则表现为忧愁、懊丧、哭泣、退缩、偏见或敌对。

④绝望:个体主观地认为个人没有选择或选择有限,万念俱灰,以至于不能发挥自己的力量。面临文化休克时,个体表现为生理功能极度低下,凡事处于被动状态,说话减少,情绪低落,对刺激的反应减少,表情淡漠,不愿理睬他人,被动参加活动或根本不参与活动,以及对以往的价值观失去评判能力。

2. 评估方法与内容 文化评估的方法主要是交谈与观察。

(1)价值观的评估:价值观存在于潜意识中,不能直接观察,又很难言表,评估比较困难,目前尚无现成的评估工具。但可通过表 8-17 的问题,并配合对患者言行与外表的观察获取资料。

表 8-17 评估价值观的交谈内容

序 号	交 谈 内 容
1	通常情况下,什么对你最重要?
2	遇到困难时你是如何看待的? 一般从何处寻求力量和帮助?
3	你参加什么组织吗?

(2)健康信念的评估:目前常用的方法为 Kleinman 的"健康信念注解模式"。该模式通过询问表 8-18 中的问题,了解患者对自身健康问题的认识,包括病因、临床表现、病程、治疗和预后,以及所处的文化对其健康信念的影响等。

表 8-18　Kleinman 等人对健康信念的评估内容

序　号	评 估 内 容
1	对你来说,健康是什么? 不健康又是什么?
2	通常你在什么情况下才认为自己有病并就医?
3	你认为导致你健康问题的原因是什么?
4	你怎样、何时发现你有该健康问题的?
5	该健康问题对你的身心产生了哪些影响? 严重程度如何? 发作时持续多长时间?
6	你认为你该接受何种治疗? 你希望通过治疗达到什么效果?
7	你的病给你带来的主要问题有哪些? 对这种疾病你最害怕什么?

（3）习俗的评估:习俗的评估主要是饮食习俗和语言沟通（表 8-19）。同时结合日常进食情况评估患者的饮食习俗;通过观察患者与他人之间交流时的表情、眼神、手势、坐姿等评估其沟通有无文化差异。

表 8-19　饮食习俗与语言沟通评估的交谈内容

序　号	交 谈 内 容
1	你平常进食哪些食物? 主食为哪些? 喜欢的食物又有哪些? 有无食物禁忌?
2	你常采用的食物烹调方式有哪些? 常用的调味品是什么?
3	你每天进食几餐? 都在哪些时间?
4	你认为哪些食物对健康有益? 哪些食物对健康有害?
5	哪些情况会刺激或降低你的食欲?
6	你讲何种语言?
7	你喜欢的称谓是什么?
8	你有哪些语言禁忌?
9	你常采用什么民间疗法? 疗效如何?

3. 相关的护理诊断/问题

（1）精神困扰:与剧烈的疼痛、治疗对个人宗教信仰和价值观的挑战有关。

（2）社交孤立:与社会环境改变有关。

（3）语言沟通障碍:与医院环境中医务人员使用医学术语过多有关。

（4）焦虑/恐惧:与环境改变和知识缺乏有关。

（5）迁移应激综合征/有迁移应激综合征的危险:与医院文化环境和文化背景有差异有关。

（三）家庭评估

1. 基础知识

（1）家庭:基于姻缘、血缘或收养关系而形成的社会生活基本单位。家庭包括 2 个或 2 个以上的成员,组成家庭的成员应共同生活,有较密切的经济和情感交往。

（2）家庭结构:包括家庭人口结构、权力结构、角色结构、沟通过程和家庭价值观。

①人口结构:即家庭类型,是指家庭的人口组成。按规模和人口特征可分为 7 类（表 8-20）。

重点:
与文化相关的护理诊断

重点:
家庭的定义与结构

表 8-20　家庭人口结构类型与特征

类　型	特　征
核心家庭	夫妻和其婚生或领养的子女
主干家庭	核心家庭成员加上夫妻任何一方的直系亲属,如祖父母、外祖父母、叔姑姨舅等
单亲家庭	夫或妻单独一方和其婚生或领养的子女
重组家庭	再婚夫妻与前夫和(或)前妻的子女及其婚生或领养的子女
无子女家庭	仅夫妻俩
同居家庭	无婚姻关系而长期居住在一起的夫妻及其婚生或领养的子女
老年家庭	仅老年夫妇

②权力结构:家庭权力结构是指家庭中夫妻间、父母与子女间在影响力、控制权和支配权方面的相互关系,其基本类型与评价见表 8-21。

难点:
家庭权力结构、
角色结构、沟通
过程和价值观

表 8-21　家庭权力结构的基本类型与评价

类　型	评　价
传统权威型	由传习俗继承而来的权威,如父系家庭以父亲为权威人物
工具权威型	由养家能力、经济权力决定的权威
分享权威型	家庭成员彼此协商,根据各自的能力和兴趣分享权利
感情权威型	由感情生活中起决定作用的一方做决定

③角色结构:家庭角色结构是指家庭对每个占有特定位置的家庭成员所期待的行为和规定的家庭权利与义务。如父母有抚养未成年子女的义务,也有要求成年子女赡养自己的权利。良好的家庭角色结构应具有以下特征:a. 每个家庭成员都能认同和适应自己的角色范围;b. 家庭成员的角色期望一致,并符合社会规范;c. 角色期待能满足家庭成员的发展需要。

④沟通过程:沟通过程最能反映家庭成员间的相互作用与关系,也是家庭和睦与家庭功能正常发挥的保障。家庭内部沟通过程良好的特征:a. 家庭成员对家庭沟通充满自信,能进行广泛的情感交流;b. 沟通过程中尊重对方的感受和信念;c. 家庭成员能坦诚地讨论个人与社会问题;d. 不宜沟通的领域极少。

⑤价值观:家庭价值观是指家庭成员判断是非的标准以及对特定事物的价值所持的信念与态度,它决定家庭成员的思维和行为方式。

(3)家庭生活周期:家庭生活周期是指从家庭单位的产生、发展到解体的整个过程。根据 Duvall 模式,家庭生活周期分为 8 个阶段(表 8-22),每个阶段都有需要家庭成员协同完成的特定家庭任务,否则会对家庭成员的健康产生不良影响。

表 8-22　Duvall 家庭生活周期模式

周　期	定　义	任　务
新婚	男女结合	沟通与彼此适应,性生活协调及计划生育
有婴幼儿	最大孩子 0～30 个月	适应父母角色,应对经济和照顾初生孩子的压力
有学龄前儿童	最大孩子 2.5～6 岁	孩子入托、上幼儿园或小学,抚养和教育孩子,促进健全人格发展

续表

周　期	定　义	任　务
有学龄儿童	最大孩子6~13岁	孩子上学及教育问题,使孩子社会化
有青少年	最大孩子13~20岁	青少年教育与沟通,青少年与异性交往
有孩子离家创业	最大孩子至最小孩子离家	适应孩子离家,发展夫妻共同兴趣,继续给孩子提供支持
空巢期	父母独处至退休	适应仅夫妻俩的生活,巩固婚姻关系
老年期	退休至死亡	正确对待和适应退休、衰老、丧偶、孤独、生病和死亡

(4) 家庭功能:家庭的主要功能是满足家庭成员和社会的需求,具体包括生物、经济、文化、教育和心理5个方面的功能。

(5) 家庭危机:家庭危机是家庭压力超过家庭资源所导致的家庭功能失衡的状态。家庭内主要的应激源如下:①家庭经济收入低下或减少,如失业、破产;②家庭成员关系的改变与终结,如离婚、分居、丧偶;③家庭成员角色的改变,如初为人父(母)、退休等;④家庭成员道德颓废,如酗酒、赌博、吸毒、乱伦;⑤家庭成员生病、残障、无能等。

家庭资源分为内部资源和外部资源。内部资源包括经济支持、情感支持、信息支持和结构支持;外部资源有社会资源、文化资源、宗教资源、医疗资源等。

2. 评估方法与内容

(1) 交谈:家庭角色与家庭关系评估的交谈内容见表8-23。

表8-23　家庭角色与家庭关系评估的交谈内容

项　目	内　容
家庭类型	你的家庭有多少人? 人口组成怎样
家庭生活周期	通过询问确定家庭所处生活周期,根据家庭生活周期的不同阶段,进行提问
家庭结构	①家里大事小事通常谁做主? 家里有麻烦时,常由谁提出意见和解决办法? ②家庭中各成员所承担的角色是什么? 是否有人扮演有损自身或家庭健康的角色? 是否存在角色适应不良? ③你的家庭和睦、快乐吗? 大家有想法或要求时能否直接提出来? 听者是否认真? ④家庭最主要的日常生活规范有哪些? ⑤是否将成员的健康看作同等大事? ⑥是否倡导成员间相互支持、关爱,个人利益服从家庭整体利益等

(2) 观察:观察的主要内容有家庭沟通过程、父母的角色行为及有无家庭虐待。注意观察有无家庭功能不良的现象:①家庭成员间频繁出现敌对性或伤害性语言;②所有问题均由一个家庭成员回答;③有家庭成员被忽视;④家庭缺乏民主气氛,家规过于严格;⑤家庭成员间缺乏平等和关爱。

(3) 量表测评:以Procidano和Heller家庭支持量表和Smilkstein家庭功能量表较常用。

3. 相关护理诊断/问题

(1) 语言沟通障碍:与家庭成员间亲近感减弱或无沟通交流有关。

重点:
家庭危机

重点与难点:
家庭的评估

253

（2）家庭运作过程失常/家庭运作过程改变：与家庭情况改变或家庭危机有关。

（3）无能性家庭应对：与酒精成瘾或缺乏解决问题的技巧有关。

（4）持续性悲伤/复杂性悲伤：与不能满足家庭成员的情感需要有关。

（5）有孤独的危险：与情感上有失落感、社交孤独及身体被隔离有关。

（6）有依附关系受损的危险：与父母患病无能为力、因承担父母角色而产生焦虑或父母、子女存在躯体障碍有关。

（7）父母角色冲突：与由于慢性疾病致使子女与父母分离或有创伤或约束性的护理方式引起父母恐惧有关。

（8）无效性角色行为：与对角色的自我感知改变有关。

（9）社会交往障碍：与身体活动受限、情绪改变及环境因素等有关。

（10）社交孤独：与心理及健康状况改变，不能被人接受的社交行为和社会价值观等有关。

重点：
与家庭相关的护理诊断

（四）环境评估

1. 基础知识 环境是人类赖以生存或生活的空间，狭义的环境指环绕个体的区域，如病房、居室；广义的环境则指人类赖以生存、发展的社会与物质条件的总和。环境又可进一步分为物理环境和社会环境。

重点：
环境的定义与组成

（1）物理环境：物理环境又称自然环境，是一切存在于机体外环境的物理因素的总和，包括空间、声音、温度、湿度、采光、通风、气味、整洁度、室内装潢、布局，以及各种与安全有关的因素，如大气污染、水污染和各种机械性、化学性、温度性、放射性、过敏性、医源性损伤因素等。这些环境因素必须被控制在一定范围内，否则可威胁到人类的健康安全。

（2）社会环境：社会是一个庞大系统，包括制度、法律、经济、文化、教育、人口、民族、职业、生活方式、社会关系、社会支持诸多方面。其中，尤以民族、职业、经济、文化、教育、生活方式、社会关系、社会支持等与健康直接相关，为社会环境评估重点。此处着重于评估经济、教育、生活方式、社会关系和社会支持。

①经济：社会环境中，影响健康最为显著的因素之一就是经济，因为经济基础是保障衣、食、住、行等基本需求和享受健康服务的条件。

②教育：良好的教育有助于个体感知疾病、获取健康保健信息、改变不良传统习惯以及提高卫生服务的有效利用。

③生活方式：由经济、文化、政治等因素相互作用所形成的人们在衣、食、住、行、乐等方面的社会行为。对健康有害的不良生活方式有吸烟、酗酒、吸毒、赌博、娼淫等。

④社会关系与社会支持：社会关系是社会环境中非常重要的内容。个体的社会关系包括与之有直接或间接关系的所有人或人群。个体的社会关系越健全，人际关系越亲密融洽，越容易得到所需的信息、情感、物质方面的支持。这些从社会关系获得的支持，称社会支持，是社会环境与健康的一大重要功能。

2. 评估方法与内容

重点与难点：
环境的评估

（1）物理环境评估：通过交谈以及实地观察等方法进行评估。评估的项目与内容见表8-24。

Note

表 8-24　物理环境评估的项目与内容

项　目	内　容
家庭环境	居住环境是否整洁、明亮？空气是否流通、新鲜？家庭环境中有无影响健康的危险因素？居住环境是否有小孩安全活动地带？有无其他安全妨碍因素,如房间不够居住、楼梯窄小、门窗破损、墙面剥落、开裂、光线昏暗等
工作环境	工作环境是否整洁、明亮？有无影响健康的危险因素？有无安全作业条例？是否采取防护措施
病房环境	病房是否光线明亮、温湿度适宜、干净、整洁、无尘、无异味、无臭味？噪声控制是否在允许范围内？地面是否干燥、平整、防滑？电源是否妥善安置及使用是否安全？用氧时有无防火、防油、防震标志？药物储藏是否安全可靠等

（2）社会环境评估。

①经济评估：通过以下问题与患者及其家属交谈。a.你的经济来源有哪些？收入够用吗？b.你家庭的经济来源有哪些？有无失业、待业人员？c.医疗费用如何支付？

②教育评估：通过交谈了解患者及其主要家庭成员的受教育程度,以及是否具备健康照顾所需的知识与技能。

③生活方式评估：评估患者是否有地区性不良饮食习惯,了解其在饮食、睡眠、活动、娱乐等方面的习惯与爱好,有无吸烟、酗酒等不良嗜好,若有则每天的量是多少。了解患者的生活规律以及排便习惯等。

④社会关系与社会支持：通过交谈与观察,了解患者是否有支持性的社会关系网络,如家庭关系是否稳定、家庭成员是否彼此尊重,与同事、领导的关系如何,家庭成员或同事是否能提供患者所需的支持与帮助,患者在家里、单位上是否有被控制的感觉,甚至感到孤立无援、失望、绝望等。

对于住院患者,还应了解患者需要住单间、双人间还是多人间,与病友、医生、护士的关系如何,是否获得及时有效的治疗,是否得到应有的尊重与关怀,各种合理需求是否被及时满足,病房护士、医生数量与质量是否能提供安全有效的服务。

3. 相关护理诊断/问题

（1）有损伤的危险/有跌倒的危险：与视觉减退和听觉退化、环境因素、年龄因素、个体活动能力受限等有关；与环境因素缺乏安全设施等有关。

（2）有中毒的危险/有感染的危险：与环境有害气体污染、知识缺乏等有关。

（3）有窒息的危险：与认识或情感障碍、疾病或受伤有关。

🏥 思考与练习

一、单选题

1. 对个体社会属性的评估包括（　　）。

A. 社会角色、个性、压力、环境　　　　　　B. 社会角色、文化、家庭、情绪情感

C. 社会角色、文化、家庭、环境　　　　　　D. 社会角色、文化、家庭、语言

E. 社会角色、个性、家庭、环境

2. 社会评估的目的不包括评估个体的（　　）。

A. 角色功能　　B. 文化背景　　C. 社会认同　　D. 家庭　　E. 环境

重点：
与环境相关的护理诊断

思考与练习
参考答案

3. 导致角色冲突的原因为(　　　)。

A. 角色期望与角色表现差距太大　　　　　　　B. 角色期望与自我能力不匹配

C. 角色期望过高　　　　　　　　　　　　　　D. 角色期望不明确

E. 角色期望过低

4. 老年人易发生的患者角色适应不良的类型是(　　　)。

A. 患者角色冲突　　　　　　B. 患者角色缺如　　　　　　　C. 患者角色强化

D. 患者角色消退　　　　　　E. 患者角色模糊

5. 个体信念、态度和行为的基础是(　　　)。

A. 习俗　　　　B. 文化　　　　C. 价值观　　　　D. 宗教信仰　　　　E. 世界观

6. 体现各民族生活方式、历史传统和心理感情的是(　　　)。

A. 价值观　　　　B. 信念　　　　C. 习俗　　　　D. 种族背景　　　　E. 信仰

7. 因生活在陌生文化环境中所产生的迷茫与失落的经历,称为(　　　)。

A. 角色消退　　　　B. 角色冲突　　　　C. 精神困扰　　　　D. 文化休克　　　　E. 信仰混乱

8. 家庭角色结构的主要影响因素是(　　　)。

A. 家庭人口结构　　　　　　B. 家庭沟通类型　　　　　　　C. 家庭权力结构

D. 家庭危机　　　　　　　　E. 家庭价值观取向

9. 家庭评估中最重要的是(　　　)。

A. 家庭功能的评估　　　　　　　　　　　　　B. 家庭类型的评估

C. 家庭生活周期的评估　　　　　　　　　　　D. 家庭结构的评估

E. 家庭经济的评估

10. 社会环境中对健康影响最大的是(　　　)。

A. 经济　　　　B. 教育　　　　C. 生活方式　　　　D. 社会关系　　　　E. 社会支持

11. 评估个体工作环境中有无影响健康的因素的最好方法是(　　　)。

A. 会谈　　　　B. 实地考察　　　　C. 量表测评　　　　D. 体格检查　　　　E. 影像检查

二、填空题

1. 评估个体家庭的目的是寻找影响个体健康的_____,制订有针对性的家庭护理计划。

2. 当个体的角色表现与角色期望不协调或无法达到角色期望的要求时,可发生_____。

3. 文化的核心要素包括_____、_____、_____。

4. 当压力超过家庭资源或家庭资源调试不佳时,可导致家庭功能失衡,又称_____。

三、名词解释

1. 文化休克　　2. 家庭角色结构

四、简答题

简述患者角色适应不良的类型及其影响因素。

(常金兰)

项目九　护理诊断

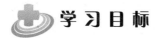

学习目标

知识目标	 • 掌握护理诊断的概念。 • 掌握护理诊断与医疗诊断、合作性问题的区别。 • 掌握护理诊断的陈述方式。 • 掌握收集资料的来源和方法。 • 掌握常见的护理诊断。 • 了解护理诊断的思维方法。
能力目标	 • 能正确判断护理诊断与医疗诊断的区别。 • 能正确判断护理诊断与合作性问题的区别。 • 能完整地收集资料、整理分析。 • 能提出正确的护理诊断。

9-1
护理诊断
教学课件

任务一　护理诊断概述

情 景 描 述

李某,男,50岁,行胃大部分切除术后8 h未排尿,情绪紧张,主诉下腹部剧烈胀痛,有尿意,但排尿困难。体检:耻骨联合上膨隆,可触及一囊性包块。

思考问题:

请提出该患者的护理诊断。

一、护理诊断的概念

护理诊断是护士关于个人、家庭或社区对现存的、潜在的健康问题或生命过程的反应所做的临床判断,是护士选择护理措施以达到预期目的的基础,也是健康评估的目的所在。

护理诊断是护理程序的核心,是护士为患者确立护理目标、制订护理计划、选择护理措施和进行护理评价的依据。护理诊断是护士在护理职责范围内,将问诊、身体评估、诊断性检查采集的健康资料,结合护理理论与实践经验,经过分析、综合、推理,所做出的判断。

二、护理诊断的分类

目前使用的护理诊断分类法是在 2000 年北美护理诊断协会(NANDA)第 14 次会议上提出并讨论通过的新的分类系统——分类法Ⅱ,包括 13 个范畴(附录 A)。

三、护理诊断的组成部分

护理诊断由名称、定义、诊断依据和相关因素 4 个部分组成。

1. 名称   名称是对护理对象健康问题的概括性描述。尽量用 NANDA 公认的护理诊断名称(附录 A),一般可用改变、减少、缺乏、缺陷、不足、过多、增加、功能障碍、受伤、损伤、无效或低效等特定用语来描述。根据健康状况分为以下几类。

(1) 现存的:护理对象目前已存在的健康问题。书写时,常常将"现存的"省略,如"气体交换受损:呼吸困难、发绀,由肺活量减少所致""体温过高:与肺部感染有关"。

(2) 潜在的:有危险因素存在,若不采取护理措施,可能会发生问题,因此也称为"危险的护理诊断"。护理对象目前虽未发生问题,但因危险因素存在,如不进行预防处理就可能会发生问题。如长期卧床的患者,"有皮肤完整性受损的危险:与皮肤长期受压有关",白血病患者化疗后白细胞下降,"有感染的危险"。

(3) 健康的:个人、家庭或社区从特定的健康水平向更高的健康水平发展的护理诊断,如"母乳喂养有效"。

(4) 综合的:一组由某种特定的情景或事件引起的现存的或潜在的护理诊断。如"强暴创伤综合征"。

2. 定义   定义是对护理诊断名称的一种清晰、正确的描述和解释,并以此与其他诊断相鉴别。例如:"口腔黏膜改变"的定义为"口腔组织层的破坏状态"。

3. 诊断依据   诊断依据是做出护理诊断的临床判断依据,常常是患者主诉和被检查出的阳性症状、体征以及实验检查的阳性结果,也可以是危险因素。

根据诊断依据的重要程度可以分为主要依据和次要依据,前者指证实一个特定诊断所必须存在的症状和体征及有关病史,是诊断成立的必要条件,后者指可能出现的症状和体征,对做出护理诊断有支持作用,是诊断成立的辅助条件。例如"体液不足"的主要依据是"经口摄入液体量不足;摄入与排出呈负平衡;体重减轻;皮肤或黏膜干燥"。次要依据是"血清钠升高;尿量减少或过量排尿;尿浓缩;口渴、恶心或食欲缺乏"。

4. 相关因素   相关因素是指影响个体健康状况,导致健康问题的直接因素、促发因素和危险因素。常见的有四种因素:病理生理方面因素;治疗方面因素;情境方面因素;年龄方面因素。

护理诊断举例如下。

名称:腹泻。

定义:个体排便次数增多,大便不成形或排出松散、水样便的状态。

诊断依据:

(1) 主要依据:便次增多(>3 次/日);松散、水样便。

（2）次要依据：腹痛、肠鸣音亢进；大便量增多及颜色变化；有里急后重感。

相关因素：

（1）病理生理因素：胃肠道疾病，内分泌代谢性疾病，营养性疾病等。

（2）治疗因素：药物副反应，管饲饮食等。

（3）情境因素：饮食改变；环境改变（水土不服等）；焦虑及应激状态。

（4）年龄因素：婴幼儿生理性腹泻、辅食添加不当；老年人胃肠括约肌功能减退。

四、护理诊断的陈述

护理诊断的陈述包括三个要素：问题（P）即护理诊断的名称；症状与体征（S），也包括实验室或器械检查的结果；相关因素（E）即原因，即引起护理问题的相关因素和危险因素。其陈述方式有以下 3 种。

重点：
护理诊断的陈述
方式

1. 三部分陈述 即 PSE 公式，具有 P、E、S 3 个部分，常用于现存的护理诊断的陈述。

例如：营养失调：肥胖，与进食过多有关
　　　　（P）　　（S）　　　（E）

2. 两部分陈述 PE 或 SE 公式，常用于潜在的护理诊断的陈述。

例如：皮肤完整性受损：与局部组织长期受压有关
　　　　　（P）　　　　　　（E）

便秘：与生活方式改变有关
（S）　　　（E）

3. 一部分陈述 只有 P，常用于健康的护理诊断的陈述，护理诊断名称本身就对护理措施进行了提示，所以没有罗列原因。

例如：寻求健康行为
　　　（P）

五、护理诊断与医护合作性问题

合作性问题是指医生和护士合作才能解决的问题，多指由脏器的病理生理改变所致的潜在并发症（PC），是需要护士执行医嘱和运用护理措施共同处理以减少并发症发生的问题。护理的重点在于监测问题的发生和发展。如手术后患者可能有出血的问题，主要与术中血管结扎与缝合不良有关，护理措施无法预防其发生，需要采取措施，加强监护，因此可提出"潜在并发症：出血"。护士的主要作用是严密观察患者的血压、脉搏、面色及切口敷料等方面的情况，一旦发现出血征兆，及时与医生合作解决问题。护理诊断与医护合作性问题的区别见表 9-1。常见医护合作性问题见附录 B。

难点：
护理诊断与医护
合作性问题的区
别

表 9-1 护理诊断与医护合作性问题的区别

区别内容	护理诊断	医护合作性问题
决定治疗者	护士	医生与护士合作处理
陈述方式（以冠心病为例）	胸痛：与心肌缺血缺氧有关	潜在并发症：心律失常
预期目标	需要为患者确定预期目标，作为评价护理效果的标准	不强调预期目标，因为不是护理职责范围内能单独解决的
原则	减轻、消除、预防、排除病痛，促进健康	预防、监测并发症的发生和病情的变化，医护共同进行干预

259

六、护理诊断与医疗诊断的区别

由于护理诊断和医疗诊断所研究的对象、方法及结论性质的不同，故两者具有不同的含义，区别见表 9-2。

表 9-2　护理诊断与医疗诊断的区别

区别内容	护理诊断	医疗诊断
研究对象	对个人、家庭、社区对现存的或潜在的健康问题/生命过程的反应所做的一种临床判断	对个体病理生理变化的一种临床判断
描述内容	是个体对健康问题的反应	描述一种疾病
决策者	护士	医生
职责范围	在护理职责范围内进行	在医疗职责范围内进行
适用对象	个体、家庭、社区	个体
数量	可同时有多个	一个疾病一个诊断
稳定性	随护理对象反应的变化而不断变化	一般在疾病中保持不变
举例	胸痛：与心肌缺血缺氧有关	冠心病

七、书写护理诊断的注意事项

（1）所列护理诊断应简明、准确、规范，用"与……有关"作为连接词，以表达人体反应与相关因素之间的关系。

（2）避免将患者的临床表现当作相关因素。如"疼痛：胸痛，与心绞痛有关"，是错误的，应纠正为"疼痛：与心肌缺血、缺氧有关"。

（3）避免与护理目标、措施、医疗诊断相混淆。

（4）以收集资料作为诊断依据，能指出护理方向。

（5）所列诊断应是护理职责范围内能够予以解决或部分解决的。

（6）护理诊断的描述不应有易引起法律纠纷的陈述。

（7）避免价值观判断，如"卫生不良：与懒惰有关"。

任务二　护理诊断的思维方法与步骤

一、护理诊断的步骤

护理诊断是护理程序的第二步，是科学地确认问题和解决问题的具体体现，是在评估的基础上对收集的健康资料进行分析，从而判断护理对象现存的或潜在的健康问题，确立护理诊断，以及护理诊断排序等步骤。

（一）收集资料

1. 收集资料的目的

（1）建立基础资料：即护理对象的一般资料、过去健康状况、生活状况及自理程度、心理-社会状况、护理体检。

（2）为护理诊断、护理计划、护理评价提供依据。

（3）为护理科研积累资料。

2. 资料的来源

（1）直接来源：护理对象是资料的直接来源。通过护理对象的主诉和护士的观察、身体评估所获取的资料。只要护理对象意识清晰、精神稳定，非婴幼儿，就应该通过会谈、观察或身体评估等方法来获取资料。

（2）间接来源：与护理对象有关的人员，包括家属及重要影响人。当患者意识不清、精神状态不稳定、语言障碍或为婴幼儿，其家属或重要影响人是获取资料的重要来源，甚至是唯一来源；其他医务人员，主要是指共同或参与照顾护理对象的医疗成员，如医师、理疗师、营养师或其他护理人员；护理对象个人的医疗文件，如病案记录、实验室检查报告；医疗和护理有关文献资料也可以为护理对象的病情诊断、治疗和护理提供理论依据。

3. 资料的种类

（1）主观资料：护理对象的主诉，多为护理对象的主观感觉，包括护理对象的经历、感觉以及其所看到、听到或想到的，对健康状况的反应，如疲劳、疼痛、麻木、瘙痒或感到软弱无力等。

（2）客观资料：护士通过观察、护理体检以及借助于医疗仪器检查所获得的有关护理对象的症状和体征，如面色发绀、呼吸困难、心律失常、血压 70/40 mmHg、体温 39.5 ℃等。

4. 收集资料的方法　收集资料的方法包括交谈、观察、护理体检与查阅资料。

（1）交谈：交谈是两人之间交换意见、观点、情况或情感的过程。护士与患者及其家属的交谈，其主要目的是了解患者的健康状况。在交谈中，护士应注意运用沟通技巧，关心体贴患者，与患者建立起相互信任的关系。

①交谈方式：通过交谈了解护理对象的健康状况，交谈是获取主观资料的途径。交谈分为正式交谈和非正式交谈两种。正式交谈是事先通知护理对象有计划的交谈，如入院评估时的收集资料；非正式交谈是指护士日常工作中与护理对象的随意而自然的交谈。护士从中可以获得护理对象真实的想法和感受。

②提问方式：提问的方式有开放式和封闭式提问两种。开放式提问能引导护理对象无约束、不受限制地说出自己的想法与感受，有助于护士获取护理对象病情和心理方面的资料，有利于建立融洽的护患关系，如"今天感觉怎么样？""昨晚睡得如何？"等。封闭式提问用于说明具体问题或澄清某些事实，如"今天你服过降压药吗？""你以前用过青霉素吗？""现在头痛吗？"等，简明扼要地提问，占用时间少，资料获取率高，但不便于护理对象表达心理变化和情感信息，交谈气氛冷淡，不利于护患沟通和交流。

③注意事项：a. 选择安静、舒适、不受干扰、有利于谈话的环境，让护理对象在轻松、较少压力的情况下，陈述自己内心的感受；b. 说明交谈的目的及需要的时间，使护理对象有充分的心理准备；c. 引导护理对象抓住交谈的主题，但不要随意打断对方的话题；d. 避免使用护理对象难以理解的医学术语，问话要符合对方的身份和文化程度；避免暗示性和刺激性的提问，如"服药后你感觉好多了吧？""你怎么还躺在床上？"；e. 注意倾听，与护理对象保持目光接触，适当使用非语言沟通技巧，如点头、会意的微笑等以鼓励护理对象继续叙述；f. 尊重护理对象的隐私，其不愿表述的内容不得追问或套问；g. 护理对象在极度痛苦或不舒适时，不宜交谈。

（2）观察：护士运用自己的感官或借助一些辅助器具如血压计、听诊器、体温计等，有目的地收集患者有关资料的方法。

①视觉观察：护士通过眼睛观察病情、了解护理对象一般情况的一种方法，如观察护理对象的精神状态、呼吸节律和速率、皮肤黏膜、营养发育状况、四肢活动能力等。

②触觉观察：护士通过手的感觉来判断护理对象某些器官或组织的物理特征的一种方法，如脉搏的跳动、皮肤的温度和湿度、脏器的形状和大小、肿块的位置及表面性质等。

③听觉观察：护士通过耳朵辨别护理对象的各种声音，如语调改变、呼吸的声音、咳嗽声音、喉部有痰的声音等，护士还可借助听诊器听到心音、呼吸音及肠鸣音等。

④嗅觉观察：护士通过嗅觉辨别发自患者体表、呼吸道、胃肠道或呕吐物、排泄物等的异常气味，以判断疾病的性质和变化。

（3）护理体检：护理评估中收集客观资料的方法之一。护士运用望诊、触诊、叩诊、听诊等方法，按照身体各系统顺序对患者进行全面的体格检查。其目的是了解患者的健康状况，确定护理诊断，从而制订护理计划。

（4）查阅资料：包括阅读病历、各种医疗与护理记录及有关文献资料、书籍等。

（二）整理分析资料

整理分析资料是护理评估的重要组成部分，是将收集到的资料进行归纳、分类，以明确护理对象的护理需求，确定护理问题。

1. 按马斯洛的基本需要层次论整理分类

（1）生理需要：如患者的生命体征、饮食、睡眠、休息、排泄、活动等。

（2）安全需要：如对环境的陌生、手术的恐惧、药物不良反应的担忧等。

（3）爱与归属的需要：如想念亲人，害怕孤独等。

（4）尊重的需要：患者患病后希望医生、护士能对自己予以重视，能听取自己的意见，或由于疾病而感到自卑等。

（5）自我实现的需要：如担心住院会影响工作、学习等。

2. 按戈登的 11 种功能性健康型态整理分类

（1）健康感知-健康管理型态：护理对象对自己健康状态的感知，以及维持健康的方法，如疾病起因、患者既往史、本次入院期望等。

（2）营养-代谢型态：住院前食欲，有无偏食习惯，体型。

（3）排泄型态：大小便情况。

（4）睡眠-休息型态：睡眠质量。

（5）活动-运动型态：工作之外其他活动。

（6）认知-感知型态：各种感觉，是否想了解自己的疾病。

（7）自我感知-自我概念型态：患者担心疾病的愈后和发展。

（8）角色-关系型态：患者与他人的沟通，与家人的关系，与病友的关系。

（9）性-生殖型态：结婚否，月经情况、有无子女等。

（10）压力-应对型态：如主要生活变化、遇到问题能否自行解决等。

（11）价值-信仰型态：有无宗教信仰。

3. 功能性健康型态分类　功能性健康型态分类即 NANDA 分类法 Ⅱ，包括 13 个领域。

（1）健康促进：对健康和功能状态的认识和获得健康的能力。

（2）营养：维持摄入营养液满足健康的能力。

（3）排泄：排出体内废物的能力。

（4）活动/休息：进行必要的活动获得充分休息（睡眠）的能力。

（5）感知/认知：对来自内外部信息感觉、整合和反应的能力。

（6）自我感知：对自我的认识和整合、调整自我的能力。

（7）角色关系：建立和维持人际关系的方式和能力。

（8）性：满足性别需求/特点的能力。

（9）应对/应激耐受性：处理环境变化和生活事件的方式和能力。

（10）生活准则：社会、生活中发生的事件的个人观点、行为方式所遵循的原则。

（11）安全/防护：避免危险，寻求安全的促进生长的环境的能力。

（12）舒适：控制内部/外部环境以使身心、社会安适的能力。

（13）成长/发展：机体和器官的生长和功能系统的发展完善。

（三）分析资料

1. 核实补充　将收集到的资料进行分类后，对一些不清楚或有疑点的资料需要重新调查、确认，补充新资料。

2. 筛选澄清　将收集到的全部资料加以选择，剔除对患者健康无意义或无关的部分，以利于集中注意力于要解决的问题。发现健康问题，提出护理诊断。可采取下列方法：①与正常值做比较；②与患者健康时状态做比较；③注意并预测潜在性问题。

二、护理诊断的思维方法

　　思维方法是人们通过思维活动以实现特定思维目的所凭借的途径、手段或办法，也就是思维过程中所运用的工具和手段。根据不同的分类标准，思维方法可分为不同的类别，如按照思维的进程可分为横向思维和纵向思维、发散思维和收敛思维，按思维的工具或方式可分为逻辑思维和非逻辑思维等。通过对患者有关的健康资料的加工与整理、分析和综合，最终确立护理诊断的过程，实际上是一种将不同的科学思维方法应用于护理领域的诊断性临床思维过程。其常用的思维方法有比较与类比、分析与综合、归纳与演绎等。

重点：
护理诊断的思维方法

　思考与练习

一、单选题

1. 护士发现某患者缺乏预防哮喘复发的知识，下列陈述正确的是（　　）。

A. 知识缺乏　　　　　　　　　　　　　B. 知识缺乏（特定的）

C. 知识缺乏：与哮喘发作有关　　　　　D. 缺乏预防哮喘复发的相关知识

E. 知识缺乏：缺乏预防哮喘复发的相关知识

2. 在护理诊断陈述的 PES 公式中，"E"表示的含义是（　　）。

A. 分类　　　B. 诊断名称　　　C. 相关因素　　　D. 临床表现　　　E. 定义

3. 有关护理诊断是针对下列哪一项内容而确定的？（　　）

A. 患者的疾病　　　　　　　　　　　　B. 患者的疾病病理过程

C. 患者疾病的病理变化　　　　　　　　D. 患者对疾病所做出的反应

E. 患者对疾病的心理变化

4. 患者，男，65 岁，昏迷，评估确认存在以下护理问题，你认为优先应解决的问题是（　　）。

思考与练习
参考答案

A. 便秘   B. 语言沟通障碍

C. 清理呼吸道无效   D. 皮肤完整性受损   E. 生活自理缺陷

二、案例分析题

患者,男,30 岁,以"发热 24 h"来院就诊。24 h 前患者因淋雨受凉后寒战、发热,体温波动于 39.2~40 ℃之间,自己在家服用速效感冒胶囊等药,效果不明显入院。

护理体检:T 39.6 ℃,P 108 次/分,R 34 次/分,BP 122/84 mmHg,急性面容,面色潮红,呼吸急促,烦躁不安,右下肺可闻及少量湿啰音。

医疗诊断:肺炎球菌性肺炎。

请问:

1. 该患者的主要护理诊断有哪些?

2. 请列举护理诊断的组成和种类。

（王　颖）

项目十　护理病历书写

10-1
护理病历书
写教学课件

重点:
护理病历的概念

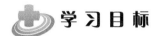

知识目标	• 掌握护理病历书写的原则。 • 掌握护理病历的书写要求。 • 了解护理病历书写的意义。 • 熟悉护理病历的书写方法。
能力目标	• 能正确书写护理病历。

　　护理病历是有关患者的健康资料、护理诊断、计划及实施、效果评价和健康教育等护理活动的总结与记录。护理病历书写是指护士将通过问诊、体格检查、实验室及其他辅助检查获得的资料进行归纳、分析和整理,进而形成书面记录或电子记录的行为。

　　护理病历是护士在医疗活动过程中形成的文字、符号、图表、影像、切片等资料的总和,是医院和患者的重要档案资料,是科研、医学教育、管理和法律上的重要原始资料。目前,全国各医院病案书写的方式不尽相同,但遵循的原则是一样的。

任务一　护理病历书写的意义与基本要求

情景描述

　　李某,男,68岁,急性心肌梗死,诊治过程中突发心律失常死亡。患者家属认定是医疗事故,担心医院改动患者的病历,于是趁医护人员不备时偷走病历。值班医生查阅病历时发现病历失踪,但又怕承担责任,于是组织相关人员重新撰写一份病历。结果在进行事故鉴定时,出现了同一个患者的两份病历。

序号	任务内容
1	明确病历在医护活动中的重要意义
2	遵循病历书写的原则,正确书写病历
3	为了防止类似事件的发生,医院能够严格按照要求管理患者病案

一、护理病历书写的意义

1. 提供诊疗信息　病历为医护人员之间、医护人员与患者之间互相沟通的重要依据。各班医护人员可以通过病历全面及时获得患者的诊疗、护理、疾病转归等动态信息，确保诊疗、护理工作的连续性和完整性。

2. 提供教学资料　一份标准、完整的病历是医学教学的最好教材，而护理记录则是护理理论与实践的个体应用的最好体现。

3. 提供科研信息　完整的医疗护理记录是科研的重要资料，是回顾性研究、流行病学调查的重要参考。同时可以作为流行病学研究方面的原始资料，是卫生机构制订、修改、调整方针和政策的重要依据。

4. 提供评价依据　护理记录在一定程度上可以反映一个医院和科室的护理服务质量、学术及技术水平，它既是医院护理管理的信息资料，又是医院等级评定、护理人员考核的参考资料。

5. 提供法律依据　病历属合法文件，是法律认可的证据。护理记录反映的是患者在住院期间接受治疗护理的具体情形，在法庭上可作为医疗纠纷人身伤害、保险索赔、犯罪刑案及遗嘱查验的证明。

10-2
知识链接

二、护理病历书写的原则

根据原卫生部发布的《病历书写基本规范》要求，病历书写应当客观、真实、准确、及时、完整、规范。

1. 及时　病案记录必须及时，不可拖延或提早，不可漏记、错记。因抢救急危患者，未能及时书写病历的，有关医务人员应当在抢救结束后 6 h 内据实补记，并加以注明。内容包括病情变化情况、抢救时间及措施、参加抢救的医务人员姓名及专业技术职称等。

2. 准确　病案记录必须准确，不可与医疗与护理活动的实际时间及内容相违背。病案是法律认可的证据，记录抢救时间应当具体到分钟，记录内容必须是真实、无误的，是对患者的病情资料和救治过程的真实反映，不能有医务人员的主观色彩。病案书写过程中出现错字时，应当用双线划在错字上，保留原记录清楚、可辨，并注明修改时间，修改人签名。不得采用刮、粘、涂等方法掩盖或去除原来的字迹。应规范使用医学术语，文字工整，字迹清晰，表述准确，语句通顺，标点正确。记录一律使用阿拉伯数字书写日期和时间，采用 24 h 制记录。

3. 完整　病案记录必须完整，所有眉栏和页码应逐项填写，不能有空白，记录后签全名和记录的时间。

4. 简要　病案记录必须全面但重点突出、真实但简洁、语言流畅。病案记录应当使用中文，通用的外文缩写和无正式中文译名的症状、体征、疾病名称等可以使用外文。为了节约书写时间，护理文件可以采用表格形式，这样护士可以有更多的时间和精力与患者沟通，提供优质护理服务。

5. 清晰　病案记录应当使用蓝黑墨水、碳素墨水，需复写的病历资料可以使用蓝色或黑色油水的圆珠笔。一般白班用蓝（黑）色墨水笔书写，夜班用红色钢笔书写。字迹清楚、字体端正，页面清洁，不得随意涂改、剪贴、滥用简化字。

任务二　护理病历的格式与内容

护理病历是护士在护理过程中,运用护理程序对患者实施整体护理过程的动态记录。一般包括入院评估表、住院评估表、护理计划单、护理记录单、出院评估单。

1. 入院评估表　入院评估表用于新入院患者的护理评估,通过评估找出患者存在的健康问题,确立护理诊断。其内容包括 4 个部分:一般资料、现在健康状况、既往健康状况、心理-社会状况等。

2. 住院评估表　住院评估表用于住院患者病情的评估,有利于及时、全面地掌握患者的病情动态变化。

3. 护理计划单　护士对患者实施整体护理的具体方案。内容包括护理诊断、护理目标、护理措施、护理评价。

4. 护理记录单　护理记录单是护士应用护理程序为患者解决健康问题的记录。常用的记录格式包括 P、I、O 和 S、O、A、P、E。

5. 出院评估单　出院评估单包括出院小结、评价、出院指导、健康教育。健康教育包括营养、药物、活动与休息、特别指导等方面的内容。

一、入院评估表

入院评估表又称健康评估记录首页,用于对患者入院后进行初步的健康评估记录,其内容包括患者的一般资料、护理病史、护理体检及有关辅助检查评估结果等,一般要求在患者入院后 24 h 内完成。

目前国内多采用的是以人的生理-心理-社会模式及戈登功能性健康型态模式的护理理论为指导而设计的框架,一般称为入院患者护理评估单(表 10-1)。此表格能全面反映患者的情况,书写格式为填写、打钩混合,以打钩为主,简便省时,符合临床工作节奏快的特点,使护士能有更多时间为患者提供直接护理。

表 10-1　入院患者护理评估单

科室床号_____　姓名_____　性别:□男 □女　年龄_____　住院号_____

文化程度:□文盲 □小学 □初中 □中专/高中 □大专及以上

入院时间:_____　通知医生时间:_____　联系电话:_____

入院方式:□步行 □扶行 □轮椅 □平车 □担架 □转诊 □其他_____

过敏史:药物:□无 □不详 □有

　　　　食物:□无 □不详 □有 □其他_____

输血史:□无 □有

入院诊断:

护理级别:□特级 □一级 □二级 □三级

护理体检

意识状态:□清楚 □嗜睡 □模糊 □昏睡 □昏迷

生命体征:T_____℃ P_____次/分 R_____/分 BP_____mmHg

情绪:□正常 □悲伤 □焦虑 □孤独 □恐惧 □兴奋 □其他

体位:□主动体位 □被动体位 □被迫体位(□端坐位 □半坐卧位 □侧卧位 □俯卧位) □其他

皮肤黏膜:□正常 □压疮 □烫伤 □外伤 □其他

饮食:□普食 □半流质 □流质 □禁食 □鼻饲 □治疗饮食

排便:□正常 □便秘(□次/日;辅助排便:□无 □有) □腹泻(□次/日) □失禁 □造瘘(能否自理:
□能 □否) □其他

排尿:□正常 □尿失禁 □尿潴留 □排尿困难 □留置尿管 □其他

跌倒风险评估:□活动异常 □辅助用具 □睡眠异常 □视力异常 □其他_____

生活状况

吸烟:□无 □有

饮酒:□无 □偶尔 □经常 □每天

自理能力:□完全自理 □部分自理 □完全不能自理

慢性病:□无 □心脏病 □高血压 □糖尿病 □脑卒中 □其他_____

疼痛评估:□无 □有(部位:_____)

疼痛程度:□0分无痛 □1～3分轻微痛 □4～6分比较痛 □7～9分非常痛 □10分剧痛

入院介绍:□住院须知 □环境设施 □管床医护人员 □饮食 □安全管理 □告知疾病相关知识
　　　　□跌倒/坠床安全宣教 □其他

评估时间:　　年　　月　　日　　时　　评估护士签名:　　　　　护士长签名:

二、护理计划单

护理计划单是护士根据护理程序为患者制订的个性化的护理计划及效果评价的全面系统的记录,贯穿患者整个住院期间,内容包括确立护理诊断/合作性问题的时间、名称、预期目标、护理措施、停止时间、效果评价和护士签名(表10-2)。

表10-2 护理计划单

科别_____ 姓名_____ 病室_____ 床号_____ 住院号_____

日期	护理诊断	预期目标	护理措施	评价	签名

三、护理记录单

护理记录应全面记录患者在整个住院期间健康状况的变化及护理过程,包括患者的生命体征、意识、瞳孔、排泄物、出入量、病情动态变化、有关辅助检查的结果、主要护理诊断、实施的治疗和护理措施及其效果等。记录内容要真实、全面、连贯而又重点突出。记录前应注明日期和时间,记录后签记录者全名。常用的有一般护理记录单和危重患者护理记录单。

1. 一般患者护理记录单　一般患者是指除危重、抢救、手术、特殊治疗需严密监护的住院患者。一般患者记录是护士根据患者病情变化对一般患者住院期间护理过程的客观记录(表 10-3)。包括患者姓名、科别、住院号、床号、页码、记录日期和时间、病情观察情况、护理措施和效果、护士签名等。护士记录时应将观察到的客观病情变化和护理措施及时按照时间顺序记录下来。

一般患者护理记录频率:一级护理患者需每日记录 1 次,二级护理患者每周至少记录 2 次,三级护理患者需每周至少记录 1 次;急诊入院患者需连续记录 3 天;特殊检查前后各记录 1 次;手术前 1 日及手术当日要有记录,术后 72 h 内每日至少记录 1 次;患者病情变化时须随时记录。

表 10-3 一般患者护理记录单

科别:　　　姓名:　　　年龄:　　　性别:　　　床号:　　　住院号:　　　医疗诊断:

日期	时间	护理记录	签名

2. 危重患者护理记录单　　危重患者护理记录是指护士根据医嘱和病情对危重患者住院期间护理过程的客观记录(表 10-4)。危重患者护理记录应当根据相应专科的护理特点书写,需随时观察监护,以便进行抢救。适用对象包括严重创伤、大出血、各种复杂疑难的大手术后、器官移植、大面积烧伤、休克患者及早产婴儿等,记录内容包括患者姓名、科别、住院号、床号、页码、记录日期和时间、出入液量、体温、脉搏、呼吸、血压等病情观察、护理措施和效果、护士签名等。记录时间应当具体到分钟。详细记录出入量,准确记录生命体征,一般情况下至少每 4 h 记录 1 次,手术患者还应记录麻醉方式、手术名称、患者返回病房情况、伤口、引流情况等。

表 10-4 危重患者护理记录单

日期及时间	意识	体温	脉搏	呼吸	血压	血氧饱和度	吸氧	入量		出量			皮肤情况	管路护理	病情观察、措施及效果	护士签名
		℃	次/分	次/分	mmHg	%	L/min	名称	mL	名称	mL	颜色性状				

续表

日期及时间	意识	体温 ℃	脉搏 次/分	呼吸 次/分	血压 mmHg	血氧饱和度 %	吸氧 L/min	入量		出量			皮肤情况	管路护理	病情观察、措施及效果	护士签名
								名称	mL	名称	mL	颜色性状				

四、出院评估单

患者出院时应首先书写出院评估单,须在患者出院前 24 h 内完成,内容包括出院日期、出院小结简述、健康指导、护士签名等(表 10-5)。出院评估单总结患者本次入院治疗过程,并评估患者出院时的健康状况,有助于评估患者出院前是否需要进行特殊的护理指导,如指导戴 T 形引流管出院患者做引流管自我护理,结肠造口术后出院患者需要掌握造口的自我护理,分娩后的初产妇要了解产褥护理和新生儿护理的基本知识。

表 10-5 出院评估单

科别: 姓名: 年龄: 性别: 床号: 住院号:

出院小结(治疗经过、仍然存在的问题、应采取的措施):

出院教育:

1. 营养

膳食:摄入限制注意

2. 活动与休息

需要限制的活动

许可的正常活动

3. 特别指导

出院带药物:

名 称	剂 量	服 药 时 间	特 别 指 导

续表

预约专科复查时间:	
间隔时间:	
其他:	
出院指导者签名: 指导时间: 年 月 日	

思考与练习

思考与练习
参考答案

单选题

1. 执行医嘱时,不妥的一项是( )。

A. 护士执行医嘱后签全名　　　B. 临时医嘱应在短时间内执行一次

C. 医嘱必须有医师签名　　　　D. 临时医嘱应立即执行

E. 临时备用医嘱过时未执行,则由医师注明"取消"

2. 根据医疗文件书写要求,下列哪一项不妥?( )

A. 记录必须及时、准确　　　　B. 内容简明扼要,医学术语应用确切

C. 文笔通顺　　　　　　　　　D. 夜班均用蓝色钢笔书写

E. 记录必须真实、完善

3. 病案的保管,下列哪一项不妥?( )

A. 要求整洁　　　　　　　　　　　　B. 不能撕毁

C. 不能擅自携带出病区　　　　　　　D. 患者不得复印病案

E. 要求干净

4. 对新入院患者交班时,无须在交班报告上写明的是( )。

A. 发病经过　　　　　B. 主要症状　　　　　C. 既往病史

D. 患者直系亲属的过敏史　　　E. 现病史

5. 患者住院治疗 2 周,卧床未下地活动,护士可以在患者病历首页的体温单上见到
( )。

A. 底栏填写的手术后日数

B. 温度栏内蓝(黑)色墨水笔纵行填写的手术时间

C. 眉栏各项用红色墨水笔填写的内容

D. 底栏"体重"一栏中记录为"卧床"

E. 明日出院

(6~7 题共用题干)

患者,男,32 岁,因急性阑尾炎穿孔中午入院,立即进行手术,下午 3 时回到病房。

6. 患者回病房后,护士处理医嘱时,应先执行下列哪一项?( )

A. 输血 300 mL,st　　　B. 庆大霉素 8 万 U,im,bid　　　C. 尿常规检查

D. 二级护理　　　　　　E. 血常规检查

7. 护士书写交班报告时,不应书写患者的哪一项内容?( )

A. 入院时间和状态　　　B. 手术麻醉和手术名称　　　C. 手术过程

D. 回病房及清醒时间　　E. 生命体征等情况

(张丽华)

Note

附录 A 功能性健康型态主观资料与护理诊断对照

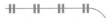

一、NANDA 护理诊断一览表(2015—2017 年)

领域 1:健康促进(Health Promotion)

- 缺乏娱乐活动(Deficient Diversional Activity)
- 久坐的生活方式(Sedentary Lifestyle)
- 老年综合征(Frail Elderly Syndrome)
- 有老年综合征的危险(Risk for Frail Elderly Syndrome)
- 缺乏社区保健(Deficient Community Health)
- 风险倾向的行为(Risk-Prone Health Behavior)
- 健康维持无效(Ineffective Health Maintenance)
- 健康管理无效(Ineffective Health Management)
- 有健康管理改善的趋势(Readiness for Enhanced Health Management)
- 家庭健康管理无效(Ineffective Family Health Management)
- 不依从行为(Noncompliance)
- 防护无效(Ineffective Protection)

领域 2:营养(Nutrition)

- 乳汁不足(Insufficient Breast Milk)
- 母乳喂养无效(Ineffective Breastfeeding)
- 母乳喂养中断(Interrupted Breastfeeding)
- 有母乳喂养改善的趋势(Readiness for Enhanced Breastfeeding)
- 无效性婴儿喂养型态(Ineffective Infant Feeding Pattern)
- 营养失调:低于机体需要量(Imbalanced Nutrition:Less Than Body Requirements)
- 有营养改善的趋势(Readiness for Enhanced Nutrition)
- 肥胖(Obesity)
- 超重(Overweight)
- 有超重的危险(Risk for Overweight)
- 吞咽障碍(Impaired Swallowing)
- 有血糖不稳定的危险(Risk for Unstable Blood Glucose Level)
- 新生儿黄疸(Neonatal Jaundice)
- 有新生儿黄疸的危险(Risk for Neonatal Jaundice)
- 有肝功能受损的危险(Risk for Impaired Liver Function)
- 有电解质失衡的危险(Risk for Electrolyte Imbalance)
- 有体液平衡改善的趋势(Readiness for Enhanced Fluid Balance)
- 体液不足(Deficient Fluid Volume)

- 有体液不足的危险(Risk for Deficient Fluid Volume)
- 体液过多(Excess Fluid Volume)
- 有体液失衡的危险(Risk for Imbalanced Fluid Volume)

领域 3：排泄(Elimination and Exchange)

- 排尿障碍(Impaired Urinary Elimination)
- 有排尿功能改善的趋势(Readiness for Enhanced Urinary Elimination)
- 功能性尿失禁(Functional Urinary Incontinence)
- 溢出性尿失禁(Overflow Urinary Incontinence)
- 反射性尿失禁(Reflex Urinary Incontinence)
- 压力性尿失禁(Stress Urinary Incontinence)
- 急迫性尿失禁(Urge Urinary Incontinence)
- 有急迫性尿失禁的危险(Risk for Urge Urinary Incontinence)
- 尿潴留(Urinary Retention)
- 便秘(Constipation)
- 有便秘的危险(Risk for Constipation)
- 慢性功能性便秘(Chronic Functional Constipation)
- 有慢性功能性便秘的危险(Risk for Chronic Functional Constipation)
- 感知性便秘(Perceived Constipation)
- 腹泻(Diarrhea)
- 胃肠动力失调(Dysfunctional Gastrointestinal Motility)
- 有胃肠动力失调的危险(Risk for Dysfunctional Gastrointestinal Motility)
- 排便失禁(Bowel Incontinence)
- 气体交换障碍(Impaired Gas Exchange)

领域 4：活动/休息(Activity/Rest)

- 失眠(Insomnia)
- 睡眠剥夺(Sleep Deprivation)
- 有睡眠改善的趋势(Readiness for Enhanced Sleep)
- 睡眠型态紊乱(Disturbed Sleep Pattern)
- 有失用综合征的危险(Risk for Disuse Syndrome)
- 床上活动障碍(Impaired Bed Mobility)
- 躯体活动障碍(Impaired Physical Mobility)
- 借助轮椅活动障碍(Impaired Wheelchair Mobility)
- 坐起障碍(Impaired Sitting)
- 站立障碍(Impaired Standing)
- 移动能力障碍(Impaired Transfer Ability)
- 行走障碍(Impaired Walking)
- 疲乏(Fatigue)
- 游走状态(Wandering)
- 活动无耐力(Activity Intolerance)
- 有活动无耐力的危险(Risk for Activity Intolerance)
- 低效性呼吸型态(Ineffective Breathing Pattern)
- 心排出量减少(Decreased Cardiac Output)

- 有心排出量减少的危险(Risk for Decreased Cardiac Output)
- 有心血管功能受损的危险(Risk for Impaired Cardiovascular Function)
- 有胃肠道灌注无效的危险(Risk for Ineffective Gastrointestinal Perfusion)
- 有肾脏灌注无效的危险(Risk for Ineffective Renal Perfusion)
- 自主呼吸障碍(Impaired Spontaneous Ventilation)
- 有心脏组织灌注不足的危险(Risk for Decreased Cardiac Tissue Perfusion)
- 有脑组织灌注无效的危险(Risk for Ineffective Cerebral Tissue Perfusion)
- 外周组织灌注无效(Ineffective Peripheral Tissue Perfusion)
- 有外周组织灌注无效的危险(Risk for Ineffective Peripheral Tissue Perfusion)
- 呼吸机依赖(Dysfunctional Ventilatory Weaning Response)
- 持家能力障碍(Impaired Home Maintenance)
- 沐浴自理缺陷(Bathing Self-Care Deficit)
- 穿着自理缺陷(Dressing Self-Care Deficit)
- 进食自理缺陷(Feeding Self-Care Deficit)
- 如厕自理缺陷(Toileting Self-Care Deficit)
- 有自理能力改善的趋势(Readiness for Enhanced Self-Care)
- 自我忽视(Self-Neglect)

领域 5:感知/认知(Perception/Cognition)

- 单侧身体忽视(Unilateral Neglect)
- 急性意识障碍(Acute Confusion)
- 有急性意识障碍的危险(Risk for Acute Confusion)
- 慢性意识障碍(Chronic Confusion)
- 情绪控制失调(Labile Emotional Control)
- 冲动控制无效(Ineffective Impulse Control)
- 知识缺乏(Deficient Knowledge)
- 有知识增进的趋势(Readiness for Enhanced Knowledge)
- 记忆功能障碍(Impaired Memory)
- 有沟通增进的趋势(Readiness for Enhanced Communication)
- 语言沟通障碍(Impaired Verbal Communication)

领域 6:自我感知(Self-Perception)

- 有希望增强的趋势(Readiness for Enhanced Hope)
- 无望感(Hopelessness)
- 有个人尊严受损的危险(Risk for Compromised Human Dignity)
- 自我认同紊乱(Disturbed Personal Identity)
- 有自我认同紊乱的危险(Risk for Disturbed Personal Identity)
- 有自控能力增强的趋势(Readiness for Enhanced Self-Control)
- 长期低自尊(Chronic Low Self-Esteem)
- 有长期低自尊的危险(Risk for Chronic Low Self-Esteem)
- 有情境性低自尊的危险(Risk for Situational Low Self-Esteem)
- 情境性低自尊(Situational Low Self-Esteem)
- 体象紊乱(Disturbed Body Image)

领域 7：角色关系（Role Relationships）

- 照顾者角色紧张（Caregiver Role Strain）
- 有照顾者角色紧张的危险（Risk for Caregiver Role Strain）
- 养育功能障碍（Impaired Parenting）
- 有养育功能改善的趋势（Readiness for Enhanced Parenting）
- 有养育功能障碍的危险（Risk for Impaired Parenting）
- 有依附关系受损的危险（Risk for Impaired Attachment）
- 家庭运作过程失常（Dysfunctional Family Processes）
- 家庭运作过程改变（Interrupted Family Processes）
- 有家庭运作过程改善的趋势（Readiness for Enhanced Family Processes）
- 关系无效（Ineffective Relationship）
- 有关系改善的趋势（Readiness for Enhanced Relationship）
- 有关系无效的危险（Risk for Ineffective Relationship）
- 父母角色冲突（Parental Role Conflict）
- 无效性角色行为（Ineffective Role Performance）
- 社会交往障碍（Impaired Social Interaction）

领域 8：性（Sexuality）

- 性功能障碍（Sexual Dysfunction）
- 性生活型态无效（Ineffective Sexuality Pattern）
- 生育进程无效（Ineffective Childbearing Process）
- 有生育进程改善的趋势（Readiness for Enhanced Childbearing Process）
- 有生育进程无效的危险（Risk for Ineffective Childbearing Process）
- 有母体与胎儿双方受干扰的危险（Risk For Disturbed Maternal-Fetal Dyad）

领域 9：应对/应激耐受性（Coping/Stress Tolerance）

- 创伤后综合征（Post-Trauma Syndrome）
- 有创伤后综合征的危险（Risk for Post-Trauma Syndrome）
- 强暴创伤综合征（Rape-Trauma Syndrome）
- 迁移应激综合征（Relocation Stress Syndrome）
- 有迁移应激综合征的危险（Risk for Relocation Stress Syndrome）
- 活动计划无效（Ineffective Activity Planning）
- 有活动计划无效的危险（Risk for Ineffective Activity Planning）
- 焦虑（Anxiety）
- 妥协性家庭应对（Compromised Family Coping）
- 无能性家庭应对（Disabled Family Coping）
- 防卫性应对（Defensive Coping）
- 应对无效（Ineffective Coping）
- 有应对改善的趋势（Readiness for Enhanced Coping）
- 社区应对无效（Ineffective Community Coping）
- 有社区应对改善的趋势（Readiness for Enhanced Community Coping）
- 有家庭应对改善的趋势（Readiness for Enhanced Family Coping）
- 对死亡的焦虑（Death Anxiety）
- 无效性否认（Ineffective Denial）

- 恐惧(Fear)
- 悲伤(Grieving)
- 复杂性悲伤(Complicated Grieving)
- 有复杂性悲伤的危险(Risk for Complicated Grieving)
- 情绪调控受损(Impaired Mood Regulation)
- 有能力增强的趋势(Readiness for Enhanced Power)
- 无能为力感(Powerlessness)
- 有无能为力感的危险(Risk for Powerlessness)
- 恢复能力障碍(Impaired Resilience)
- 有恢复能力增强的趋势(Readiness for Enhanced Resilience)
- 有恢复能力障碍的危险(Risk for Impaired Resilience)
- 持续性悲伤(Chronic Sorrow)
- 压力负荷过重(Stress Overload)
- 颅内调适能力降低(Decreased Intracranial Adaptive Capacity)
- 自主反射失调(Autonomic Dysreflexia)
- 有自主反射失调的危险(Risk for Autonomic Dysreflexia)
- 婴儿行为紊乱(Disorganized Infant Behavior)
- 有婴儿行为调节改善的趋势(Readiness for Enhanced Organized Infant Behavior)
- 有婴儿行为紊乱的危险(Risk for Disorganized Infant Behavior)

领域 10:生活准则(Life Principles)

- 有精神安适增进的趋势(Readiness for Enhanced Spiritual Well-Being)
- 有独立决策能力增强的趋势(Readiness for Enhanced Emancipated Decision-Making)
- 独立决策能力减弱(Impaired Emancipated Decision-Making)
- 有独立决策能力减弱的危险(Risk for Impaired Emancipated Decision-Making)
- 有决策能力增强的趋势(Readiness for Enhanced Decision-Making)
- 抉择冲突(Decisional Conflict)
- 道德困扰(Moral Distress)
- 宗教信仰减弱(Impaired Religiosity)
- 有宗教信仰增强的趋势(Readiness for Enhanced Religiosity)
- 有宗教信仰减弱的危险(Risk for Impaired Religiosity)
- 精神困扰(Spiritual Distress)
- 有精神困扰的危险(Risk for Spiritual Distress)

领域 11:安全/防护(Safety/Protection)

- 有角膜受损的危险(Risk for Corneal Injury)
- 有尿道损伤的危险(Risk for Urinary Tract Injury)
- 有口腔黏膜受损的危险(Risk for Impaired Oral Mucous Membrane)
- 有压疮的危险(Risk for Pressure Ulcer)
- 有组织完整性受损的危险(Risk for Impaired Tissue Integrity)
- 有体温过低的危险(Risk for Hypothermia)
- 有手术期体温过低的危险(Risk for Perioperative Hypothermia)
- 有感染的危险(Risk for Infection)

- 清理呼吸道无效（Ineffective Airway Clearance）
- 有误吸的危险（Risk for Aspiration）
- 有出血的危险（Risk for Bleeding）
- 有干眼症的危险（Risk for Dry Eye）
- 有跌倒的危险（Risk for Falls）
- 有受伤的危险（Risk for Injury）
- 有手术期体位性损伤的危险（Risk for Perioperative Positioning Injury）
- 有热损伤的危险（Risk for Thermal Injury）
- 牙齿受损（Impaired Dentition）
- 口腔黏膜受损（Impaired Oral Mucous Membrane）
- 有外周神经血管功能障碍的危险（Risk for Peripheral Neurovascular Dysfunction）
- 有休克的危险（Risk for Shock）
- 皮肤完整性受损（Impaired Skin Integrity）
- 有皮肤完整性受损的危险（Risk for Impaired Skin Integrity）
- 有婴儿猝死综合征的危险（Risk for Sudden Infant Death Syndrome）
- 有窒息的危险（Risk for Suffocation）
- 术后康复迟缓（Delayed Surgical Recovery）
- 组织完整性受损（Impaired Tissue Integrity）
- 有外伤的危险（Risk for Trauma）
- 有血管损伤的危险（Risk for Vascular Trauma）
- 有对他人施行暴力的危险（Risk for Other-Directed Violence）
- 有对自己施行暴力的危险（Risk for Self-Directed Violence）
- 自残（Self-Mutilation）
- 有自残的危险（Risk for Self-Mutilation）
- 有自杀的危险（Risk for Suicide）
- 受污染（Contamination）
- 有受污染的危险（Risk for Contamination）
- 有中毒的危险（Risk for Poisoning）
- 有碘造影剂不良反应的危险（Risk for Adverse Reaction to Iodinated Contrast Media）
- 有过敏反应的危险（Risk for Allergy Response）
- 乳胶过敏反应（Latex Allergy Response）
- 有乳胶过敏反应的危险（Risk for Latex Allergy Response）
- 有体温失调的危险（Risk for Imbalanced Body Temperature）
- 体温过高（Hyperthermia）
- 体温过低（Hypothermia）
- 体温调节无效（Ineffective Thermoregulation）

领域 12：舒适（Comfort）
- 舒适度减弱（Impaired Comfort）
- 有舒适增进的趋势（Readiness for Enhanced Comfort）
- 恶心（Nausea）
- 急性疼痛（Acute Pain）

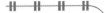
- 慢性疼痛(Chronic Pain)
- 分娩疼痛(Labor Pain)
- 慢性疼痛综合征(Chronic Pain Syndrome)
- 有孤独的危险(Risk for Loneliness)
- 社交孤立(Social Isolation)

领域 13：生长/发展(Growth/Development)

- 有发育迟缓的危险(Risk for Delayed Development)
- 有生长比例失调的危险(Risk for Disproportionate Growth)

二、常见医护合作性问题

1. 潜在并发症：心/血管系统

1.1 局部缺血性溃疡

1.2 心输出量减少

1.3 心律失常

1.4 肺水肿

1.5 心源性休克

1.6 深静脉血栓形成

1.7 血容量减少性休克

1.8 外周血液灌注不足

1.9 高血压

1.10 先天性心脏病

1.11 心绞痛

1.12 心内膜炎

1.13 肺栓塞

1.14 脊髓休克

2. 潜在并发症：呼吸系统

2.1 低氧血症

2.2 肺不张/肺炎

2.3 支气管狭窄

2.4 胸腔积液

2.5 气管坏死

2.6 呼吸机依赖性呼吸

2.7 气胸

2.8 喉水肿

3. 潜在并发症：肾/泌尿系统

3.1 急性尿潴留

3.2 肾灌注不足

3.3 膀胱穿孔

3.4 肾结石

4. 潜在并发症：胃肠-肝-胆系统

4.1 肠麻痹性梗阻/小肠梗阻

4.2 肝功能异常

4.3　高胆红素血症

4.4　内脏切除术

4.5　肝脾肿大

4.6　柯林溃疡

4.7　腹腔积液

4.8　胃肠出血

5. 潜在并发症:代谢/免疫/造血系统

5.1　低血糖/高血糖

5.2　负氮平衡

5.3　电解质紊乱

5.4　甲状腺功能障碍

5.5　体温过低(严重的)

5.6　体温过高(严重的)

5.7　败血症

5.8　酸中毒(代谢性、呼吸性)

5.9　碱中毒(代谢性、呼吸性)

5.10　甲状腺功能减退/甲状腺功能亢进

5.11　变态反应

5.12　供体组织排斥反应

5.13　肾上腺功能不全

5.14　贫血

5.15　血小板减少症

5.16　免疫缺陷

5.17　红细胞增多症

5.18　镰状细胞危象

5.19　弥散性血管内凝血

6. 潜在并发症:神经/感觉系统

6.1　颅内压增高

6.2　中风

6.3　癫痫

6.4　脊髓压迫症

6.5　重度抑郁症

6.6　脑膜炎

6.7　颅神经损伤(特定性)

6.8　瘫痪

6.9　外周神经损伤

6.10　眼压增高

6.11　角膜溃疡

6.12　神经系统疾病

7. 潜在并发症:肌肉/骨骼系统

7.1　骨质疏松

7.2　腔隙综合征

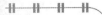

7.3 关节脱位

7.4 病理性骨折

8. 潜在并发症:生殖系统

8.1 胎儿窘迫

8.2 产后出血

8.3 妊娠高血压

8.4 月经过多

8.5 月经频繁

(王 颖)

附录 B　身体评估实训指导

一、一般状态评估流程图

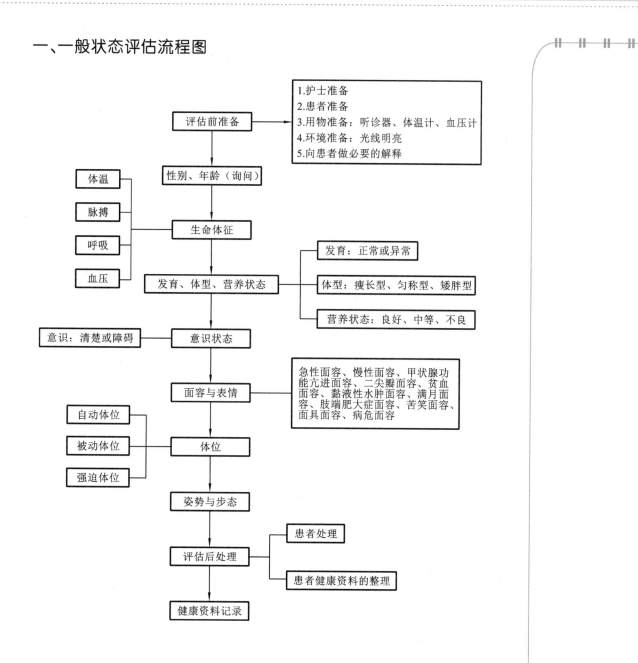

评估前准备
1.护士准备
2.患者准备
3.用物准备：听诊器、体温计、血压计
4.环境准备：光线明亮
5.向患者做必要的解释

性别、年龄（询问）

体温
脉搏
呼吸
血压

生命体征

发育、体型、营养状态
发育：正常或异常
体型：瘦长型、匀称型、矮胖型
营养状态：良好、中等、不良

意识：清楚或障碍

意识状态

面容与表情
急性面容、慢性面容、甲状腺功能亢进面容、二尖瓣面容、贫血面容、黏液性水肿面容、满月面容、肢端肥大症面容、苦笑面容、面具面容、病危面容

自动体位
被动体位
强迫体位

体位

姿势与步态

评估后处理
患者处理
患者健康资料的整理

健康资料记录

（常金兰）

Note

281

二、皮肤与浅表淋巴结评估流程图

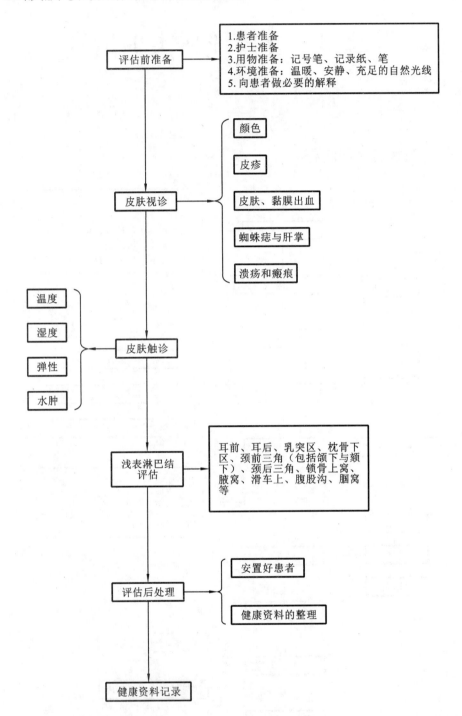

（陈　燕）

三、头、面、颈部评估流程图

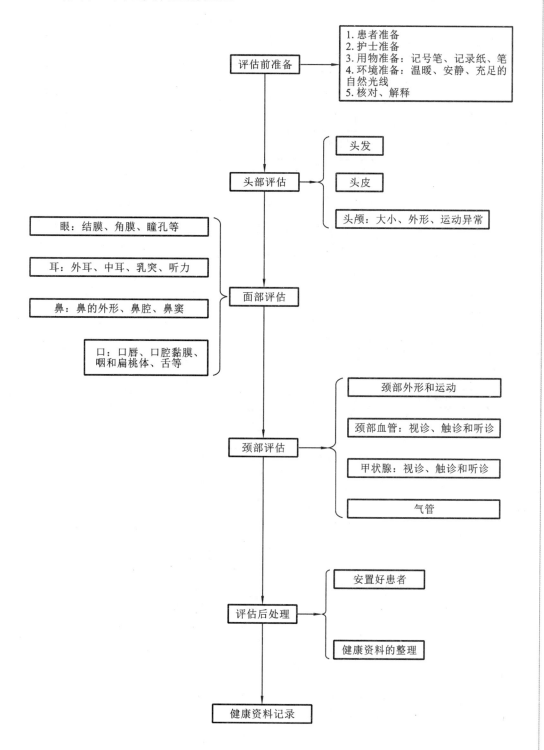

评估前准备 →
1. 患者准备
2. 护士准备
3. 用物准备：记号笔、记录纸、笔
4. 环境准备：温暖、安静、充足的自然光线
5. 核对、解释

头部评估 →
头发
头皮
头颅：大小、外形、运动异常

眼：结膜、角膜、瞳孔等
耳：外耳、中耳、乳突、听力
鼻：鼻的外形、鼻腔、鼻窦
口：口唇、口腔黏膜、咽和扁桃体、舌等
→ 面部评估

颈部评估 →
颈部外形和运动
颈部血管：视诊、触诊和听诊
甲状腺：视诊、触诊和听诊
气管

评估后处理 →
安置好患者
健康资料的整理

健康资料记录

（陈　燕）

四、胸廓、胸壁和乳房评估流程图

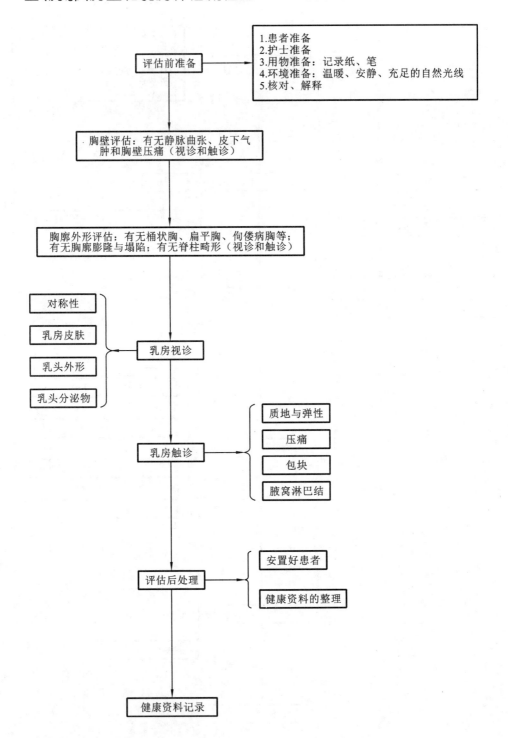

评估前准备 →
1.患者准备
2.护士准备
3.用物准备：记录纸、笔
4.环境准备：温暖、安静、充足的自然光线
5.核对、解释

胸壁评估：有无静脉曲张、皮下气肿和胸壁压痛（视诊和触诊）

胸廓外形评估：有无桶状胸、扁平胸、佝偻病胸等；有无胸廓膨隆与塌陷；有无脊柱畸形（视诊和触诊）

乳房视诊 →
对称性
乳房皮肤
乳头外形
乳头分泌物

乳房触诊 →
质地与弹性
压痛
包块
腋窝淋巴结

评估后处理 →
安置好患者
健康资料的整理

健康资料记录

（陈 燕）

五、肺与胸膜评估流程图

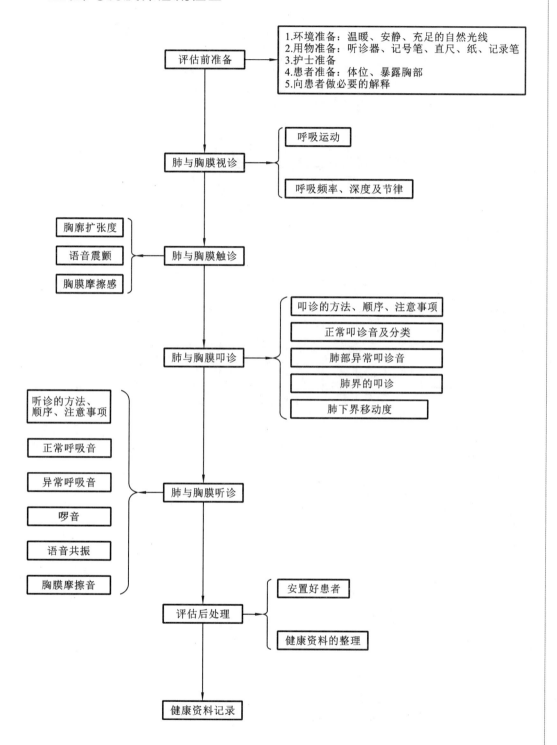

评估前准备 → 1.环境准备：温暖、安静、充足的自然光线
2.用物准备：听诊器、记号笔、直尺、纸、记录笔
3.护士准备
4.患者准备：体位、暴露胸部
5.向患者做必要的解释

肺与胸膜视诊 → 呼吸运动 / 呼吸频率、深度及节律

肺与胸膜触诊 → 胸廓扩张度 / 语音震颤 / 胸膜摩擦感

肺与胸膜叩诊 → 叩诊的方法、顺序、注意事项 / 正常叩诊音及分类 / 肺部异常叩诊音 / 肺界的叩诊 / 肺下界移动度

肺与胸膜听诊 → 听诊的方法、顺序、注意事项 / 正常呼吸音 / 异常呼吸音 / 啰音 / 语音共振 / 胸膜摩擦音

评估后处理 → 安置好患者 / 健康资料的整理

健康资料记录

（宁香香）

六、心脏与血管评估流程图

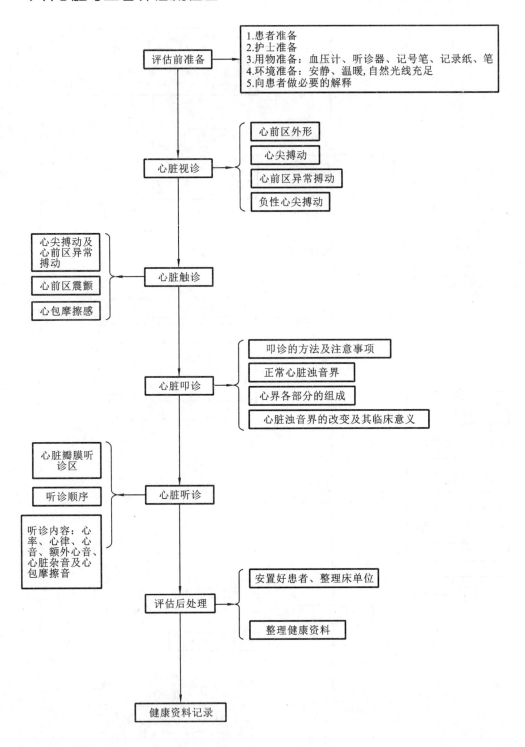

评估前准备 →
1.患者准备
2.护士准备
3.用物准备：血压计、听诊器、记号笔、记录纸、笔
4.环境准备：安静、温暖,自然光线充足
5.向患者做必要的解释

心脏视诊 →
心前区外形
心尖搏动
心前区异常搏动
负性心尖搏动

心脏触诊 ←
心尖搏动及心前区异常搏动
心前区震颤
心包摩擦感

心脏叩诊 →
叩诊的方法及注意事项
正常心脏浊音界
心界各部分的组成
心脏浊音界的改变及其临床意义

心脏听诊 ←
心脏瓣膜听诊区
听诊顺序
听诊内容：心率、心律、心音、额外心音、心脏杂音及心包摩擦音

评估后处理 →
安置好患者、整理床单位
整理健康资料

健康资料记录

（徐　霞）

七、腹部评估流程图

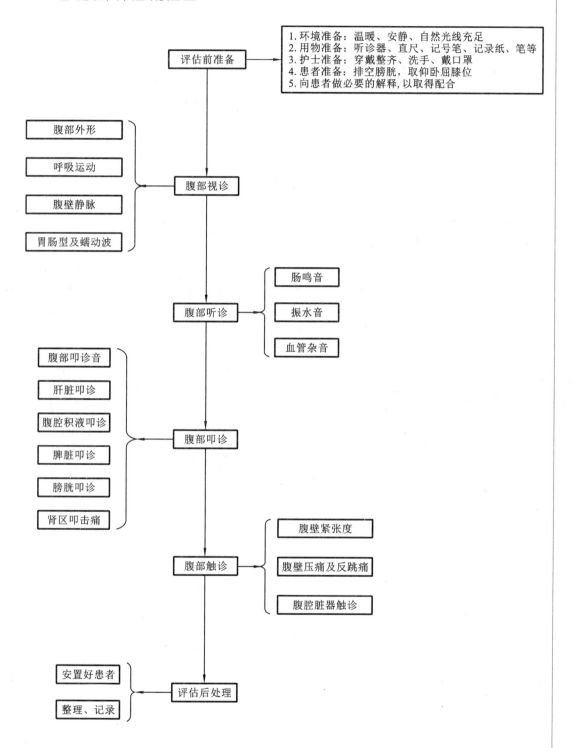

评估前准备 → 1.环境准备：温暖、安静、自然光线充足
2.用物准备：听诊器、直尺、记号笔、记录纸、笔等
3.护士准备：穿戴整齐、洗手、戴口罩
4.患者准备：排空膀胱，取仰卧屈膝位
5.向患者做必要的解释，以取得配合

腹部外形
呼吸运动
腹壁静脉
胃肠型及蠕动波
→ 腹部视诊

腹部听诊 →
肠鸣音
振水音
血管杂音

腹部叩诊音
肝脏叩诊
腹腔积液叩诊
脾脏叩诊
膀胱叩诊
肾区叩击痛
→ 腹部叩诊

腹部触诊 →
腹壁紧张度
腹壁压痛及反跳痛
腹腔脏器触诊

安置好患者
整理、记录
→ 评估后处理

（常秀春）

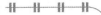

八、脊柱与四肢评估流程图

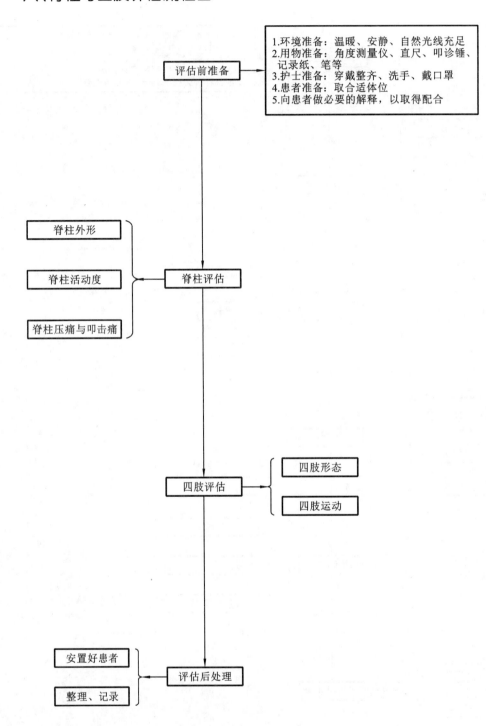

评估前准备
- 1.环境准备：温暖、安静、自然光线充足
- 2.用物准备：角度测量仪、直尺、叩诊锤、记录纸、笔等
- 3.护士准备：穿戴整齐、洗手、戴口罩
- 4.患者准备：取合适体位
- 5.向患者做必要的解释，以取得配合

脊柱评估
- 脊柱外形
- 脊柱活动度
- 脊柱压痛与叩击痛

四肢评估
- 四肢形态
- 四肢运动

评估后处理
- 安置好患者
- 整理、记录

（常秀春）

九、神经系统评估流程图

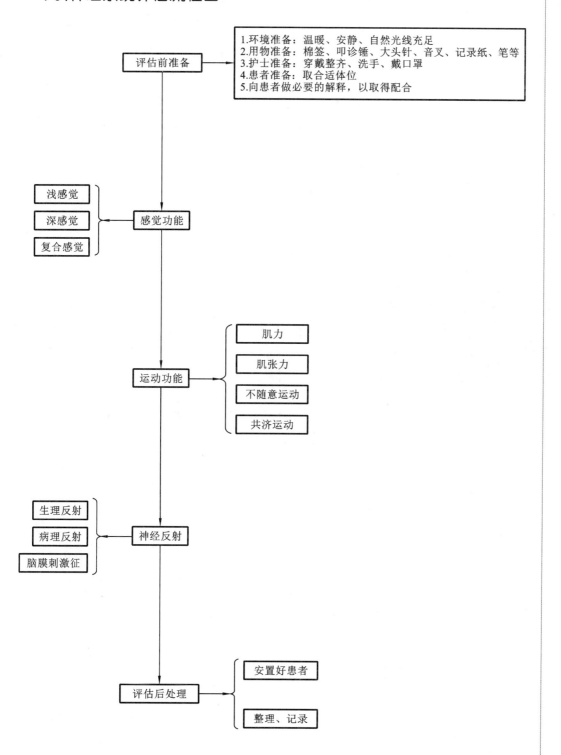

```
评估前准备 ──→  1.环境准备：温暖、安静、自然光线充足
                2.用物准备：棉签、叩诊锤、大头针、音叉、记录纸、笔等
                3.护士准备：穿戴整齐、洗手、戴口罩
                4.患者准备：取合适体位
                5.向患者做必要的解释，以取得配合

浅感觉
深感觉  ──  感觉功能
复合感觉

                       肌力
                       肌张力
            运动功能    不随意运动
                       共济运动

生理反射
病理反射   ──  神经反射
脑膜刺激征

                       安置好患者
            评估后处理
                       整理、记录
```

（常秀春）

289

十、心电图操作流程图

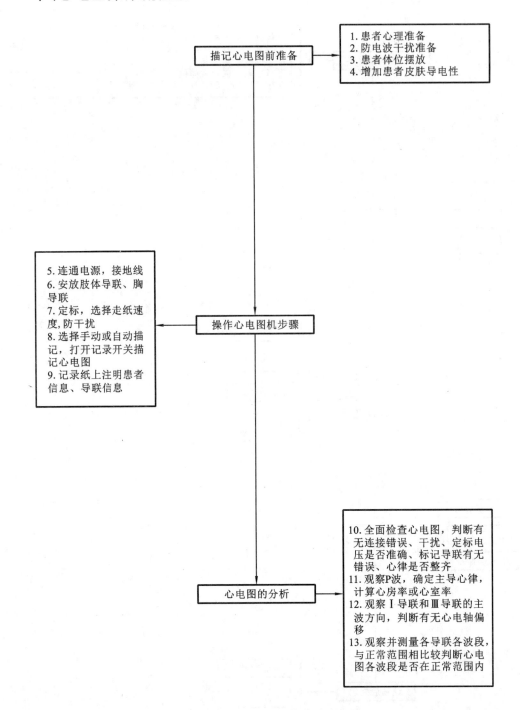

描记心电图前准备 → 1.患者心理准备
2.防电波干扰准备
3.患者体位摆放
4.增加患者皮肤导电性

5.连通电源，接地线
6.安放肢体导联、胸导联
7.定标，选择走纸速度，防干扰
8.选择手动或自动描记，打开记录开关描记心电图
9.记录纸上注明患者信息、导联信息 ← 操作心电图机步骤

心电图的分析 → 10.全面检查心电图，判断有无连接错误、干扰、定标电压是否准确、标记导联有无错误、心律是否整齐
11.观察P波，确定主导心律，计算心房率或心室率
12.观察Ⅰ导联和Ⅲ导联的主波方向，判断有无心电轴偏移
13.观察并测量各导联各波段，与正常范围相比较判断心电图各波段是否在正常范围内

(常秀春)

十一、心理评估流程图

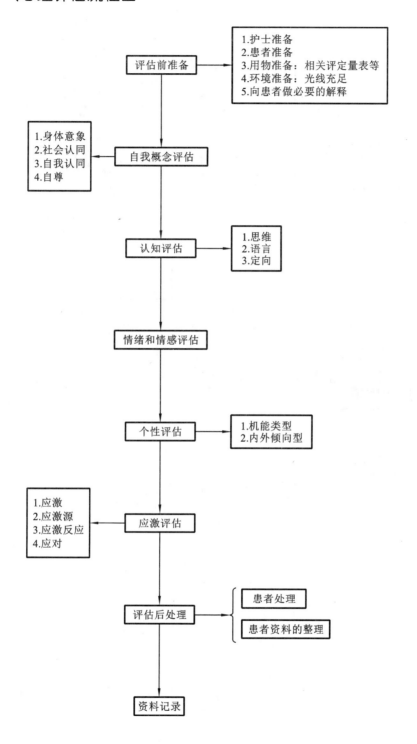

（常秀春）

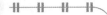

十二、社会评估流程图

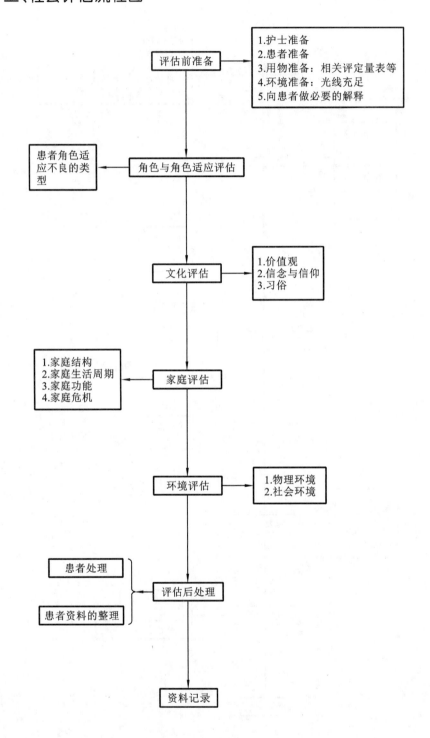

（常秀春）

主要参考文献

ZHUYAOCANKAOWENXIAN

［1］ 吕探云,孙玉梅.健康评估［M］.3 版.北京:人民卫生出版社,2012.

［2］ 张雅丽,王瑞莉.健康评估［M］.北京:人民卫生出版社,2012.

［3］ 刘成玉.健康评估［M］.3 版.北京:人民卫生出版社,2014.

［4］ 万学红,卢雪峰.诊断学［M］.8 版.北京:人民卫生出版社,2013.

［5］ 李新钢,王维嘉.《病历书写基本规范》法律解析:已执业医师的法律手册［M］.北京:人民卫生出版社,2011.

［6］ 姜安丽.新编护理学基础［M］.2 版.北京:人民卫生出版社,2012.

［7］ 全国护士执业资格考试用书编写专家委员会.2013 全国护士执业资格考试指导［M］.北京:人民卫生出版社,2013.

［8］ 常金兰,张功劢.健康评估［M］.武汉:华中科技大学出版社,2016.

［9］ 刘成玉.健康评估［M］.3 版.北京:人民卫生出版社,2014.

［10］ 孙玉梅,张立力.健康评估［M］.4 版.北京:人民卫生出版社,2017.

［11］ 张淑爱.健康评估［M］.郑州:河南科学技术出版社,2012.

［12］ 陈璇.健康评估［M］.武汉:湖北科学技术出版社,2014.

［13］ 董荟,杨辉.健康评估［M］.武汉:武汉大学出版社,2013.

［14］ 廉姜芳,周建庆.临床心电图精解［M］.北京:人民卫生出版社,2014.

［15］ 万学红,卢雪峰.诊断学［M］.9 版.北京:人民卫生出版社,2018.